가장 정확하고 전통적인 정경침의

도해 침구실용경혈학

편저 : 박 종 갑

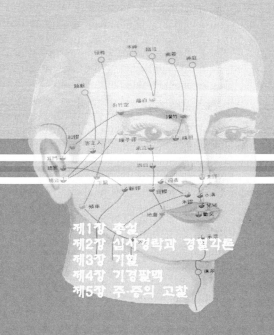

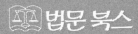
법문북스

가장 정확하고 전통적인 정경침의

도해 침구실용경혈학

편저 : 박 종 갑

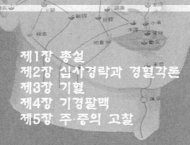

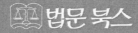

법문 북스

1. 頭頸部經穴의 刺鍼角度

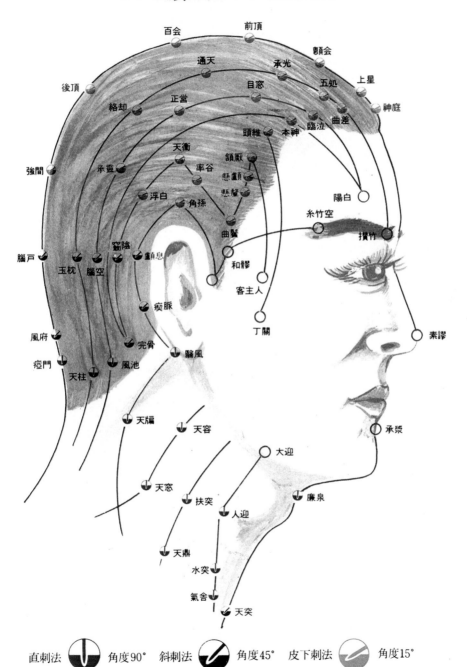

2. 顔面部經穴의 刺鍼角度

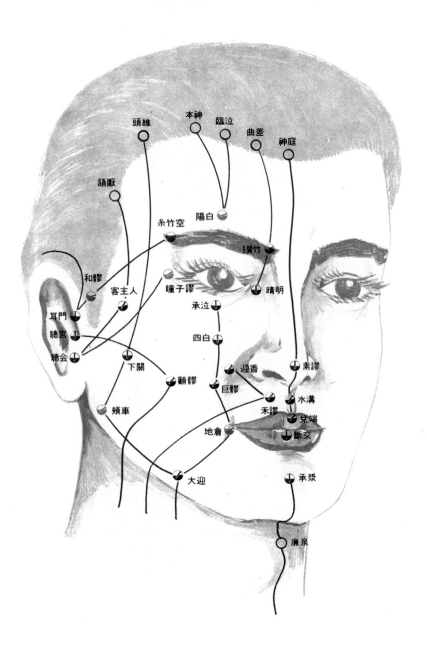

3. 上肢內側經穴의 刺鍼角度

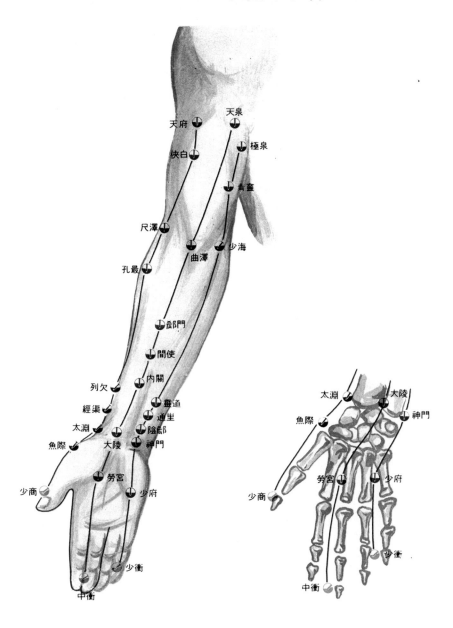

直刺法 角度90° 斜刺法 角度45° 皮下刺法 角度15°

4. 上肢外側經穴의 刺鍼角度

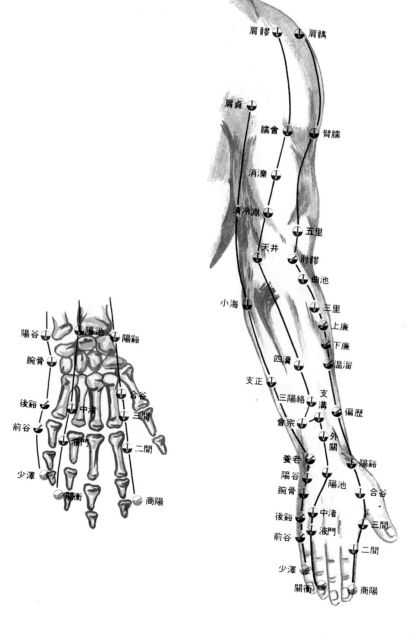

肩髎　肩髃
肩貞
臑會　臂臑
消濼
清冷淵
天井　五里
肘髎
曲池
三里
上廉
下廉
小海　溫溜
四瀆
支正
三陽絡　支溝
會宗　偏歷
外關
養老　陽谿
陽谷　陽池
腕骨　合谷
後谿　中渚
前谷　液門　三間
二間
少澤
關衝　商陽

陽谷　陽池　陽谿
腕骨
後谿　合谷
中渚　三間
前谷　液門
二間
少澤
少衝　商陽

5. 体幹前面經穴의 刺鍼角度

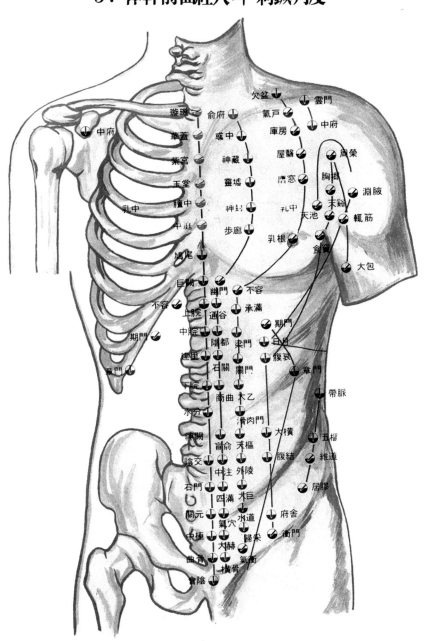

6. 体幹背面經穴의 刺鍼角度

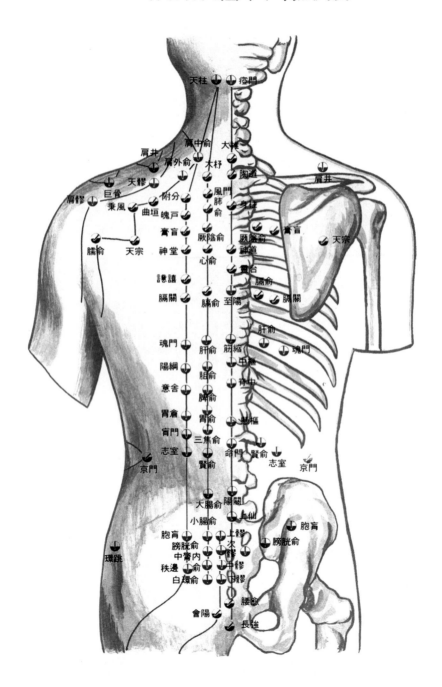

7.下肢前側經穴의 刺鍼角度 8.下肢後側經穴의 刺鍼角度

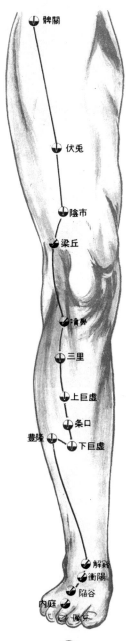

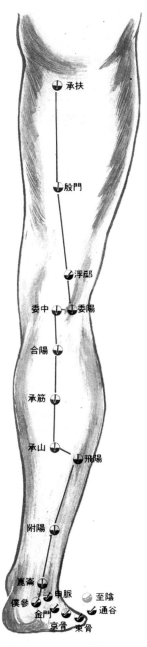

 直刺法 角度90° 斜刺法 角度45° 皮下刺法 角度15°

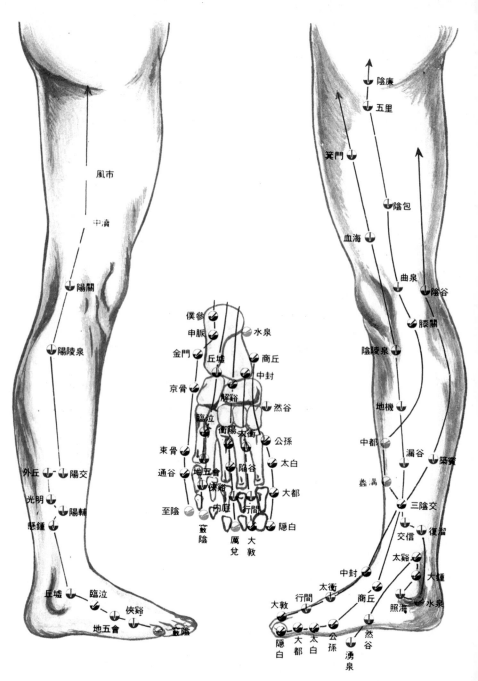

序　言

鍼灸醫學은 우리民族의 醫術로서 悠久한 歷史와함게　傳來하여온　民族醫術임은 周知하는 事實이다.

鍼灸學에 關한 文獻이 許多하나 大多數가 古典으로 되풀이　되고있어 現代鍼灸學을 硏究하려는 學徒들의 意慾을 充足시키기에는　너무나　遠隔한 感히 不少하다고 보겠다.

어떻게 하면 正確하게 鍼灸經穴을 익히고 自信있는　取穴을 할수있을까 正確한 取穴없이 疾病의 治療를 期待할수는 없을 것이다.

이러한 點에서 本出版部에서 敢히 日本에서　鍼灸指針盤이라고　絕讚을받고 있으며 古今을 通하여 볼수없는 十四經絡圖譜가 著者의　獨特한 論理라 하겠고 또 從來의 經穴主治症의 羅列式에서　벗어나　穴과 症과의 因果的인 必然關係를 明白하게하고 自在로 穴을 運用할수　있게끔한 點等을 빠짐없이 收錄한 本間祥白著 「圖解鍼灸實用經穴學」을　飜譯하여 沈滯狀態에 놓여있는 우리 鍼灸界의 劃期的인 發展을 祈願하는　마음에서 힘을 얻어 譯本에 나섰든것이다.

元來 飜譯이란 그自體가 難中의 難事인　것이라 誤譯이　許多하리라 느끼지 않을 수 없다.

飜譯陣이 把憂하건데 著者의 眞意가 잘 傳達되었을까 하는 마음 切實합니다.

끝으로 이책 飜譯에 있어서 바쁘신 中에도 始終 一貫 힘써주신 金永洙

氏의 勞苦와 印刷을 맡어주신 南一印刷株式會社社長을 비롯하여 社員 여러분께 感謝을 드리며 이책이 鍼灸學徒와 우리나라 鍼灸界發展에 도움이될것을 바라는 마음 懇切합니다.

東 洋 通 信 大 學 出 版 部

推　薦　辭

東洋醫學에 있어서 基礎學說中에 經絡說은 가장 그 根幹을 이루고있음을 이에 贅言을 不要하는바이다.

대저 營血과 衛氣라하는것이 生理的機能의 原動力으로써 不可離의 聯關性을 緊持하며 經絡을 循環함에있어 兩者가 어떤機轉을 成立하고있는지는 아직 알기어려운 問題에 屬하나 古代醫哲人과 歷代醫家에 依해 緻密한 推理力과 高貴한 經驗的知識의 集積으로서 그自體의 體系있는 經絡說로 成立시킴과 함께 이 學說이 治療에 主要한 位置를 占하게까지 이른것은 참으로 東洋人의 執拗하고 周到한 學究的態度의 一面을 엿보게하는 것이며 높이 評價하지않을 수 없는것이다.

現代에 이르러 이 學說도 다른基礎學的分野와 같이 科學的으로 再檢討하게되였고 比較醫學的研究가 널리 日本을 비롯해야 西歐諸國에서까지 盛行되고있음은 周知의 事實이다.

本著書도 그 好例로서 日本 本間氏에 依한 多年間에 硏鑽의 結實이며 그 內容을 一瞥컨데 始終 學術論文의 科學的體制를 가추고 있음을 잘 알수 있다. 그리고 第五章에 「主治症의 考察」은 勿論이어니와 全面的으로 經絡說의 本質的要素를 是認肯定하면서 科學的으로 簡昭率直하게 說明하고 있으며 여기에는 많은 外國文獻을 參照한 자취를 能히 散見할수 있을뿐 아니라 末尾에 圖譜를 添付하여 初學者에 便宜를 提供한것을 卓見이라 아니할수없다.

바야흐로 東洋醫學의 科學化가 高調되며 時代的으로 要請되는 此際에

氏의 撰著는 斯學基礎學研究에 크게 寄與될 것이며 또 實地 臨床에 있어서 鍼灸指針書로서 活用될 수 있음을 確認하므로 이에 推薦하는바이다.

끝으로 이외같은 外國原書가 모든 難關險路를 克服하고 著者의 本意를 그대로 살리어 東洋通信大學 李奎宗 學長에 依하야 完全히 飜譯頒布케 된 것은 그 意義와 앞으로 氏의 學術事業에 期待가 자못 크다고 아니할 수 없다.

東洋醫科大學敎授
醫 學 博 士　韓　昇　璉

自　序

經穴를 解得하기 쉽게 圖解한 적은 敎科書를 願한것은 내가 經穴學을 처음 배울때에서 부터의 所願이였다.

書籍의 文章이나 漠然한 經穴圖로서는 그大概를 알뿐 「이곳이 穴이다」라고 自信있게 배운다는 것은 不可能하였다.

元來 經穴의 部位, 取穴法에는 많은 異說이 있었으며 又 個人의 差와 經穴의 移動性이 있어서 「何穴은 이곳이다」라고 一點에 限定시킨다는 것은 不可能한 것이라고도 한다.

그러나 小異를 버리고 大同을 採하는 方法에 依하지 않으면 學術의 成立이 되지 않고, 特히 初學者로서는 確信할 수 있는 取穴法은 언제까지나 把握할 수가 없게 된다.

鍼灸術과 같은 技術的인 것은 一旦 하나의 型을 充分會得 精通한 然後에 여러가지의 特殊性을 硏究한다는 方法이 좋은것이라 생각한다.

最初부터 批判的인 學習態度는 結局 能熟한 技術을 얻기는 어렵다고 본다.

이러한 意味로서 本書는 될수 있는 限 明確하게 「이곳이 穴이다」라고 圖示하는데 重點을 두었다.

그러므로 本書의 名稱에 「實用」이란 文字를 붙인 理由의 하나가 여기에 있는 것이다.

다음에 經穴의 應用面에 있어서 普通經穴學에서는 主治症을 羅列하여 둔것 뿐인것이 많다.

本書는 이러한 型을 깨뜨려서 主治症의 類型化를 圖謀하고 槪括的으로 習得할 수 있도록 論文의 그대로를 記述하였다.

初心者는 그 表를 壁에 붙여두고 臨床에 利用할것 같으면 便利하리라고 생각하였기 때문이다.

이것이 第二의 「實用」의 意味다.

이런 뜻에서 編輯을 하노라니 枚數가 점점 增加되여 所期의 적은 敎科書의 꿈도 사라지고 이것도 써야하고 저것도 않쓸수 없는 老婆心에서 였다.

本書의 執筆에 當하여 別記參考書의 著者 柳谷素靈先生을 비롯한 여러분에 對하여 謝意를 表하는 바이다.

又 實際 取穴法의 硏究에 있어서 아낌없는 指導를 해주신 井上惠理先生에게 깊은 感謝를 드립니다.

그리고 醫道日本社 戶部宗七部氏의 많은 援助와 參考書를 準備하여 주신데 對하여 感謝드린다.

마지막으로 校正과 索引作成의 잔일을 맡아본 古典硏究會의 白川君의 勞苦에 對하여 謝意를 表하는 바이다.

陽 春

本 間 祥 白 識

凡　　例

1. 圖譜는 其經絡이나 經穴을 實際臨床上 必要條項만을 抽象하여 그렸다. 骨骼을 基本으로하여 取穴할 때에는 骨骼을 圖示하고 筋肉 筋溝 筋腱等等을 取穴할 때에 必要한 것만을 그렸다.

2. 經穴部位의 表現方法은 定義에 가까운것이므로 古人의 表現法을 適當히 變更할것이 못되나 本文이 말해주는것과 같이 될수 있는데로 著明한 部인 臍, 外踝, 髮際, 關節等을 基點으로 하여 執筆하기에 힘썼다.

例로,

「水分은 下脘의 下 1寸, 臍上 1寸에 있다. 下脘은 建里의 下 1寸에 있다. 中脘은 上脘의 下1寸에 있다.」이라고 한 十四經發揮 其他 從來의 많은 著書의 表現法을

「水分은 臍上 1寸에 있고, 下脘은 臍上 2寸에 있다. 建里는 臍上 3寸에 있다. 中脘은 臍上 4寸에 있다.」라고 變更한 것이다.

解剖學上의 骨骼, 筋肉, 血管, 神經等의 名稱은 몇번이나 改正되고 있다.

例로, 胸鎖乳嘴筋→胸鎖乳樣筋→胸鎖乳突筋. 腓腸筋→腓腹筋.

著者는 이中 가장 새로운 名稱을 採用하는 것이 學問의 常識이라고 생각한다. 然이나 새로운 解剖名稱을 使用하는 國家는 世界에서 日本外에 一·二國뿐이라고 한다. 日本의 醫學校에서는 臨床面의 講義는 아직도 舊名稱에 依한 講義을 하고 있다.

著者自身도 新名稱으로는 記憶이 되지 않어 舊名稱을 使用하기로 하였다.

때때로 ( )하여 新名稱을 表한 곳도 있으나 全部는 않이저만 생각난 때에만 使用하였다.

例로서 顴(頰)骨과 같이 表하였다.

3. 經穴主治症의 研究로서 鍼灸聚英에 記載된 病症名의 現代病症名 飜譯은 主로 柳谷素靈先生著 鍼灸醫學全書 第3卷을 參考하였다.

4. 十四經 經穴의 圖譜中에 佛蘭西語에依한 經穴名은 下記著書에서 引用하였다.

(1) 니뽀에 氏 Dr. Niboyet. T "Essal Surl' Acupuncture Dhinoise Pratique"

(2) 間中喜雄 博士著 鍼術要義

(3) 독일 밧하만博士著 Die Akupunktur eine Ordnungstherapic

(4) 經穴의 番號에 있어서는 日本 其他 東洋에서 一般的으로 使用되고 있는 番號는 歐州의 番號와 差異가 있다.

　　東洋에서는 十四徑發揮에 基因하고있으나 歐州에서는 鍼灸大成에 基因하고 있는故로 經穴의 數도 많다.

　　又 順序도 多少 다른點이 있다.

(5) 以上 外國의 番號는 單純한 順番뿐만이 아니라 經穴의 略名이다. 例로 P.1은 中府, R.1은 湧泉을 表하는 略稱이기도 하다.

十四經主治症一覽表에 對하여

「이 病에 어떤 穴이 效果가 있나」

이 問題는 우리들 臨床家에 있어서 가장 直接的인 問題이나. 그 前에 우리들은 專門家로서 此經穴은 어떤 病에 效果가 있나하는 知識을 恒常準備하고 있지 않으면 않된다.

그러므로 350餘穴의 主治症을 書籍에 있는 그대로 記憶 한다. 는 것도 不可能한 것이고 又 書籍에 따라 그 復雜함은 말할 수 없다.

여기에서 나는 이러한 雜多한 主治症을 어떻게 하여 組織化할 것인가 하는 것은 나自身의 臨床의 要求로서 마음 먹고 있었다.

그래서 主治症의 類型을 求하게 되었다. 그러나 그方法은 大端히 困難하며 無理가 있다는 것을 깨닫게 되었다.

第一로 徑穴의 主治症은 書籍에 따라서 區區各各이다. 大體로 이經

穴은 이病에 効果가 있다는 것은 經驗에 依한 것이므로 著者에따라라서 異說이 있다는 것은 當然하다.

이로서 推理나 編纂에 依하여 점차 많은 病症이 羅列되기에 이르렀다. 鍼灸聚英이라든가 鍼灸大成等은 모두 그러하다.

지금 이렇게 많은 病症을 全部列擧하게 되면 煩雜하기 限이 없게된다. 그래서 極히 特殊한 때에 經驗되었다고 생각하는 病症은 딱잘라서 省略하는 수 밖에 없다고 생각하였다.

第二는 古典에 列擧되여 있는 各病症의 關連性에 對한 問題다.

一例로 督脈의 强間穴의 主治症을 鍼灸聚英에서 取하면

『頭痛目眩腦旋煩心嘔吐涎沫項强…을 主함』이라 記載되여 있으나,

前記 二書에는

頭痛, 眩暈, 嘔吐, 涎沫, 頭重, 頸項神經痛……으로 譯하고 있다.

그렇게 하면 此等 一症一症에 對하여 効果있는 것으로 表示되는 것이나, 又 立場을 바꾸어서 읽으면 다음과 같이도 된다.

「頭痛하고 目眩하며 腦施한다. 煩心嘔吐하고 涎沫하며 項强한다.를 主함」이라고 하면 同一患者로서 以上의 諸症이 있을 때에 治効가 있다고 表示되기도 한다.

卽, 動脈硬化症이라든가 血壓亢進症患者等에 잘 있는 症이다.

이렇게 個個의 症을 表示하고 있는 것인지 一連의 症을 表示하고있는지 解釋에 困難하지만 筆者의 獨斷으로 그때그때에 處理하였다.

第三으로 古典의 病症 乃至는 病名의 解釋이다.

例로 心痛은 脘痛으로 今日의 胃痙攣 或은 胃의 劇痛을 가리키는 것으로 되여 있다.

又 『眞心痛은 저녁에 發하여 아침에 죽는다. 아침에 發하여 저녁에 죽는 死候』로 되여있는 것으로 今日의 狹心症이라고 解釋할 수 밖에 없다.

따라서 心痛은 胃의 病인가 心臟의 病인가를 區分하기에는 列記

되여 있는 他의 症狀名에서 推定하는 수 밖에 道理가 없었다.

肺徑의 俠白穴의 主治症은 「心痛短氣 乾嘔煩滿을 主함」으로 되여 있으므로 狹心症이라 推定되는 것이며 胃經의 不容穴의 「口乾하고 心背痛과 相引함」은 胃痛이라고 解釋해 볼 수 밖에 없다고 생각한다.

又 胃痛과 膽石疝痛等의 區別, 下腹部의 痛症, 腸, 盲腸, 膀胱, 子宮等의 疼痛 어느 것을 取할것인가 하는 것은 大端히 困難한것이나. 前記二書를 參考로하여 前後의 症을 보다 大膽하게 判定하는 수 밖에 없었다.

以上과 같은 困難을 無理하게 밀고 나가서 鍼灸聚英과 그 補充으로서 十四徑發揮和語抄, 鍼灸說約, 和漢三才圖繪等 主治症을 各徑에 붙인것 같은 表에 類型化를 圖謀하였다.

微弱한 書籍이나마 自身으로서는 온갖 精誠을 기우렸으니 諸賢先輩의 鞭韃을 바라는바이다.

鍼 灸 聚 英 發 揮 에   對 하 여

四 明 梅 孤 高 武 著

嘉 靖 丙 午 25 年 發 刊

明代世宗의 時에 我國 皇紀2206年 (西紀1546年)
104代 後奈良天皇 天文15年 足利義輝 13代 將軍의 年

十四經中의 主治症의 表를 作成함에 이르러 數穴에 共通性이 있는 症은 第一症으로하고 其經穴獨自의 것은 第二症으로서 區別하였다.

又 表中 「目十一」과 같은 症에 十一의 符號를 붙인 것은, 十은 炎症, 腫脹 疼痛等의 陽症을 表示한 것이고 一은 機能減退, 弛緩, 無力等의 陰症을 表示한 略符號로서 使用하였다.

十四經發揮에 따라서 全身354穴로 하여 各經別로 列記하였다.

다시 徑穴의 그部位의 痛 及 麻痺는 煩雜을 避하기 위해 이것을 省略하였다. 例로 胸部諸穴의 肋間神經痛 手足의 經穴部位의 痛症 或은 麻痺 顔面諸穴의 三又神經痛及 顔面麻痺等은 省略하였다.

目　　次

－ 13 －

第 1 章 總 說

1. 經絡 經穴의 槪念

經絡及 經穴이란 어떤 것인가 하는 問題는 옛부터 科學的立場에서 問題化되고 있었으나 아직 여기에 解答을 주지 못하고 있는 形便이다. 그것은 經絡과 經穴이라든가의 臨床的으로 많은 事實과 現象을 認定은 하고 있으면서도 이것을 解明할 수 있는 醫科學이 아직 發達하지 못하였다는 結論으로 된다.

머지않아 解決할 時期가 올것으로 確信하고 있으나 그때 까지는 經絡 經穴에 對하여 明確한 定義를 내릴 수 없다고 생각한다.

中國의 古典醫學에 있어서는 그 自體가 科學的인 것은 아니지만 大體로 學的體系가 되여있어서 此學的構造를 土臺로 確固한 基礎醫學의 分野를 占領하고 있었다.

經絡은 氣血榮衛의 通路이다. 榮衛는 全身을 榮養하는 것이며 又 經絡은 內臟諸器管의 氣로서 機能上의 特徵을 發揮하고 있다.

經穴은 그經絡上의 一點으로서 經絡의 特質있는 氣가 잘 顯現되는 것이다. 故로 經穴은 「氣의 門戶이다」라고도 한다.

此의 詳細한 것은 拙著 「經絡治療講話」中의 臟腑篇, 經絡經穴篇으로 미룬다.

只今 經絡이라든가 經穴을 如何히 理解하여야 좋을까를 簡單히 말하면 經은 굵은 脉의 12經과 8本의 奇經으로 20本에서 나와 全身을 流通

하고 있다.

絡은 此에서 나온 細脉으로 以上의 굵은 脉의 交通의 役割을 하기도 하고 굵은 脉에서 나와 末端에 作压하는 細小脉絡을 意味하는 것이다.

細小脉絡을 孫絡이라 하고 脉外의 組織內에 分布되고 있다.

體의 榮養分인 物質의 補給은 血液에 依하여 行하여지나 이血液을 古典에서는 榮血이라고 한다(血은 先天的物質, 榮은 後天的 物質).

此榮血은 經脉中(即脉中)에서 孫絡으로 流하고 여기에서 榮養分이 滲出하여 組織에 補給되는 것이다.

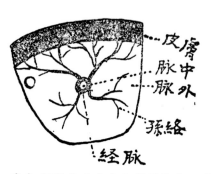

但 이러한 榮血의 循流나 榮養分의 滲出, 補給은 別途로 存在하는 衛氣라고 稱하는 것의 機能에 依하여 行하여지는 것으로 榮血은 恒常 受動的이다.

衛氣는 元來 心(精神)에서 分化된것으로서 常時 脉外의 經絡에 沿하여 循行하여가면서 自律的으로 榮血의 機能을 支配하고 있는 것이다.

經穴은 經脉의 間에 配列되고 있는 點으로서 以下 講述하는 것과 같이 診察이나 治療施術의 點으로서 應用되고 皮膚上에서 觸할 수 있는 部位인 것이다.

鍼灸術의 發達面에서 考察하여 보면 經絡이 먼저인지 經穴이 먼저인가 할때에는 그 發達은 單純한 것으로부터 復雜한 것으로 되여간다.

많은 病症에 對한 治療點이 個別的으로 發見된것이 其點과 點의 間에 關係가 認識되면서부터 이것이 連繫되여 다시 同類는 長線으로 發展하여 異類는 그것과 別의 連繫을 形勢하여 別線으로 發展하고. 다시 나이가서는 線과 線의 사이에 關係가 觀察되면서부터 知識化되여 十二經脉, 奇經八脉等의 概念이 된것이라 생각하지 않을수 없다·

이렇게 知能이 加해져서 知識은 또다시 많은 事實을 深究케하여 推理와實驗에 依하여 새로운 治療點을 發見하여 十四經發揮에서 354穴이 된다.

經穴纂要 其他의 365穴等의 經穴이 成立된 까닭이다.

이러한 생각에 立脚한다면 經穴이 먼저 經驗되여 後에 經脉이 經驗된 것이라고 본다.

다음에 經穴은 現在의 우리들에게 如何한 모양으로 經驗될 것인가 하면 身體에 어떤 病的症狀이 發할때 어떤 部位에 壓痛, 知覺鈍痲, 知覺過敏, 硬結, 陷下等이 되고 그곳을 按하면 劇痛이 있다든가 痛症이 오히려 消散할 때가 있다.

硬結에는 經穴의 部分에 小豆大정도 에서 拇指大 程度의 棒狀線狀으로 細長한 것, 깊은것 淺한 것 等 數種으로 表하여진다.

壓痛이 있을 때도 있고 없을 때도 있다.

皮膚에 知覺異狀이 생겨 大端히 過敏할 때가 있다. 약간 觸手하여도 痛하고 또 電氣等의 刺戟에 敏感할때가 있어서 所謂 灸點探索器같은 것으로 刺戟하면 어떤 點은 部分에만 痛感한다.

又 反對로 感覺이 나쁜 때가 있어 灸를 하거나 刺戟하여도 別로 感覺이 없을 때도 있다.

그러나 病이 좋아지면서부터 感覺이 있고 약간 뜨겁다든가 痛한다든가 할 때가 있다.

病에 따라서는 어떤 經穴 又는 經絡에 陷下가 될 때가 있다.

어떤 肺結核患者의 上膊과 前膊의 前面撓側 即 太陰肺經으로 沿하여 線狀으로 陷下되고 있었다.

婦人病의 患者가 下腿內側脾經 或은 腎經에 陷下가 나타날 때가 때때로 있다. 又 三陰交, 陰陵泉等에 陷下가 될때도 있다.

神經衰弱이나 不眠症의 患者의 背部에 觸하여보면 薦棘筋上으로 肝兪附近 魂門附近에 탁탁한 棒狀의 硬結이 되여 있는 者가 있다.

又 及對로 筋肉에 緊張을 失하고 軟弱하게 된것도 있고 다시 陷下되여 있는 者도 있다.

이것은 病의 虛實, 新久에 따라서 달리 하고있으나 此處에 一定한 施術을 하므로서 精神이 爽快하게 되기도 하고 安眠할 수도 있다.

다음에 藤田六朗博士의 새로운 臨床的 硏究에 依하면 病에 따라서 皮膚의 表面에 丘疹이 表해지고 이것이 經絡과 密接한 關係가 있다는것이 發見되었다.

例로 어떤 心藏病患者의 上膊部의 太陰肺經에 沿한 部에 丘疹이 發見된다. 이러한 것을 例擧하여 經絡과의 關係를 論하고 又 科學的으로 硏究를 하고있다.

以上은 우를들이 눈으로 본다든가 指로서 觸하여 보기도 하여 觀察할 수 있는 經絡現象이나 이것을 다시 經絡經穴이라고 하는 部에 施灸或은 刺鍼하므로서 如何한 것을 經驗할 수 있는가 하면 例로

或 上顎大臼齒의 하나가 虫齒로 인한 齒痛(三又神經痛)을 起하였을때에 虫齒 其自體도 여러가지의 神經性反應이 있는것과 같이 患側의 客主人 頭維及 肩背部의 穴 外皮의 患部에서나 약간 떨어진 곳에 壓痛點이 있고다시 手의 曲池, 三里에서 合谷等 遠隔部에까지 壓痛이 나타나기도 한다. 이러할때 여기에 施灸와 施針으로서 齒痛이 緩解된다.

나가서는 何等의 反應이 나타나지 않는 足三里라든가 解谿, 腹의 中脘에 施術하여 齒痛이 緩解할 때도 있다.

胃痙攣일 때, 腹部 胃의 가장 가까운 外表에 治療하여 좋아진다.

背部膈兪에서 胃兪 또는 2側線의 部에 强한 壓痛症이 나타난다. 여기에 置針하여 治療되는 때가 大端히 많다.

足의 梁丘나 三里에만 施灸하여 治療된 例도 많이 있다.

이러한 것은 그 器官과 直接 連繫되는 經絡에 손을 대는 때이므로 쉽게 納得이 된다.

그러나 經絡과 直接 連絡이 없는 臟器의 病에 施術할 때가 있다. 이

것은 古曲典醫의 治療原則에 準하는 것으로 肝經의 病에 脾經이나 肝經을 使用할 때가 있다.

例로 過飮으로 因한 急性胃加答兒의 患者는 常時 膽經의 丘墟에 刺鍼하여 直時 좋아진다든가, 肺結核의 患者에게 三里(胃) 商丘(脾) 行間(肝) 肝兪(膀胱)等을 使用하여 大端히 좋아진 例等이다.

以上은 僅少한 例에 不過하지만 이러한 經絡的 乃至는 經穴的 事實은 實際에 있어 明白히 存在하고 있는 것이다. 그러나 아깝게도 이런 事實들을 科學的으로 解明못하는것이 오늘날의 科學이다. 어떤 者는 科學으로 說明이 되지않는 모든 事實은 虛妄한 것이라고 速斷하는 者가있으나 이러한 發言은 큰 誤解로서 現代科學은 날로 發展하는 過程에 있고 未知의 모든 事象을 解明하고 새로운 事實들을 하나하나 헤처나가고있다. 우틀들의 經絡的事實도 高度로 發展한 科學理論이 앞으로 이것을 解明해 줄수 있으며 오늘날의 科學의 發達段階로서는 解明不可能한 것이라고 생각 않을 수 없다.

臨床家는 此等의 많은 經絡的現象을 높게 그리고 깊게 넓게 될 수 있는 限 純化하여 科學的研究의 素材로서 科學者에게 提供하여야 된다.

2. 經脈의 種類

經脈에는 12經과 奇經 8脈이 있고 그中 12經과 奇經中에 있는 督脈의 2脈에는 그에 附屬하는 經穴이 있다.

奇經의 他6脈에는 直屬된 經穴이 없고 他經脈의 經穴에 寄會하여 循環하는 것이다. 다시 12經과 奇經8脈의 外에 靈樞에서는 經別篇 經筋篇이있어서 別脈 或은 脈狀같은 것이 論하여지고 있다.

此等도 12經脈의 補助的役割을 하며 今日의 所謂 生理作用을 營爲한다고 생각하였다.

다음에 12經脈及 奇經8脈의 名稱을 記한다.

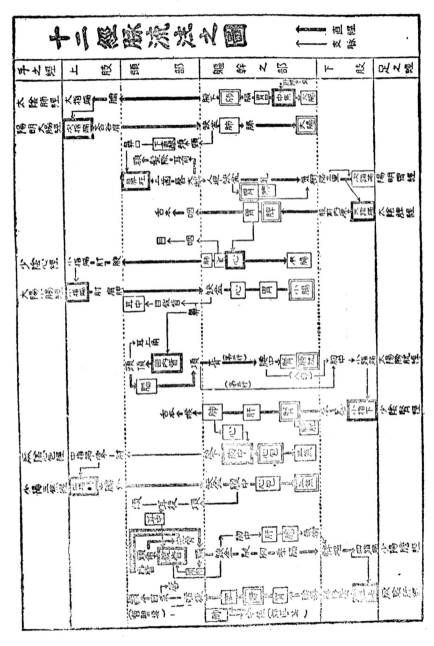

곳이라는 말로 表現되고 있다.

特히 撓骨動脉上의 三部九候의 脉診을 行하는 所謂 寸口의 脉部인 肺經의 列欠, 經渠, 太淵穴도 가장 明白한 例이다.

尺澤(肺) 衝陽(胃) 陰廉(肝) 等의 明瞭한 脉動部에 取하는 것으로 '地倉(胃經, 口吻의 旁), 中府(肺經, 前胸壁), 足三里(胃經) 等과 같이 分明하지 않은 脉動上에 位置할 때도 있다.

(3) 筋溝나 筋綠의 陷凹部에 있을 때 又 腱上에 있을 때,

天府, 俠白(肺經) 等은 二頭膊筋의 長頭와 短頭의 筋溝部에 있다.

臑會(三焦經)은 三角筋의 筋溝部에 있다. 伏兎, 梁丘(胃經)는 股直筋의 外綠에 所在한다.

腱上으로서는 長踵伸筋上의 解谿(胃經) 長趾伸筋腱上의 地五會(膽經) 等이 있다.

(4) **骨과 關係있을 때**

關節, 縫合, 陷凹部, 骨綠. 骨端 에 所在한다,

關節部에는 가장 많고 二間. 三間(大腸經) 等 四支의 關節部 等도 많이 取하여진다. 縫合部로서는 頭部의 大顖門部에 顖會(督脈) 矢狀縫合部에 前頂 百會(督脈)이 있다.

骨上의 陷凹部에도 많이 있어서 大腿骨 外上踝의 上에 陽關(膽經) 髀 頰 骨上의 腫子髎(膽經) 胸骨上의 中庭, 膻中(任脈) 等 모두 그것이다.

다음에 骨綠의 陷凹部에도 많이 있다. 承泣, 氣衝, 下關(胃經) 合谷(大腸經) 魚際(肺經) 等 大端히 많다.

長强(督脉) 鳩尾 曲骨(任脉) 陽陵泉(膽經) 天牖(三焦經) 等은 모두가 骨端部에 있다.

部位의 表現法

以上과 같은 곳에 存在하는 經穴을 어떤 形으로 表現할 것인가 할 때에 古典에서는 主로 表面에서 觀察할 狀態에 依하여 表現하였다. 即 分肉의 間, 脉動中, 大筋 或은 小筋上 骨의 上, 骨의 端, 兩骨의 間等의

- 21 -

$$
手 \begin{cases} 太 \ 陰 \ 肺 \ 經 —— 陽 \ 明 \ 大 \ 腸 \ 經 \\ 少 \ 陰 \ 心 \ 經 —— 太 \ 陽 \ 少 \ 腸 \ 經 \\ 厥 \ 陰 \ 心 \ 包 \ 經 —— 少 \ 陽 \ 三 \ 焦 \ 經 \end{cases}
$$

$$
足 \begin{cases} 太 \ 陰 \ 脾 \ 經 —— 陽 \ 明 \ 胃 \ 經 \\ 少 \ 陰 \ 腎 \ 經 —— 太 \ 陽 \ 膀 \ 胱 \ 經 \\ 厥 \ 陰 \ 肝 \ 經 —— 少 \ 陽 \ 膽 \ 經 \end{cases}
$$

此의 流注는 다음의 12經脉流注圖에 圖示하고 있다.

奇經 8脉

1. 督 脉　　2. 任 脉　　3. 陽維脉　　4. 陰維脉
5. 陽蹻脈　　6. 陰蹻脉　　7. 衝 脉　　8. 帶 脉

3. 經穴의 部位

經穴의 部位

經穴의 部位는 前述한바와 같이 疾病에 있어서 實로 여러가지의 形으로 表現되는 곳이다.

又 治療點이기도 하나 어면 곳에 存在하며 또 어면 말과 文字로 表示되고 있는가 하는 것이 問題가 된다.

첫째 그 所在는 다음과 같이 表示되고 있다.

(1) 神經上에 있을 때

比較的 굵은 神經上에 取하여질 때,

例를 들면,

手의 撓骨神經上의 消濼穴(三焦經)은 撓骨神經溝部에 있고 小海(小腸經)는 尺骨神經上에 있다. 또 承扶(膀胱經)는 坐骨神經幹上에 있어서 强壓하여 劇痛하는 곳이다.

(2) 血管(動脉)上에 있을 때

人迎(胃經)은 總頸動脉, 靑靈(心經)은 上膊動脉上에 있어서 脉動하는

表現法은 指紋의 接觸으로서 感知되는 곳에서 하고 約紋中 橫紋의 頭, 赤白의 際 瓜甲角을 隔한 곳이라든가 靑脉中等은 눈으로 본 그대로를 말하였다.

다음에 分寸으로 表示될 때가 大端히 많이 있다.

外踝의 上何寸, 腕의 上何寸, 膝下何寸等의 比較的 明瞭한 骨의 突起 關節等에서 寸法으로 表示할 때,

又 目이든가 口端 即 內外眥의 端 五分이라든가 口吻의 傍三分, 臍上, 髮際等의 器官에서 寸法으로 表示될 때도 있다.

다시 一旦 定한 經穴을 基點으로 한 距離를 가지고 寸分으로 表示될 때가 많이 있다.

天樞의 下何寸, 三里의 下何寸等

但 其分寸은 別項의 骨度法에 依한 寸法으로서 曲尺이라든가 鯨尺의 寸法과 같이 固定된 길이를 말하는 것은 않이다.

以上은 十四經發揮 其他 甲乙經, 聚英等의 古典에 對해서 論하였으나 近世에 와서 現代醫學의 解剖學의 知識을 取하여 從來의 外面에서의 狀態의 外에 筋肉, 腱肉, 血管, 神經, 骨, 關節等에 對하여 可及的 精細嚴密하게 表示하여 왓다.

駒井一雄博士는 分寸으로서 部位를 表示하는 方法을 取穴法이라 名稱하고 解剖學的인 立場에서 骨, 血管, 筋, 器官, 橫紋等에서 表現하는 法을 表穴法이란 名稱으로 區別하고 있으나, 이것은 單獨으로 取穴法으로나 或은 表穴法으로만이 表示될 때가 있고, 又 兩方을 兼하여 表現될 때도 大端히 많이 있는 例다.

〔例〕 衝陽, 足蹠의 上5寸, 骨間의 動脉 陷谷을 3寸隔하여 있다.

4. 經穴의 取穴法

(ㄱ) 姿勢에 對하여

經穴을 正確하게 取할려면 무엇보다 바른 姿勢에서 取하지 않으면 無

- 23 -

意味한 것이 되고 만다. 왜냐하면 經穴은 單純히 表皮의 一點에만 있는 것이 아니고 經脉의 一部分에 있는 까닭에 姿勢의 動搖로 因하여 表皮의 一點과 皮下에 있는 經穴이 틀릴때가 많이 있다.

故로 다음에 말하는 體位姿勢에서 取穴을 하였으면 그대로 體位姿勢로서 刺鍼施灸한다는 것은 두말할 것도 없다. 又 그다음에 施術할 때에 있어서 前回의 同一方法으로 取穴하였다 하드라도 前回의 灸痕의 下에 經穴이 있다고 할수 없으므로 다시 經穴를 正確히 取하여 施術할 必要가 있다.

1. 立　位

이 姿勢는 그렇게 많은 것은 않이지만 下腿取穴에 使用 한다.

2. 坐　位

이 姿勢는 大端히 많이 使用한다. 頭部, 顔面部, 肩背部, 上背部, 胸部, 上肢의 取穴은 坐位로서 取하여진다. 又 下肢도 前으로 伸하여 取할 때가 있다.

3. 仰臥位

仰臥 即 天井을 보고 누어서 取穴 施術하는 法으로 病中에 있는 者는 더욱 좋은 取穴法이다. 顔面部, 胸部, 上肢, 下肢의 諸穴을 取하는 姿勢이다.

4 .伏臥位

伏하여 取할 때, 後頭部, 下背部, 腰薦部, 下肢의 後側諸穴에 取穴施術할 때에 取하는 姿勢다.

特히 病中에서 坐位를 取하지 못할때에는 肩背部, 上背部도 伏한 그대로 取穴하는 姿勢다.

5. 側臥位

側頭, 側脇, 下肢의 外側 諸穴를 取하는 姿勢로 腋下의 極泉이나 淵腋, 輒筋, 章門, 帶冰, 環兆, 中瀆, 陽陵泉 以下의 膽經의 諸穴等에 取한다.

그리고, 環跳穴은 위로된 足을 折하여 臀踝部이 橫紋頭에 取하는 **方法**도 있다.

其他의 體位

正確한 經穴의 取穴에는 여러가지로 細部的인 注意가 必要하다. 其主要한 것은 다음과 같다.

1. 開胛法

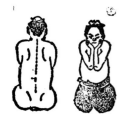

困學穴法에 記載되여 있는 方法으로 附分, 魄戶, 膏肓等의 背의 膀胱經 第二行線은 肩胛骨로 因하여 取하기 힘든다. 그래서 肩胛骨을 벌리는 方法이다.

그 姿勢는 左圖와 같다.

1. 肘를 曲하는 것과 臂를 上擧하는 것

手의 曲池穴은 肘를 屈하여서 掌을 胸部에 대고 取하는 것과 같이 手의 下廉, 上廉, 三里도 이 姿勢로 取하는 것이 좋다. 淸冷淵, 肩髎, 雲門穴等은 臂을 上으로 擧하여 取한다.

2. 正坐 直視하여 取하는 法

正坐하여 頭部를 바로하고 取하는 것은 頭部의 諸穴이며 特히 百會穴은 그러하다. 眼을 基準으로 하여 取한다. 眼의 近傍의 諸穴及. 前頭部의 諸穴은 眼의 內眥及 外眥를 바른 位置에 두지 않으면 안된다.

特히 瞳子를 基準으로 하는 四白, 巨髎(胃經) 臨泣(膽經)等은 正視하여 取한다.

3. 膝을 세워서 取하는 法

足三里, 巨虛上廉, 条口, 巨虛下廉等이 있다.

其他 關節을 움지여서 取하는 것도 있다. 下顎骨을 움지여서 下關(胃經), 聽會(膽經), 角孫(三焦經), 足關節을 움지여서는 解谿(胃經)等이 있다. 以上과같이 여러가지의 姿勢로서 經穴이 取하여지는 것이나, 指

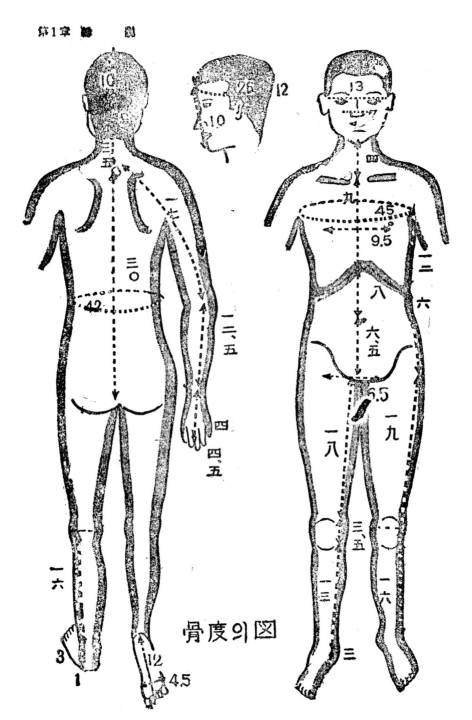

骨度의 図

頭로서 筋肉, 骨 或은 分寸等을 基本으로 하여 穴을 求하게 되는 것이다.

이렇게하여 壓痛, 陷下, 硬結等의 異和가 있고 또 經穴이라는 確信을 갖일수 있는 部位가 있으므로 그저 部位의 文字文章에만 依存하지 말고 文字나 文章을 基本으로하여 診者의 指頭를 갖이고 取穴함으로서 正確한 取穴이 되는 것이다.

(2) 骨度法에 對하여

靈樞第二卷 骨度法에 身體各部의 分寸이 記載되여 있다. 骨度表示圖譜參照. 이것에 使用하고 있는 寸法은 古代中國에서 當時 使用된 物指에 依하여 測定된 것인 故로 現在 우리들이 使用하는 曲尺이나 鯨尺이 않이란것은 두말할 必要가 없다.

各部의 길이   (以下의 1尺은 曲尺의 7寸7分8厘5毛에 該當한다)

【前面圖】

全　　　長	7尺5寸
頭　　　圍	2尺6寸
兩 耳 門 間	1尺3寸
顴(頰)骨의 間	7寸
胸　　　圍	4尺5寸
兩 乳 間	9寸5分 (取穴上에서는 8寸)
前 髮 際→頤	!尺
候 頭 隆 起→胸骨	4寸
胸 骨의 長	9寸
胸 骨 端→臍	8寸
臍→恥骨上際	6寸5分 (但 取穴上에서는 5寸)
恥 骨의 長	6寸5分
恥 骨 上 際→內上踝上際	1尺8寸
內上踝上際→內上踝下際	3寸5分
內 踝 下 際→內踝	1尺3寸
內　　　踝→地面	**3寸**

- 27 -

腋 (極泉)→季脇(章門)	1尺2寸	
季　　脇→股關節(環跳)	6寸	
股　關　節→膝關節	1尺9寸	
膝　關　節→外踝	1尺6寸	
外　　踝→地面	3寸	
足　의　長	1尺2寸	
足의 橫長	4寸5分	

【後面圖】

頭의 高 (顖에서 瘂門까지)	1尺	
前　髮　際→後髮際	1尺2寸	
乳(樣)突起間	9寸	
後　髮　際→大椎	3寸5分	
大　　椎→尾骶	3尺	
腰　周　圍	4尺2寸	
膝　　　→外踝	1尺6寸	
外　　踝→京骨	3寸	
京　　骨→地面	1寸	
肩 (大椎)→肘	1尺7寸	
肘　　　→腕	1尺2寸5分(取穴上으로는 1尺으로 함)	
腕　→中指本節(掌指關節)	4寸	
中指 本節→指端	4寸5分	

　以上의 分寸은 經穴을 取할때에 使用하는 것으로 上肢의 腋에서 肘關
節까지의 길이가 1尺2寸 胸骨體下端에서 臍까지의 길이를 8寸이라고 하
면 그部의 1寸의 길이가 되고 此 길이를 갖이고 그部의 經穴을 側定한
다. 이것이 가장 正確한 取穴法이다.

　但, 1寸의 길이를 取하는데에 特例가 있어서 兩乳頭間은 9寸5分으로
되여 있으나 經穴을 測定하는데는 8寸으로하여 그8分의 1을 1寸으로 한
다. 又 臍下恥骨上際까지는 6寸5分이나 實際 取穴上에서는 5寸으로 計
算한다. 前膊의 길이도 1尺2寸5分로 되여있으나 取穴에 있어서는 1尺으
로 하여 10分의 1을 1寸으로 하여 前膊取穴에 使用된다.

- 28 -

(3) 同身特法

以上과 같은 骨度法의 寸法으로서 各部 各部의 1寸의 길이를 計算하여 取穴한다는 것이 가장 理想的인 것이나 臨床上 實際問題로서는 實行不加能한데서 옛부터 그 簡便法이 考案되여 다음과 같이 實行되여 왔다. 但, 患者의 肥瘦가 部分的으로 差異가 있을 때에는 이러한 同身寸上의 加減이 必要하다는 것은 두말할 必要가 없다.

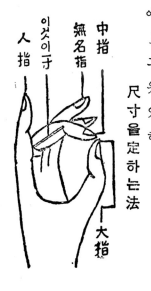

尺寸을 定하는 法

中指
無名指
人指
이것이 寸
大指

1. 男子는 左, 女는 右側의 中指와 拇指로서 環이 되겠큼 하여 中指撓側 第二節內의 橫紋頭間을 1寸으로 하여 그 患者의 穴을 側定한다.

이 部의 幅을 一寸으로한다

2. 拇指의 橫度를 1寸으로 한다.

第2章 十四經絡과 經穴各論

手太陰肺經　11穴 MEPIDEN DESPQUMONS

注 流　此脉은 上腹部 正中인 中脘穴에서 起始 下行하여 大腸에 絡

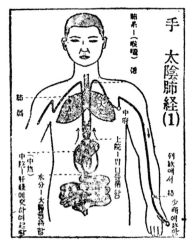

했으며 反轉 上行하여 胃上口에서 橫隔膜을 貫通하고 肺에 所屬하고 此處에서 肺氣가 會集한다. 여기서 上行하여 氣管을 循하고 左右相離하여 腋下에 下하여 上膊의 前面을 다시下行하여 拇指端 少商穴에 終했다.

支脉은 列缺穴에서 別하여 示指端의 商陽穴에 至하여 大腸經의 起始點에 交했다.

1. 中　府　(別名, 肺募, 膺俞)

部　位：第2肋間 前胸壁의 外側上端正中에서 外方6寸에 있다.

取　穴：鎖骨外端下際의 下陷凹部 雲門穴에서 約下1寸의 大胸筋의 上緣의 下部에 取한다.

「筋肉」大胸筋, 小胸筋

「血管」腋窩動脉, 腋下靜脉

「神經」外側皮枝, 前胸廓神經, 長胸神經, 肋間神經

【主　治】

咳嗽, 發熱, 呼吸困難, 浮腫 主로 呼吸器疾患, 心臟疾患等에 많이 取穴된다. 또 肺經의 募穴로서 肺經虛實의 胸腹部의 代表穴이다. 感氣 喉痺 即 扁桃腺炎에도 効가 있다. 肩背痛, 上腕痛에도 効가 있으며 後側의 天宗穴 肩貞穴과 같이 壓痛이 出現하는 部位이다.

※ 募穴이란 胸腹部에 있으며 다른 穴보다 効가 顯著하며 十二經에 各各 1穴씩 있다.

肺經의 募穴은 中府穴로서 肺經의 異常時 胸腹部에 取穴時 가장 **重要**한 穴의 하나이다. 이때 肺經의 表裏關係에 있는 大腸經의 募穴인 天樞穴과 倂用될 때가 많다.

2. 雲　　門 (別名, 云門)

部　位 : 鎖骨外端下際 陷凹部 中府穴의 上方1寸에 있다.

取　穴 : 손을 올리면 鎖骨外端의 下方 陷凹部에 壓痛이 있는 部에 取한다. 即 鳥啄突起와 大胸筋間에 取한다.

「筋肉」 大胸筋의 上端面

「血管」 腋窩動脉, 頭靜脉

「神經」 前胸廓神經, 肋間神經外側皮枝

【主　治】

中府穴과 大略 같은 主治를 하며 咳嗽, 發熱, 呼吸速迫, 扁桃腺炎 等 呼吸器疾患 心臟病에 取穴하며 此二穴은 解剖的으로 볼때 直刺 또는 深刺는 禁해야 한다.

3. 天　　府

部　位 : 上膊(上腕)의 前內面 腋下橫紋頭에서 下方3寸 二頭膊筋(上腕二頭筋)部에 있다.

取　穴 : 腋下橫紋頭에서 尺澤穴로向해 下行하여 3寸 二頭膊筋의 長頭와 短頭와의 筋溝에 取穴한다.

一説에 依하면 二頭膊筋의 外緣에 取한다고 하나 十四經發揮 기타 古典에는 「動脉中에 있음」으로 되여 있다. 筋溝部에 脉動이 感觸되며 壓痛이 있는 部位라 此部의 取穴이 가장 正確하다고 생각한다.

「筋肉」二頭膊筋 烏脉膊筋

「血管」上膊動靜脉, 頭靜脉

「神經」外膊皮下神經, 正中神經

【主　治】

喘息으로 呼吸器疾 또는 鼻出血 特히 高血壓에 特効가 있다.

4. 俠　白

部　位 : 上膊前內面 尺澤穴의 上方5寸

取　穴 : 天府(腋下橫紋頭에서 下方3寸)의 下1寸 二頭膊筋의 割目에 取한다(古典에 乳頭에 墨을 칠해서 此墨이 닿는 곳에 取한다 했다. 大體로 此部에 該當한다).

「筋肉」二頭膊筋, 內轉筋

「血管」上膊動靜脉, 頭靜脉

「神經」外膊皮下神經, 正中神經

【主　治】

心下痛, 呼吸速迫, 胸苦症 主로 心臟病에 使用하며 또는 天府에서 俠白穴까지의 皮膚鍼도 前記 諸症에 特効를 볼 수 있는 穴이다.

5. 尺　　澤 (別名 鬼堂 鬼受) (合水穴)

部　位 : 肘關節前面 肘窩의 中央 動脉이 感觸되는 部에 있다.

取　穴 : 二頭膊筋腱(上腕二頭筋腱)의 外側 肘窩橫紋의 中央 橈骨側에 取한다.

「筋肉」二頭膊筋

「血管」橈骨動靜脉, 頭靜脉

「神經」中膊皮下神經, 正中神經

【主　治】

이 穴의 用度는 大端히 廣範하며 效果도 顯著한 穴이다. 胸苦, 呼吸困難, 喘息 發熱을 兼한 肺의 疾患, 氣管支病, 心臟病, 扁桃腺 又는 遺尿症에도 取穴된다.

옛부터 瀉血에 使用했으며 上焦의 諸實證의 眼病, 鼻病 其他 血壓亢進症에도 應用한다.

「鍼灸卒病게도 心痛에 膈兪, 肝兪에 刺鍼하고 三稜鍼으로 尺澤에 瀉血하라」하였으며 尺澤穴은 瀉血로서 上焦의 欝血 欝熱을 除去하는 效가 턴저하다 하겠다.

以上 瀉血 瀉法으로 使用되나 尺澤穴은 腎水經에서 볼때 母인 肺金經의 水穴로서 腎補의 適穴이므로서 腎虛症의 治療에 腎經의 復溜穴(經金穴)과 廣範하게 使用하는 穴이다.

6. 孔　　最 (郄穴)

部　位：前膊前面의 尺澤에서 撓骨莖狀突起로 向한 下3寸部에 있다.

取　穴：肘의 陷凹部에서 膊撓骨筋의 緣을 따라 下約三橫指에 斜走하고 있는 廻前圓筋의 下部에 該當된다.

　　　　此處에 大略 壓痛이 많이 出現한다.）

「筋肉」廻前圓筋, 淺指屈筋

「血管」撓骨動靜脉

「神經」撓骨神經, 正中神經, 外膊皮下神經

【主 治 症】

主로 呼吸器疾患, 肋膜炎, 肺炎, 氣管支加答兒等에 用하며 또한 發汗에 있어서 合谷과 같이 效果가 大端한 穴이다, 本穴은 經의 肺郄穴로서 壓痛 或은 陷下膨隆等의 肺經에 變動과 反應이 심한 部位이기도 하다. 또한 痔疾에도 效를 본다고 한다. 「郄穴」이란 十二經과 奇經八脉에 1穴

석 있어서 「血氣가 깊이 集合하는 곳」이라고 解釋하고 있다.

近代에 와서는 急性疾患에 많이 應用하고 있다.

7. 列　缺 (絡穴)

部　位：前膊(前腕) 前面撓骨側의下方　撓骨莖狀突起의　上部 腕關節의
　　　　上方 1寸5分에 있다.

取　穴：撓骨莖狀突起와 長拇屈筋腱間의 動脉이 感觸되는部 腕關節에서
　　　　1寸5分에 取한다.

「筋肉」長腕屈筋, 回內方形筋, 長拇屈筋

「血管」撓骨動脉, 頭靜脉

「神經」撓骨神經, 外膊皮下神經

【主 治 症】

偏風 即 半側運動筋痲痺, 顔面神經痲痺, 四肢　特히 上肢痲痺에 效果
가 있음. 其他 呼吸器, 心臟에서 오는 呼吸微弱(少氣)에 應用한다.

列缺은 絡穴로서 要穴의 하나이며 此穴에서 支脉은 大陽經의 始點 示
指端의 商陽에 絡했으며 肺經의 氣는 此處를 通해서 大陽經에 通한다.

「絡穴」이란 經脉에相離한 支脉 即 絡脉의 出點이란 意味의 穴로서 그
中에서도 絡穴이라고 限定된 穴은 特히 病的反應이 가장 많이 出現하는
點이기도 하다.

故로 絡脉의 氣가 實症일때에는 그 部位가 硬하며　膨隆할 때도 있고
反對로 虛했을 때에는 陷下되여 있을 때도 있다.

絡穴의 臨床的價値는 大端하며 其經이 實할때는 瀉로하며　虛症일때는
補法을 行한다. 絡穴은 其經의 陰의 氣運을 잘 通하게 하는 곳이라하겠
다. 即 金經의 肺大腸, 土經의 脾胃, 火經인 心小腸, 心包三焦, 水經인
腎膀胱 木經인 肝膽의 氣를 各各 通하게 하므로 이것들과 같이 使用된
다. 即, 肺大腸의 病에 列缺과 大腸經의 絡穴인 偏歷 脾胃의 病에 公孫
(脾)과 豊隆(胃)을 使用하는 것 等이다.

絡穴은 十二經外 任脉의 會陰穴 督脉의 長强穴 脾의 大絡으로서 特히 大包穴을 合해 十五絡이라고 한다.

8. 經　渠　(經金穴)

部　位：前膊(前腕) 前面撓側의 下方 撓骨莖狀突起 中央의 內側 腕關節
　　　의 上方 1寸部에 있다.

取　穴：撓骨莖狀突起의 中央部에 該當되는 곳 脉動部에 取한다.

「筋肉」長腕屈筋, 長拇屈筋

「血管」撓骨動脉, 頭靜脉

「神經」撓骨神經, 外膊皮下神經

【主治症】

列缺, 經渠, 太淵穴은 모두 感氣 呼吸器에서 오는 發熱에 効果가 있다. 大腸經 또는 十指間等에서 强한 發汗法을 使用하기 前에 此等 三穴中에서 選擇하여 施術하는 것이 無難하다 하겠다.

即 陽邪를 瀉하기 앞서 陰의 氣를 補해 둔다는 意味다.「喘咳寒熱을 主한다」라고 하므로서 喘咳 또는 朝夕으로 熱의 差異가 甚한 症狀에 特히 많이 應用되는 穴이다.「經穴」이란 陰의 經에서는 金, 陽經에서는 火性이다. 故로 經渠는 陰의 肺經에 있기에 金性穴이다.

9, 太　淵　(別名, 太泉) (兪土, 原穴)

部　位：腕關節前面의 橫紋上 撓骨莖狀突起의 下內側에 있다.

取　穴：腕關節部의 脉動部에 取한다. 此部에 數本의 橫紋이 있으나 大多
　　　稜骨의 上際에 當하는 部에 取穴한다.

「筋肉」長拇屈筋, 撓腕屈筋, 橫腕靭帶

「血管」撓骨動脉, 頭靜脉

「神經」撓骨神經, 外膊皮下神經

【主治症】

呼吸器疾患으로서 消化器가 衰弱했을때 많이 利用되며 元來 肺結核이나 肋膜炎, 心臟病, 治療에 있어 胃腸機能을 旺盛케하여 榮養分을 充分히 攝取케 하는것이 上記 諸病症에 가장 重要하다 하겠다. 故로 太淵穴의 取穴價値가 여기에 있으며 또 兪穴의 意義라 하겠다.

「兪穴」이란 陰의 經에서는 土穴 陽經에서는 木穴로서「體重節痛을 主한다」하였다.

「原穴」이란 各經에 있어서 三焦의 原氣가 가장 많이 出現하는 곳이 原氣를 導入시키는데 가장 適當한 것이 原穴이기도 하다.

10. 魚　　　際 (別名 鬼心) (榮火穴)

部　位:第一掌骨(中手骨) 基底의 前內側의 陷凹部에 있다.

取　穴:第一掌骨基底와 大多棱骨間에 取한다. 然而나(十四經發揮說)魚際에는 次의 三說이 있다.

　　Ⅰ. 第一掌骨(中手骨) 基底와 大多棱骨間

　　Ⅱ. 第一掌骨의　中央

　　Ⅲ. 第一掌骨과 第一指骨과의 關節部

「筋肉」短拇外轉筋, 拇對筋

「血管」撓骨動脈의 分枝

「神經」撓骨神經

【主 治 症】

心悸亢進, 頭痛, 腦充血에 效가 있음. 此部에 血絡이라 해서 怒張한 細血管을 볼 수가 있다. 이럴때 約于의 瀉血로서 特効를 볼수 있다. 또 乳腺炎으로 發熱時의 瀉血도 좋으며 暑期의 霍亂에도 좋은 効果를 보는 穴이다.

「榮穴」陰經에서는 火性 陽經에서는 水穴이다. 肺經의 疾病 即 陽症을 呈했을 때 經絡治療에 瀉法으로서 適切한 穴이다.

11. 少　　商 (別名 鬼信)(井水穴)

部　位 : 拇指撓側爪甲根部에 있다.

取　穴 : 爪의 外側에서 손끝으로 押上하면 指骨에　當하는　곳에　取한
다.

「血管」撓骨動脉의 分枝인 指動脉.

「神經」撓骨神經의 末枝

【主 治 症】

胸苦 即 食後에 흔히 있는　症狀. 腦充血, 乳腺炎, 霍亂, 扁桃腺炎等
의 陽症에 瀉血로서 特効를 볼수 있는 穴이다.

乳腺炎에 少商의 瀉血과 天宗 膻中의 施灸를 兼用해서 좋은 成果를 볼
때가 있다.

「井穴」手指端 足指端에 있어서 陰經에는 木穴, 陽經에 있어서는　金
穴이다.

모두 感覺이 銳敏하므로 過度한 施術에는 恒常 注意를 要한다.

肺　經　總　論

流注——手太陰肺經은 胃의 中央인 中脘穴에서 起始하여 大腸(水分)에
下行 다시 下行하여 胃의 上口 即 上脘穴에 至한다. 여기에서 肺로가서
氣管枝에 上行 다시 橫으로　肺經의 中府 雲門穴이 始作된다. 여기에서
手의 陰側을 十一穴로서 循한다. 本經은 肺뿐만이 아니라　胃腸에 關係
가 깊다는 點이 臨床上 重要하다. 肺病 取穴時에 中脘 水分穴을 應用한
다는 것을 流注로서 認識할수 있다.

次表에서 보는바와 같이 肺經의 諸穴은 主로 呼吸器系統에 많이 使用
되며 다음은 心臟病에도 使用한다. 難經에 井穴인 少商은 心下滿, .魚際
는 身熱 主로 發熱에 太淵은 身重節痛 즉 脾胃消化器의 經에 關係있을
때 經渠는 喘咳寒熱 尺澤은 심한 下痢에 列缺은 絡穴로서 補瀉에 對經

的으로 取穴된다. 「頭項에 列缺」孔最는 郄穴로서 症狀이 劇烈時에 用하며 即 喀血, 肋膜炎, 肺炎의 發熱이 劇甚할 때에 特効가 있고 痔疾에 孔最는 一般이 너무나 잘 아는 事實이다.

1. 手太陰肺經 主治症一覽

穴　　名	部　位	第　1　症 (共通症)		第　2　症 (特効症)
1. 中　部	胸	呼	心	喉痺
2. 雲　門	胸	呼	心	喉痺
3. 天　府	上膊	呼		衄, 嘔
4. 俠　白	上膊	呼	心	
5. 尺　澤	肘	呼	心	中風, 遺溺
6. 孔　最	前膊	呼		熱病汗不出, 痔疾
7. 列　缺	前膊	呼		半側顏痺
8. 經　渠	前膊	呼		熱病不汗出
9. 太　淵	腕關節	呼	心	目十一
10. 魚　際	掌		心	腦, 霍亂
11. 少　商	拇指端		心	腦, 霍亂

1. 呼 吸 器 病

1. 心 臟 病

1. 其他, 咽喉, 發熱

- 38 -

2. 手陽明大腸經 20穴 MERIDJENDU GROS INTESTIN

流 注 示指의 端 商陽穴에서 起始하여 第1掌骨 第2掌骨基底部의 合谷을 經해서 前膊外側을 上行 肘關節의 曲池穴에 入한다.

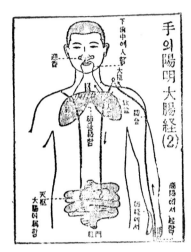

다시 上膊을 上行하여 臂臑穴의 附近에서 三焦經의 臑會穴과 交하며 上行하여 背의 督脉經의 大椎穴에서 前面으로 되돌아 胃經의 缺盆穴에 交함. 여기에서 下行하여 肺를 絡하여 다시 下行 臍兩傍의 天樞穴部에서 大腸에 所屬 會集한다.

支脉은 缺盆에서 相離, 頸, 頰을 通해 下齒의 齒齦部에 入함. 다시 口를 廻하고 鼻, 唇의 中央 人中穴의 左右에서 나온 經脉과 交叉 다시 鼻口를 挾하였으며 迎香穴에서 胃經과 交하여 終했다. 此에서 胃經이 始作된다.

1. 商　　陽 (別名 絕陽) (井金穴)

部　位：示指橈側爪甲根部 白肉際 1分에 있음.

取　穴：人指의 拇指側 爪角을 1分隔한 곳에 取한다.

「血管」橈骨動脉手背枝 頭靜脉의分枝

「神經」橈骨神經手背枝

【主 治 症】

風邪, 大腸加答兒等의 發熱時 瀉血로서 下熱시킨다. 또한 瀉穴로서 扁桃腺炎, 耳鳴, 腦充血 頭部의 充血等 다음의 二間・三間穴도 大略

같은 主治를 한다.

但, 急性症으로 病邪가 陽症에 限하여 使用한다는 것을 注意해야 한다. 血壓亢進症에 一時的 救急을 要할時에 應用하기도 한다.

2. 二　　　間 (別名 間谷 周谷) (榮水穴)

部　位 : 示指(第二指骨) 第1節과 第2關節部撓側에 있다.

取　穴 : 第2指骨의 第1節과 第2節의 關節部에 爪로서 눌러서 割目에 取한다. 指를 屈해서 橫紋頭에 取한.

「別說」 第2掌指關節의 前方撓側에 取한다. (十四經說)

「筋肉」 總指伸筋腱

「血管」 撓骨動脉의 分枝

「神經」 撓骨神經

【主 治 症】

咽喉의 病, 齒痛, 小兒驚氣, 高熱時 瀉血로서 顯著한 效果를 볼수 있는 穴이다. 鼻出血時 頸部의 風池 完骨穴과 같이 刺鍼하면 좋은效果가 있다. 顏面神經麻痺에도 應用한다.

3. 三　　　間 (別名 小谷) (兪木穴)

部　位 : 第2掌骨下端과 示指基底와의 關節部 撓側에 있다.

取　穴 : 掌骨과 指骨第1節과의 關節部 指를 屈해서 橫紋頭에 取한다.

(別說) 第2掌指關節의 後方에 있음 (十四經說)

「筋肉」 總指伸筋腱

「血管」 撓骨動脉의分枝 (背側指動脉), 頭靜脉

「神經」 撓骨神經

【主 治 症】

二間과 같이 急性症으로 高熱이 있을 때 瀉血로서 特效를 볼 수 있는 重要한 穴이다. 大腸經의 諸病, 咽喉, 鼻, 顏面神經의 諸症에 適應한

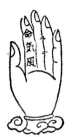

虎口三間之図

다. 小兒診察法에 虎口三關法이 있다. 第1節을 風關,
第2節을 氣關 第3節을 命關으로 하고 色 또는 紋理가 此
處에 表現될 때에는 그곳의 病으로보고 있다.

但, 風關에 出現한 것은 治療가 容易하며 氣關은
重症, 命關에 出現했을 때는 病이 重態로서 難治라 한
다.

紋의 色! 紫色은 熱 赤色은 傷寒, 靑色은 驚風, 白
色은 疳, 黑色은 惡氣, 黃色은 脾苦로 본다.

4. 合　　谷　(別名 虎口, 含口, 合骨) (原穴)

部　位 : 第1掌骨(中手骨)과 第2掌骨과의 背面陷凹部에 있다.

取　穴 : 拇指의 掌骨과 示指掌骨의 交叉 根部에 取한다. 經絡은 示指에
따라 있으므로 示指側에 取하며 보통 이곳에 壓痛이 있는 筋肉
이 있다. 이곳이 合谷穴이다.

「筋肉」第1背側骨間筋

「血管」撓骨動脉의 分枝 頭靜脈의 分枝

「神經」撓骨神經

【主治症】

合谷은 大腸經의 原穴이며 其經의 代表的인 經穴이다. 即 大腸經의
熱인 表熱을 除去하는데는 商陽, 二間, 三間과 類似하며 刺鍼하여 5呼
吸間 撚鍼하면 發汗이 된다. 咽喉炎과 咽喉痛, 齒와 齒齦部의 熱痛, 鼻
出血, 眼病, 耳鳴等症에도 效果가 있다. 前3穴은 頭部充血症에 效가 있
으나 反對로 合谷은 貧血症에도 效가 있는것이 特色이다. 腦神經系統의
癲癎, 小兒驚風, 神經衰弱에도 좋은 成果를 보는 穴이다. 合谷의 灸는
化膿性 症患에도 效가 있다. 化膿性에도 多壯灸를 하는것이 原則이다.
그리고 穴을 正確히 取穴하는 것이 가장 重要하다.

5. 陽　　谿 (別名 中魁) (經火穴)

部　位: 撓腕關節背面의 撓側, 撓側下端의 陷凹部에 있음.

取　穴: 拇指를 伸張하면 長拇伸筋과 短拇伸筋과의 陷凹部가 생긴다. 此中에 舟狀骨과 撓骨과의 사이에 取한다.

「筋肉」長拇伸筋과 短拇伸筋과의 間

「血管」撓骨動脈의 分枝 頭靜脈

「神經」撓骨神經, 背側前膊皮下神經

【主 治 症】

咽喉及 齒病, 耳病, 腕關節炎, 表熱等

6. 偏　　歷 (絡穴)

部　位: 撓骨側 腕關節橫紋의 上方3寸 陽谿穴의 上3寸에 있음.

取　穴: 陽谿에서 曲池를 向해 約3橫指 點 附近 橈骨上에 2本의 筋肉이 있다. 그 上方이 長拇外轉筋으로서 此點에 壓痛點이 있다. 此部가 偏歷穴이다.

「筋肉」長拇外轉筋

「血管」橈骨動脈

「神經」橈骨神經後枝, 外膊皮下神經

【主 治 症】

齒痛, 鼻出血, 腕關節을 過度히 使用하였을 때 生기는 腱鞘炎에 熱腫痛時에 偏歷은 灸鍼모두 效가 있으며 皮內鍼도 좋다.

7. 溫　　溜 (別名 蛇頭, 逆注, 池頭) (郄穴)

部　位: 前膊撓側 腕後5寸에 있다.

取　穴: 腕關節에서 5橫指部에 長拇外轉筋의 上方 淺腕肉部 皮下에 撓骨이 觸感되는 곳에 取한다.

「筋肉」短橈腕伸筋腱
「血管」橈骨動脈의 分枝 頭靜脈
「神經」橈骨神經後枝, 外膊皮下神經
【主治症】

前記 合谷, 三間과 같이 表熱을 瀉하며 齒痛, 咽喉炎, 面腫, 四肢腫
또 大腸 末端의 肛門의 病, 痔出血等에도 效를 본다.

8. 下　　廉

部　位：前膊橈側, 曲池下4寸에 있다.
取　穴：曲池(肘窩橫紋頭)의 下4寸에 取한다.
「筋肉」膊橈骨筋, 總指伸筋의 間
「血管」橈骨動脈의 分枝, 頭靜脈
「神經」橈骨神經, 外膊皮下神經
【主治症】

齒痛, 齒齦炎, 扁桃腺炎, 乳腺炎, 面腫等 大腸經에서 오는 病症은 曲
池에서 三里 上廉 下廉의 線이 硬할 때가 있다. 이때에 어느 穴이든 刺
鍼해서 좋은 效果를 볼수 있다. 下廉은 膀胱炎, 膀胱麻痺와 腸의 諸疾患
에도 應用한다.

9. 上　　廉

部　位：前膊橈側, 曲池下3寸에 있다.
取　穴：曲池(肘窩橫紋頭)의 下3寸에 取한다.
「筋肉」膊橈骨筋과 長外橫骨筋의 間
「血管」橈骨動脈의 分技 頭靜脈
「神經」橈骨神經, 外膊皮下神經
【主治症】

下廉과같이 齒痛, 上肢麻痺, 膀胱의 諸疾患, 半身運動神經麻痺, 腦脊

- 43 -

髓炎.

10. 三　　　里　(別名, 鬼邪, 上三里)

部　位：前膊(前腕) 橈側 曲池下2寸에 있다.

取　穴：曲池(肘窩橫紋頭)의 下2寸에 取한다.

「筋肉」膊橈骨筋과 長外橈骨筋

「血管」橈骨動脈의 分技, 頭靜脈

「神經」橈骨神經, 外膊皮下神經

【主治症】

齒痛, 扁桃腺炎, 面腫, 半身不隨, 上肢神經痛, 一般化膿性疾患

11. 曲　　　池　(別名 鬼臣, 陽澤)(合土穴)

部　位：上膊(上腕) 骨外上髁의 前側 肘窩橫紋의 外頭 陷凹部에 있다.

取　穴：肘를 半程度 屈戌을 때 생기는 肘窩橫紋의 外端에 上膊骨外上
　　　　髁와 橈骨小頭와의 交又部에 取한다.

「筋肉」膊橈骨筋의 起始部

「血管」橈骨側反回動脈, 頭靜脈

「神經」橈骨神經, 外膊皮下神經

【主治症】

　大腸經의 熱 即 表熱을 除하는데 있어 合谷, 二間, 三間과 같이 應用
된다. 半身不隨에는 不可缺에 名穴로서 一般이 認定하는 穴이다. 齒病,
咽喉炎에 있어서는 三里, 合谷과 같다. 皮膚病, 化膿性疾患은 三里와 같
다. 其他 月經不順에는 三陰交, 陰陵泉, 照海等과 倂用하면 좋다.

12. 肘　　　髎　(別名 肘尖)

部　位：上膊外面 曲池의 後上方約1寸5分에 있다.

取　穴：曲池에서 약간 後上方1寸5分 上膊骨의 外側을 지나서 三頭膊筋

의 外緣에 取한다.

「筋肉」 三頭膊筋의 外緣, 膊撓骨筋

「血管」 撓骨側反回動脈, 頭靜脈

「神經」 外膊皮下神經, 撓骨神經

【主 治 症】

上肢의 神經痛及 痲痺等 肘關節루―마치스에 效가 있다.

13. 五　　　里 (別名 手五厘)

部　位 : 上膊外面 曲池上方3寸에 있다.

取　穴 : 曲池에서 上方3寸 약간 後面 上膊骨의 上部 三頭膊筋의 外緣에
　　　　　取한다.

「筋肉」 三頭膊筋의 外緣, 膊撓骨筋

「血管」 撓骨動脈, 頭靜脈

「神經」 撓骨神經, 外膊皮下神經

【主 治 症】

肘髎와 같음. 主로 手部의 諸病에 取穴되며 皮膚病에도 效가 있음.

14. 臂　　　臑 (別名 頭衝, 衝頸)

部　位 : 上膊外面 曲池의 上7寸에 있다.

取　穴 : 曲池上7寸 肩部에서 下行하고 있는 三角筋端에서 약간 上方
　　　　　內側部에 取한다.

「筋肉」 三角筋과 二頭膊筋의 間 大胸筋의 端

「血管」 前上膊廻旋動脈, 頭靜脈

「神經」 腋下神經, 外膊皮下神經

【主 治 症】

肩胛關節痛, 壽命痛, 手部의 神經痛, 皮膚病等

15. 肩　　髃 (別名　肩尖, 髃骨, 肩骨)

部　位 : 肩胛骨肩峯突起의　直下方　上膊骨의　上端에　있다.

取　穴 : 上膊을　擧上하면　肩胛關節部에　二個의　陷凹部가　있다.　그　前方
　　　　의　陷中에　取한다.

「筋肉」三角筋

「血管」胸肩峰動脉

「神經」腋下神經,　外上膊皮神經

【主 治 症】

肩胛關節炎,　神經痛,　루마치스　又는　麻痺,　中風,　蕁麻疹,　頑癬,　濕疹
等　皮膚病에도　便用하며　齒痛,　頭痛等症에도　効가　있다.

16. 巨　　骨

部　位 : 鎖骨外端後測과　肩胛棘의　사이　陷凹部에　있다.

取　穴 : 肩外方으로　鎖骨과　肩胛棘과의　接合部인　陷凹部에　取한다.

「筋肉」棘上筋,　僧帽筋

「血管」肩胛橫動脉,　胸廓肩峰動脉枝

「神經」肩胛上神經

【主 治 症】

上腕部의　神經痛　或은　麻痺,　肩胛關節,　루마치스,　齒痛,　吐血,　小兒
癎等에　應用한다.

17. 天　　鼎 (別名　天頂)

部　位 : 側頸部,　胸鎖乳樣筋의　外緣　喉頭隆起의　外方3寸에서　下方1寸
　　　　部에　있다.

取　穴 : 喉頭隆起의　兩傍動脉에는　人迎穴이　있고　그　外方은　扶突, 여기
　　　　서　胸鎖乳突筋을　지나　그　緣을　따라　下1寸에　取한다.

「筋肉」胸鎖乳樣筋의 後緣, 濶頸筋

「血管」橫頸動脈, 外頸靜脈

「神經」鎖骨上神經, 下頸皮下神經, 迷走神經

【主 治 症】

主로 頸, 咽喉의 異常症. 即, 齒痛, 扁桃線炎等일때는 天鼎, 扶突等에
劇烈한 壓痛이 나타난다. 肩背痛에도 胸鎖乳突筋部에 痛症이 있으며 此
部의 症狀을 治療할 때 흔히 齒痛, 咽喉의 疾患이 같이 治療되는 例도
많다.

18. 扶　　突

部　位：側頸部(喉頭隆起)의 外方3寸 胸鎖乳樣筋中에 있다.

取　穴：喉頭隆起의 外方 動脉이 있는 곳 人迎穴에서 1寸5分으로 胸鎖
　　　　乳樣筋中에 取한다.

「筋肉」胸鎖乳樣筋

「血管」橫頸動脉

「神經」頸皮下神經, 頸神經叢의 分枝

【主 治 症】

天鼎穴과 같다. 氣管의 病으로 咳嗽, 喘息에 刺鍼하여 速治가 되는때
도 많이 있다. 그러나 數十分 後 오히려 强한 發作이 있을 때도 있으니
施術에 있어 愼重을 期해야 한다.

19. 禾　　髎 (別名 長髎)

部　位：鼻孔의 直下 水溝穴傍5分에 있다.

取　穴：鼻下溝(人中)의 中央에 水溝穴이 있다. 그傍5分 鼻孔直下에 取
　　　　한다.

「筋肉」口輪筋, 上唇方形筋

「血管」上唇動脉, 顔面靜脉

「神經」三叉神經의 分枝, 顔面神經의 分枝

【主治症】

主로 鼻病에 効가있다. 即 鼻出血, 鼻加答兒, 嗅覺減退, 顔面部의 神經痛 即 三叉神經痛, 顔面神經麻痺等에 使用한다.

20. 迎　　香 (別名 衝陽)

部　位：鼻翼傍, 鼻唇溝의 上部에 있다.

取　穴：鼻唇溝의 上部 鼻孔傍5分에 取한다.

「筋肉」上唇方形筋, 鼻筋翼部

「血管」下眼窩動脉, 前顔面靜脉

「神經」顔面神經, 三叉神經의 分枝

【主治症】

禾膠와 같이 鼻病, 顔面神經疾患等 顔面部의 施術은 可及的 鍼으로 할 것이며 顔面神經麻痺　　覺異常等의 麻痺 乃至 機能減退等의 症狀에는 炙를 倂用하는 것이 効果가 顯著할 때가 많다. 小兒, 少年, 婦人들에게 는 綫狀艾로 知熱炙程度이면 足하다.

大 腸 經 總 論

偏風이란 風邪가 偏側을 浸害했을 때 半身의 知覺鈍麻 또는 運動筋麻痺가 發하게 된다.

以上 大腸徑의 諸穴의 主治症을 通觀해 보면 其徑의 流注를 따라 鼻, 齒, 咽喉等의 病에 效果가 좋으며 大腸病에 對해서는 三間에서 溫溜,下廉, 上廉의 四穴程度이다. 또 三里, 曲池는 瘰癧에 效가 있으며 一般化膿性疾患에는 오늘날 廣範하게 使用하고 있다.

또 臂臑는 蕁麻疹에 特効穴로 많이 應用되고 있다.

大腸徑을 古典的 立場에서 볼 때 가장 特徵있는 應用價値는 身熱症이다. 此 發熱症狀도 역시 表熱이다. 肺는 皮毛를 主하는 關係上 其腑인

大腸도 身體의 表部를 主하고 있다. 邪氣가 表部에 있으며 發熱할 경우即初期疾患의 發熱이 甚할 때에 特効가 있다. 主로 肘以下의 要穴은 發汗下熱에도 顯著하며 二間에서 溫溜까지가 特히 効力이 많으며 小兒의 高熱에는 二間 或은 三間의 瀉血과 關元의 灸로서 治療한 經驗이 있다.

齒痛 特히 下齒痛에 잘 듣고 鼻出血에도 後頭部의 天柱와 風池穴과 併用하면 좋고 面腫, 顔面痲痺, 三叉神經痛에도 効가 있고 面疔에 灸로서는 合谷이 너무나도 有名하다.

2. 手陽大腸經・主治症一覽表

穴　　名	部位	第　一　症 (共通症)	第　二　症 (特効症)
1. 商　　陽	二指端	身熱, 喉, 齒	耳鳴
2. 二　　間	指	身熱, 喉, 齫	偏風
3. 三　　間	指	身熱, 喉, 齒, 齫	腸痛
4. 合　　谷	手背	身熱, 喉, 齒, 齫	面腫, 頭痔, 目, 耳鳴
5. 陽　　谿	腕關節	喉, 齒	
6. 偏　　歷	前膊	齫	
7. 溫　　溜	前膊	身熱	面腫, 痔, 腸鳴
8. 下　　廉	前膊		膀胱+－腸鳴, , 乳腺炎
9. 上　　廉	前膊		膀胱+－, 腦風, 偏風
10. 三　　里	前膊	齒	腦風, 偏風, 瘰癧
11. 曲　　池	肘關節	傷寒	偏風, 瘰癧, 月徑不通
12. 肘　　髎	上膊		手(+急痛, －癱瘓)
13. 五　　里	上膊		手(同上)
14. 臂　　臑	上膊	身熱	風熱, 中風, 蕁麻疹
15. 肩　　髃	肩胛關節	齒	中風, 偏風, 頭痛
16. 巨　　骨	肩	齒	吐血(破心)癇, 小兒驚風
17. 天　　鼎	頸	齒	嚥下困難
18. 扶　　突	頸		喘, 咳, 暴瘖
19. 禾　　髎	顏	齫	鼻+, 一
20. 迎　　香	顏	齫	鼻+, 一

1. 身熱(表症)……咽喉, 齒, 齫

1. 其　腸, 中風, 半身癱瘓

3, 足陽明胃經 45穴　MERIDIEN DE L'ESTOMAC

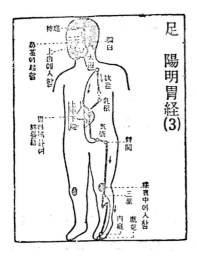

足 陽明胃経 (3)

流　注　大腸徑의 終點인 迎香穴에서 起始하여 鼻莖을 上行하여 其上端 山根에서 左右가 交接했으며 相離하여 膀胱徑의 目에 內眥晴明穴을 지나 目直下7分의 承泣穴에 와서 여기에서 鼻外側을 下行하여 上齒中에 入하였다가 다시 나와 唇을 循하여 下唇下의 承漿穴에서 左右로 交하고 여기에서 上行하여 頤의 下邊을 循하고 上行하여 耳前에와서 觀骨弓을 貫通해서 髮際에 나와 膽經의 客主人 다시 上行하여 側頭部 米嚙處에와서 上行하여 髮際를 中心으로 向해서 曲하고 額之上方 本神穴과 神庭穴에 끝인다. 此支脉은 頤에서 別하여 喉頭를 循하고 欠盆에 到達하여 乳腺과의 間을 下行하여 胃에 屬會하고 脾를 絡했다. 其 直行者는 欠盆에서 直線으로 乳로 向해 下行 다시 腹部에 下하여 氣衝穴에 온다. 胃下口에서 나온 支脉은 腹內部를 내려온 것과 本徑의 氣衝穴에 온것과 此處에서 接合한다. 本徑은 氣衝에서 大腿前外側에서 膝蓋骨內方에 들어 갔다 다시 나와 下腿前外側을 지나 足跗에서 第2指爪甲根部外側에서 終止했다. 다시 2本의 支脉은 三里에서 나와 末端에 가는 것과 足背의 衝陽穴에서 別하여 第2趾間의 行間穴에 왔다가 第1趾底에서 脾經의 發端點인 隱白穴과 交했다.

1. 承　　泣 (別名 面髎, 谿穴)

部　位：下眼窠緣의 中央으로 瞳子의 直下에 있다.

取　穴：下眼窩緣을 指端으로서 옆으로 살펴가면 縱線狀의 것이 感觸된다. 强壓하면 痛症이 있다. 여기에 取한다.

「筋肉」眼輪筋

「血管」眼窩下動脉, 前顔面靜脉

「神經」三叉神經의 分枝인 眼窩下神經, 顔面神經의 顴骨枝

【主治症】

眼病에 主로 取穴한다. 特히 充血, 炎症, 顔面神經痲痹時에 眼瞼이 下垂할 때 鍼 또는 灸를 施術한다. 施灸時 絲狀艾로서 痕蹟이 없을程度르 해도 充分한 效果를 볼수 있다. 때로는 頭痛에도 取穴된다.

2. 四　　白

部　位：下眼窩緣의 下1寸에 있다.

取　穴：下眼窩의 下外表部를 만지면　內眥에서 觀骨下方으로 筋肉같은 것이 觸感된다. 瞳子의 直下로서 此肉의 上緣에 該當 下眼窩緣의 下 骨凹部에 取한다.

「筋肉」眼輪筋, 上唇方形筋

「血管」眼窩下動脉, 前顔面靜脉

「神經」眼窩下神經, 顔面神經의 頰枝

【主治症】

眼疾 또는 顔面神經痲痹에 承泣穴과 같다. 또 다음 巨髎穴과 같이 蓄膿症에도 使用하고 鍼을 下方으로　斜鍼해서 觀骨(頰骨)의 下方에 刺入한다. 三叉神經痛에도 取穴된다.

3. 巨　　髎

部　位：鼻孔의 傍8分 瞳子의 直下에 있다.

取　穴：鼻孔傍約8分으로 下眼窩緣의 下肉이 感觸되는 下緣만에 該當된다. 瞳子의 直下에 取한다.

「筋肉」上唇方形筋, 犬齒筋

「血管」眼窩下動脉, 前顏面靜脉

「神經」眼窩下神經, 顏面神經의 頰枝

【主治症】

　眼의 諸疾患, 上齒痛, 齒齦炎, 蓄膿症, 顏面神經麻痺, 三又神經痛等
에 使用한다.

4. 地　　倉 (別名 胃維, 會維)

部　位 : 口角의 傍4分에 있다.

取　穴 : 口開하여 口角外方4分에 取한다.

「筋肉」口輪筋

「血管」上唇動脉과 下唇動脉의 分枝間, 前顏面靜脉

「神經」三又神經과 顏面神經의 分枝

【主治症】

　高血壓 또는 中風으로 因한 言語澁滯에 特効가 있다. 任脉의 承漿穴
과 倂用하면 効는 倍加한다. 前記 諸症에는 施灸하는 것이 原則인데 灸
痕을 남기지 않기 爲해 絲狀灸 또는 知熱灸를 하는 것이 좋다.

5. 大　　迎 (別名 髓孔)

部　位 : 下顎骨隅의 前方約1寸3分의 骨陷中에 있다.

取　穴 : 下顎骨의 下緣 正面中央으로부터 外方으로 갈것 같으면 骨隅가
　　　　있다. 約1橫指半程度의 骨凹部 即, 이곳이 咬筋의 前緣에 該當
　　　　된다. 여기에 取穴한다.

「筋肉」咬筋, 濶頸筋

「血管」外頸動脉, 前顏面靜脉

「神經」三又神經, 顏面神經의 下顎枝, 頸皮下神經

【主治症】

下齒痛의 名穴로서 有名하며 後側에 깊이 置鍼을 해도 速治가 된다.
三又神經痛, 頸部淋巴線炎, 咬筋痙攣에도 頰車와 같이 取穴하기도 한
다.

6. 頰　　　車 (別名 機關, 曲牙, 鬼林)

部　位：下顎骨隅와 耳垂와의間　口開하면 陷凹部가 있다. 여기가 頰車
　　　　穴이다.

取　穴：下顎骨隅 骨上으로 咬筋의 端이 되는 곳을 指로서 輕壓하고 口
　　　　開하면 咬筋에 陷凹되는 곳이 있다. 이곳에 取穴한다.

「筋肉」咬筋, 筋頸筋

「血管」外顎動脉, 後顏面靜脉

「神經」顏面神經, 三又神經

【主治症】

大迎穴과 같이 齒痛, 齒齦痛에 效가 있고 下顎骨隅의 前面으로 深刺
하여도 速効가 있고 後側에서 深刺 置鍼하여도 顯著한 効力을 볼 수 있
다. 咬筋痙攣時에도 使用하여 좋은 成果를 보는 穴이다.

7. 下　　　關

部　位：顴骨弓의 下緣, 下顎骨踝狀突起前方, 陷凹部에 있다.

取　穴：耳前約二橫指 顴骨弓의下　下顎骨踝狀突起의 前陷凹部, 口開하
　　　　면 側頭下顎靱帶로서 陷凹部가 없어지는곳 여기가 下關穴이다.

「筋肉」咬筋의 起始部, 內部는 翼狀筋

「血管」顏面橫動脉, 後深側頭動脉, 深側頭靜脉

「神經」三又神經, 顏面神經

【主治症】

齒痛, 耳痛, 顏面神經麻痺, 三又神經痛, 下顎脫臼등에도 使用한다.

8. 頭　　維 (別名 頷大)

部　位：側頭前部 髮際에서 約1指後方 神庭穴의 傍4寸5分에 있다.

取　穴：神庭穴의 外方4寸5分 側頭筋의 上部　輕按하면 縱으로 筋와 割
目이 感觸된다. 下方으로 膽經의 頷厭, 懸顱, 懸釐의 三穴이 있
고 强按하면 壓痛이 있는 곳.

「筋肉」 側頭筋

「血管」 淺側頭動脉의 前頭枝, 中側頭靜脉

「神經」 三又神經의 分枝, 顏面神經의 分枝

【主 治 症】

偏頭痛의 特效穴, 視力減退, 結膜炎, 腦充血症等에 使用한다.

9. 人　　迎 (別名 天五會, 五會)

部　位：前頸部의 外方1寸5分 總頸動脉의 脉動部에 있다.

取　穴：拇指와 示指로서 喉頭隆起兩傍을 잡고 脉動部에 取한다.

「筋肉」 胸鎖乳樣筋의 前緣, 潤頸筋

「血管」 總頸動脉, 總頸靜脉

「神經」 舌咽神經, 舌下神經, 迷走神經, 上頸皮下神經

【主 治 症】

喘息, 氣管支加答兒, 甲狀腺腫, 바세도氏病等의 局所的으로 取穴되여
왔으나 近來에 와서 血壓降下法으로서 人迎穴部에서 頸動脉洞을 手術하
는 方法에서 부터 鍼術을 應用하는 일이 많아졌다.

10. 水　　突 別名 水門, 水天)

部　位：前頸部, 喉頭隆起의 下外方으로　胸鎖乳樣筋의 前緣, 人迎穴과
氣舍穴의 中間에 있다.

取　穴：人迎(喉頭隆起外方1寸5分脈動部)

氣舍(鎖內端의上 天突穴의 外方1寸5分)

- 55 -

右兩穴의 約中間部 胸鎖乳樣筋의 前緣에 取한다.

「筋肉」 胸鎖乳樣筋의 前緣, 濶頸筋, 胸骨舌骨筋

「血管」 總頸動脈, 前頸靜脈

「神經」 舌咽神經, 舌下神經, 迷走神經, 下頸皮下神經

【主治症】

咽喉, 氣管支炎, 咽喉加答兒, 氣管의 病으로 喘息等

11. 氣　　舍

部　位 : 前頸部로서 天突穴의 兩傍1寸5分 鎖骨上緣에 있다.

取　穴 : 胸骨上部의 陷中에 있는 天突穴의 兩傍 鎖骨의 上緣, 胸鎖乳樣
　　　　筋의 胸骨과 鎖骨兩起始部의 腱間 陷凹部에 取한다.

「筋肉」 胸鎖乳樣筋의間 濶頸筋

「血管」 總頸動脈의 分枝

「神經」 迷走神經

【主治症】

咽喉病 即 扁桃腺炎, 咽喉加答兒, 氣管支炎 도 斜頸에도 使用한다,

12. 欠　　盆 (別名 天蓋)

部　位 : 鎖骨上窩의 中央, 乳線部의 天突外方約4寸에 있다.

取　穴 : 乳直上線 鎖骨上窩에 指端으로 輕按하면 약간의 壓痛이 나는졈
　　　　이 있는데 이것이 欠盆穴이다.

「筋肉」 濶頸筋, 中斜角筋

「血管」 鎖骨下動靜脈

「神經」 鎖骨上神經

【主治症】

呼吸器疾患으로 肋膜炎, 氣管支炎, 感氣等에 卓効가 있는 穴이다.

但 深刺는 禁해야하는 穴이며 또 施灸에 있어서도 小粒程度에도 効果는

좋다. 手部의 神經痛 癲癇에도 使用한다.

13. 氣 戶

部　位 : 前胸部 鎖骨下 乳線部에 있다.
取　穴 : 鎖骨下 肋間으로 乳線上에 取한다. 此肋間에 庫房도 있다. 氣
　　　　戶는 鎖骨의 直下에 取한다.
「筋肉」大胸筋, 內肋間筋, 外肋間筋
「血管」內乳動脈及 腋窩動脈의 分枝, 胸肩靜脈, 頭頭脈
「神經」第1肋間神經, 鎖骨下神經
【主 治 症】
呼吸器疾患으로 感氣, 氣管支炎, 肋膜炎, 肺結核等에 使用한다.

14. 庫 房

部　位 : 前胸部, 第1肋間, 第2肋間의 上際乳腺部에 있다.
取　穴 : 乳腺部로 鎖骨과 第2肋間의 사이에 肋間으로 第2肋骨의 上際에
　　　　取한다. 同一肋間에 氣戶穴 庫房穴이 있다.
「筋肉」大胸筋, 內肋間筋, 外肋間筋
「血管」內乳動脈及 腋窩動脈의 分枝, 頭靜脈
「神經」第1肋間神經
【主 治 症】
呼吸器諸疾患에 使用하며 心臟病에도 應用한다.

15. 屋 翳

部　位 : 前胸部, 第2肋間, 乳線上에 있다.
取　穴 : 乳線上의 第2肋骨과 第3肋骨과의 肋間에 取한다.
「筋肉」大胸筋, 內肋間筋, 小胸筋, 外肋間筋
「血管」內乳動脈, 肋間動靜脈

「神經」第2肋間神經, 前胸廓神經

【主 治 症】

呼吸器, 心臟病, 肋間神經痛에 使用한다.

16. 膺　　窓

部　位：前胸部第3肋間 乳線上에 있다.

取　穴：乳線上의 第3肋骨과 第4肋骨間의 肋間에 取한다. 即 乳嘴의 直
　　　　上約二橫指에 取한다.

「筋肉」小胸筋, 內肋間筋, 外肋間筋

「血管」內乳動脈, 肋間動靜脈

「神經」第3肋間神經, 前胸廓神經

【主 治 症】

前穴과 同一한 主治, 呼吸器疾患外 乳腺炎에도 使用한다.

17. 乳　　中

部　位：乳頭의 正中에 있다.

取　穴：乳嘴의 中央에 取한다. 仰臥하면 男子는 第4肋間에 該當된다.

「筋肉」大腦筋, 內肋間筋, 外肋間筋

「血管」內乳動脈, 肋間動靜脈

「神經」第4肋間神經, 前胸廓神經

18. 乳　　根 (別名 薛息)

部　位：前胸部, 乳線部, 第5肋間에 있다.

取　穴：乳線上의 第5肋骨과 第6肋骨間의 肋間에 取한다. 乳中下二橫指

「筋肉」大胸筋, 外肋間筋

「血管」內乳動脈, 肋間動脈

「神經」第5肋間神經, 前胸廓神經

【主治症】
乳의病 肋間神經痛時에 壓痛이 出現하는 것이며 任脈의 膻中, 腋下의
淵腋穴等과 같이 使用하여 著効하며 또 乳腺炎에도 使用한다.

19. 不　　容

部　位：季肋部, 腹部正中線의 兩傍約2横指半에 있다.
取　穴：胃經의 腹部諸穴은 腹部正中線 即 任脈의 兩傍約2横指半의 腹
　　　　直筋上에 取한다. 指端으로 살펴보면 線과 같은 것을 觸感할수
　　　　있다. 이것이 經絡이다.
　　　　　胸部의 乳線과 腹部正中線과의 約中央線이다. 不容穴은 그最
　　　　上部이며 第8肋軟骨 附着部의 下際에 當한다. 巨闕(胸骨劍狀突
　　　　起端의 下1寸5分)의 外方約2寸에 該當된다.
「筋 肉」腹直筋
「血 管」上腹壁動靜脈
「神 經」肋間神經前皮枝
【主治症】
胃痛, 胃痙攣, 胃아도니ー, 胃擴張等 또 肋間神經痛, 季肋部의 線에
痛症이 있을 때 取穴한다. 横隔膜痙攣에 深刺하여 速治되며 咳, 喘息등

20. 承　　滿

部　位：上腹部 不容穴(季肋部, 腹部正中의 兩傍2寸)의 下1寸에 있다.
取　穴：腹部任脈의 兩傍2寸의 季肋部 不容穴의 下1寸에 取한다.
「筋 肉」腹直筋, 腹横筋의 外端
「血 管」上腹壁動靜脈
「神 經」肋間神經前皮枝
【主治症】
不容과 같은 主治症이며 胃加答兒, 胃潰瘍 其他 腹痛, 腸痛, 黃疸, 肋

間神經痛等에도 取穴된다. ｜

21. 梁　　　門

部　位：上腹部 承滿(腹部正中線傍2寸 季肋部下2寸) 下1寸에 있다,

取　穴：任脈의 兩傍2寸 季肋部의 不容穴 下3寸에 取한다. 任脈의 **中脘**
　　　　穴(臍上 4寸 胸骨端下 4寸)의 傍2寸에 **當한다.**

「筋 肉」腹直筋, 腹橫筋의 端

「血 管」上腹壁動靜脈

「神 經」肋間神經前皮枝

【主 治 症】

　胃痙攣, 急性胃加答兒等 陽症에서부터 胃無力症, 胃擴張, 食欲不振等
의 陰症에도 좋은 効를 볼수 있는 穴이다.

　50歲가량의 婦人이 오랫동안 胃下垂로 苦生하다. 梁門, 中脘에 1寸程
度 刺鍼하여 1週日間의 治療로서 좋아지면서 約二個月間 同一한 施術로
시 몸이 肥大해 졌으며 完治된 例가 있다.

　胃痙攣時의 溜鍼으로 鎭靜되며 또한 多壯灸로서도 鎭痛이 잘된다. 梁
門穴은 中脘과 같이 上腹部의 代表穴이다.

　腸 또는 肛門病에도 上腹部에서는 梁門穴을 取하며 다시 肝臟과 膽囊
等의 病에까지도 使用한다.

22. 關　　　門

部　位：上腹部 梁門(中脘의 兩傍2寸 腹部正中線의 傍2寸 季肋의 下
　　　　3寸)의 下1寸에 있다.

取　穴：任脈의 兩傍 2寸 季肋部 不容穴의 下4寸에 取한다. 任脈의 建
　　　　里(臍上 3寸)의 傍2寸에 取한다.

「筋 肉」腹直筋, 腹橫筋의 端

「血 管」上腹壁動靜脈

「神 經」肋間神經前皮枝

【主 治 症】

梁門과 大略 같은 主治症이며 胃腸病 其他 脚氣 遺尿症等에도 配穴된
다.

23. 太　乙

部　位 : 上腹部 關門(腹部正中線을 지나 2寸, 季肋部, 不容穴의 下4寸)
의 下1寸에 있다.

取　穴 : 任脈의 兩傍 2寸 不容穴의 下5寸에 當하며 任脈의 下脘(臍上 2
寸)의 傍 2寸에 取 한다. 또 天樞(臍傍 2寸)의 上 2寸에 該當
된다.

「筋 肉」腹直筋

「血 管」上腹壁動靜脈

「神 經」第9肋間神經의 前皮枝

【主 治 症】

胃腸病에도 取穴되며 또 脚氣, 遺尿, 癲癇, 精神錯亂症에도 効가 있
는 穴이다.

24. 滑 肉 門 (別名 滑肉)

部　位 : 腹의部 太乙(臍傍 2寸에 있는 天樞穴의 上方 2寸)의 下 1寸에
있다.

取　穴 : 任脈의 水分穴(臍上 2寸)의 兩傍 2寸에 取한다.

「筋 肉」腹直筋

「血 管」上腹壁動靜脈

「神 經」第9肋間神經의 前皮枝

【主 治 症】

胃出血, 嘔吐, 胃痙攣等 胃腸, 下腹部의 痛症 또 肛門 神經衰弱等을

治療하며 古典에는 舌炎, 舌下腺炎等에도 治療한다 하니 一次 試驗해볼 穴이기도 하다. 澤田氏는 滑肉門穴의 主治症이 다음의 天樞穴과 一致하다고 한다. 試驗해본 結果 좋은 成果를 보았다.

25. 天　　樞 (別名 長谿, 谷門, 穀門) (募穴)

部　位：腹部臍傍 2寸에 있다.

取　穴：臍傍 2寸(約二橫指徑半)을 指端으로 만져보면 그가운데 筋溝가 있어 線狀같은 것을 觸感할 수가 있다. 이것이 經路이다. 天樞穴은 臍傍에 取한다. 滑肉門(水分穴傍 2寸)의 下 1寸에 取하며 또 乳直下의 線과 臍의 約中間이기도 하다.

「筋 肉」腹直筋
「血 管」上腹壁動靜脈
「神 經」肋間神經의 前皮枝

【主 治 症】

天樞는 臍兩傍 가장 重要한 位置에 있으며 腹腔의 病 一般에 效가 있다. 胃, 小腸, 大腸, 肝臟, 膽臟, 睥臟의 消化器, 腎臟, 膀胱, 泌尿器, 子宮, 卵巢, 男子睪丸의 生殖器等 廣범하게 直接效果가 있는外 消化器 機能調節을 必要로 하는 呼吸器疾患 또는 心臟病, 腦神經系疾患등 其他 穴들과 配穴되는 重要한 經穴의 하나이다.

頭의 百會, 天柱, 腰部의 腎兪, 足의 三陰交의 諸穴과 같이 廣範圍하게 主治症을 갖인 穴이다. 이 穴의 主治症을 列擧할 것 같으면 限이 없다.

같이 臍의 兩傍 5分의 盲兪(腎經)이 있다. 胃腸疾患의 外 視力減退 被勞하기 쉽다고 하는 症狀에도 取穴된다.

26. 外　　陵

部　位：腹部, 天樞(臍傍 2寸)의 下1寸에 있다.

取　穴：任脈經은 臍에서 恥骨上際까지의 길이를 5等分해서 1寸二로 計
　　　　算한다. 胃經의 寸法에는 異說이 있으나 여기에서는 任脈經을
　　　　基準으로해서 記述하기로 한다.
　　　　外陵穴은 天樞 下 1寸에 取한다.

「筋 肉」 腹直筋
「血 管」 下腹壁動靜脈
「神 經」 肋間神經前皮枝
【主 治 症】
胃痙攣, 胃下垂症 또는 月經痛, 副睪丸炎에도 效果가 있다.

27. 大　　巨 (別名 腋門)

部　位：下腹部 天樞(臍傍 2寸)의 下 2寸에 있다.
取　穴：外陵(天樞下 1寸)의 下1寸에 있다. 天樞 下2寸 또는 任脈의 石
　　　　門穴(臍下 2寸)의 兩傍 2寸에 取한다.

「筋 肉」 腹直筋
「血 管」 下腹壁動靜脈
「神 經」 肋間神經前皮枝
【主 治 症】
腸疝痛, 半身不隨, 便秘, 不眠症等에 取穴하여 좋은 效果를 본다.

28. 水　　道

部　位：下腹部, 天樞(臍傍 2寸)의 下4寸에 있다.
取　穴：任脈의 傍 2寸의 線으로 天樞에서 4寸 下方에 取한다.
　　　　大巨(天樞下 2寸)의 下2寸이 되며 또 任脈의 中樞(恥骨의 上1
　　　　寸)의 傍 2寸에 있다.

「筋 肉」 腹直筋
「血 管」 下腹壁動靜脈

「神 經」 肋間神經前皮枝

【主 治 症】

　腸病, 子宮下垂, 子宮位置異常으로 因한 下腹痛 또 男子精系痙攣, 膀胱麻痺, 尿閉, 膀胱炎, 腎盂炎, 子宮內膜炎等의 炎症에 用하며　便秘에 鍼으로 水道 또는 그 1寸上에서 內下方으로 向해 深刺하면 그效는 大端하다.

29. 歸　　來 (別名 谿谷)

部　位：下腹部, 天傍(臍傍 2寸)의 下 5寸에 있다　水道(天樞下 4寸)의 下1寸에 있다.

取　穴：正中任脈의 外方 2寸의 線으로 恥骨上際의 上方約1橫指에 取한다.

「筋 肉」 腹直筋, 腹橫筋

「血 管」 下腹壁動靜脈

「神 經」 肋間神經前皮枝

【主 治 症】

　睾丸炎, 尿道炎, 膀胱炎, 卵巢炎, 膣炎等　男女生殖器疾患, 泌尿器疾患等에 使用한다.

30. 氣　　衝 (別名 氣街, 羊屎)

部　位：下腹部 歸來(天樞下 5寸)의 外下方 約1寸5分에 있다.

取　穴：胃經은 下腹部에 있으며 歸來穴에서 外下方을 돌아 足外側으로 向한다. 氣衝은 歸來의 外方으로 恥骨上緣의 角에 取한다.

「筋 肉」 腹橫筋, 外腹斜筋, 內腹斜筋

「血 管」 外側腹壁動脈, 淺腹壁靜脈

「神 經」 腸骨鼠經神經

【主 治 症】

氣衝穴은 나팔管炎, 卵巢炎, 子宮內膜炎, 副睾丸炎, 攝護腺炎等의 男女生殖器의 炎症에서 膀胱炎, 腎盂炎, 尿道炎等의 泌尿器 或은 大小腸加答兒, 骨盤結締織炎等 主로 下腹部의 炎症性疾患等에 效가 좋다. 古典에서는 三稜鍼으로서 瀉血한다고 記載되여 있다.

31. 髀 關

部　位：大腿部의 前外面. 腸骨前上棘의 下部 膝上1尺2寸에 있다.

取　穴：直立해서 恥骨上際의 端인 角에 氣衝穴에서부터 약간 外下方으로 向해 大腿正面을 약간 지나서 股直筋上部 陷凹部를 만질 수 있다. 此處를 强壓하면 胃經의 下部에 까지 痛感을 느낄 수 있다. 이곳이 脾關穴이다. 그의 後上方 約三橫指程度에 大轉子의 前部에 膽經의 環跳穴이 있다.

「筋 肉」 股直筋, 股筋膜張筋, 大臀筋前緣
「血 管」 外側大腿回旋動靜脈
「神 經」 外側股皮神經
【主 治 症】
主로 大腿部의 痛症, 攣急, 屈伸不隨等에 取穴되며 腸疝痛에 使用하여 效果가 있다.

32. 伏 兎 (別名 外勾)

部　位：大腿前面의 外側, 膝上6寸에 있다.

取　穴：大腿의 股直筋의 外緣에 當하는 곳을 찾아서 膝蓋骨의 上에서 6寸程度에 取穴한다.

「筋 肉」 股直筋의 外緣, 外股筋
「血 管」 外側大腿回旋動脈의 下行枝
「神 經」 臑神經, 外側股皮神經
【主 治 症】

主로 脚氣, 半身不隨로 因한 癱瘓, 足部神經痛等 胃腸病에도 取穴할 때가 있다.

33. 陰　　市 (別名 陰鼎)

部　位：大腿의 前面, 膝蓋骨外上緣에서 上方 3寸에 있다.

取　穴：足을 伸張하여 膝에 힘을주면 膝蓋骨의 上部에 筋肉과 腱이 뚜렷이 나온다. 膝蓋骨外上緣에서 2寸上의 陷凹部는 梁丘穴이며 그 上1寸 股筋膜張筋의 內緣, 外股筋의 上部를 按하여 痛症이 있다. 이곳이 陰市穴이다.

「筋 肉」 外股筋, 股筋膜張筋의 際

「血 管」 外側大腿回旋動靜脈

「神 經」 股神經, 前枝皮神經

【主 治 症】

이 穴은 足, 腰, 膝의 冷症에 效가 있는 穴이다. 또한 冷이 腹部에까지 上行하여 腹痛이 있을 경우에도 使用되며 大腿部外側이 冷하며 感覺이 癱瘓되었을 때 또는 膝의 屈伸이 不自由스러울 때도 使用하여 좋은 成果를 보는 것이다.

34. 梁　　丘 (別名 鶴頂)(郄穴)

部　位：大腿前面 膝蓋骨外上緣에서 上方 2寸에 있다.

取　穴：足을 伸張하여 膝에 힘을주면 膝蓋骨의 上部에 筋肉과 腱이 分明하게 나타난다. 膝蓋骨의 上方에 硬한 腱이 뻐쳐있있는데 그 中央에 것은 股直筋腱이며 그 外方의 腱은 外股筋腱이다. 膝蓋骨의 外上緣에서 約2寸上部, 外股筋腱의 外方의 陷凹部를 按하면 痛症이 있다. 이곳이 梁丘穴이다.

「筋 肉」 外股筋腱

「血 管」 外側大腿回旋動靜脈

「神經」股神經, 前枝皮神經
【主治症】
足, 腰, 膝部의 病, 半身不隨, 膝關節炎, 루―마치스, 坐骨神經痛에
取穴된다. 澤田氏에 依하면 胃經의 一穴인 關係上 胃痙攣, 其他 腹痛에
鎭痛을 目的으로 施灸한다고 한다. 試驗結果 좋은 成果를 본 穴이다.
또 下痢에도 特効가 있다고 한다.

35. 犢　　鼻

部　位：膝蓋骨과 脛骨粗面과의 사이에 中央膝을 屈하면 陷凹가 되는곳
　　　　이 即 犢鼻穴이다.

取　穴：膝關節에 힘을 드리지 않고 半屈하여 膝蓋靭帶를 强按하면　正
　　　　前面의 關節에 陷凹部를　찾을 수 있다. 穴은 脛骨上際에 取한
　　　　다.

「筋 肉」 膝蓋靭帶
「血 管」 膝蓋動脈網, 大伏在靜脈
「神 經」 伏在神經의 膝蓋下枝 腓骨神經
【主治症】
膝關節炎, 루―마치스, 水腫等에 鍼灸하기에 좋은 穴이며 또 脚氣八處
(風市, 伏兎, 犢鼻, 外膝眼, 三里, 巨虛上廉, 絕骨)의 一穴이기도하다

36. 三　　　　里 (別名, 鬼邪, 下陵, 下三里) (合土穴)

部　位：下腿前外側, 膝下方3寸 脛骨의 外側에 있다.

取　穴：膝을 60度로 屈하고 大腿와 下腿 及 床面이 正三角形이 되도록
　　　　한다. 脛骨의 前面을 指端으로 押上하면 停止되는 곳과 腓骨小
　　　　頭의 下端과의 中間이 三里穴이다. 前脛骨筋中에 取한다.

「筋 肉」 前脛骨筋
「血 管」 前脛骨動脈, 大伏在靜脈
「神 經」 深, 淺腓骨神經

【主治症】

足三里의 主治症은 大端히 많으며 三里穴은 萬病을 通治한다 함도 一理가 있는 말이다.

① 消化器病全般에 使用되며 胃腸, 肝, 膽, 脾臟의 諸病

② 足病, 脚氣, 神經痛, 半身不隨

③ 呼吸器病, 心臟病等에 消化器를 調整하여 榮養分을 充分히 섭취케함에는 三里의 配穴이 重要한位置에 있는 穴이다. 此等의 諸病에 施術함에 처음부터 가장 弱한 治療에서 시작하여야 한다. 이때 三里에 極히 적은 小粒의 灸 또는 彈入程度의 刺戟에서 시작한다. 萬一 多壯灸 또 强刺戟은 突然 高熱을 發하며 病症狀이 惡化되는 일이 흔이 있다. 古典에서 말하는 血虛, 氣虛症은 初步者가 臨床上 가장 愼重히 施術을 要하는 穴이다.

④ 神經衰弱이나 히스테리가 亢進하여 精神錯亂을 發作할때 効가 있다.

　　大體로 神經衰弱程度의 症狀에는 脾胃의 虛로서 食欲이 減退하며 飮食의 섭취도 少量이나 狂症으로 移行될 것 같으면 食欲이 旺盛해지며 "금수"와 같이 약간 腐敗된 飮食物을 섭취하여도 胃腸을 傷하지 않는 것이 보통이다. 이런 者에게는 胃腸機能을 잘 調節해 주는 治療方法을 쓰면 効果를 보며 數個月後에 下痢 其他의 胃腸障害를 가져오는 症狀이 있다면 이것은 治療하는데 좋은 徵兆라 보아도 틀림 없다. 三里, 脾兪, 胃兪, 肝兪等 其他 諸症狀에 應해서 꼭 配穴되지않으면 않되는 穴이다.

⑤ 蓄膿症, 鼻加答兒, 嗅覺異常等 鼻病에 使用한다. 이것은 胃經이 鼻에서 起始한 關係이다. 또 大腸經도 鼻에서 終했으며, 鼻는 呼吸器의 入口이다. 「肺候는 鼻」이라고도 한다. 그러므로 肺, 大腸經의 諸症에 三里穴의 配穴은 크게 期待된다.

⑥ 中風, 半身不隨等은 手足의 陽側에 麻痺가 되기에 風市, 伏兎, 三里 陽陵泉等과 같이 많이 使用되는 穴이다.

또 脚氣, 腓骨神經痛, 坐骨神經痛, 膝關節, 足關節痛, 루—마치스 等에 效가 있다.

⑦ 誤鍼으로 因한 回復穴로서도 는 使用된다. 卽 下半身의 誤鍼이나 過多한 强刺戟으로 因한 腦貧血時에 三里에 置鍼이나 撚鍼法으로서 施術한다. 上半身의 誤鍼은 또한 曲池나 合谷이 適穴이다. 上衝性인 경우 引下穴로서도 有名하다.

⑧ 三里는 옛날부터 無病長壽의 灸穴로서 稱讚을 받아온 穴이다.

⑨ 三里는 胃土經의 土穴로서 自經에 病이 있을 때 補하는 外 肺金經을 補할 때는 母經으로서 土經의 土穴 卽 主穴로서 取穴된다 然而나. 三里는 主로 補의 目的으로 많이 取하여지고 肝木의 虛症, 腎水의 虛인 때 瀉穴로서는 取하지 않는 傾向이 있다. 역시 三里는 補法을 目的으로 할때만이 取穴되는 穴이기도 하다.

37. 上 巨 虛 (別名, 上廉, 巨虛上廉)

部　位 : 下腿前面의 外側, 三里의 下3寸에 있다.

取　穴 : 三里(膝下 3寸)의 下3寸으로 前脛骨筋中에 있다.

「筋 肉」 前脛骨筋

「血 管」 前脛骨動脈, 大伏在靜脈

「神 經」 深, 淺腓骨神經

【主 治 症】

胃腸의 虛弱, 胃痛, 脚氣, 痲痺等에 取穴된다.

38. 條　　口

部　位 : 下腿前面의 外側 三里의 下5寸에 있다.

取　穴 : 三里(膝下 3寸)의 下5寸, 上巨虛(3里의下 3寸)의 下2寸 前脛骨 筋中에 取한다.

「筋 肉」 前脛經骨筋

「血 管」 前脛骨動脈, 大伏在靜脈

「神 經」 深, 淺腓骨神經

【主 治 症】

胃腸의 虛弱, 脚氣, 膝關節炎, 足冷症等에 效가 있다.

39. 上 巨 虛 (別名 下廉, 巨虛下廉)

部　位：下腿前面의 外側, 三里의 下 6寸에 있다.

取　穴：三里(膝下 3寸)의 下6寸, 上巨虛(三里의 下3寸)의 下3寸에 取
　　　　한다. 前脛骨筋中에 있다.

「筋 肉」 前脛骨筋

「血 管」 前脛骨動脈, 大伏在靜脈

「神 經」 深, 淺腓骨神經

【主 治 症】

腸疝痛, 食慾不振, 脚氣, 足部의 麻痺, 慢性루一마치스等 又, 乳의 病
에도 效가 있다.

40. 豊 隆 (絡穴)

部　位：下腿前面의 外側, 外踝의 上8寸. 條口의 外方1寸에 있다.

取　穴：三里(膝下3寸)에서 前脛骨筋의 中을 下行한 上巨虛, 條口, 下
　　　　巨虛의 外方1寸의 線이 豊隆이 通過하는 經路인데 外踝尖에서
　　　　8寸上部點 條口의 外方 1寸程度의 筋溝에 가까운 곳에 取穴한
　　　　다.

「筋 肉」 長趾伸筋, 短腓骨筋

「血 管」 前脛骨動脈, 大伏在靜脈

「神 經」 腓骨神經

【主 治 症】

腸痛, 便秘以外 精神病으로서 히스테리, 神經衰弱, 癲癇等에도 效있

고 又 頭痛에도 取穴된다.

41. 解　　谿 (別名, 鞋帶) (經火穴)

部　位：足關節前面의 中央, 足關節을 切半 屈해서 陷凹部가 있다. 이
곳이 解谿穴이다.

取　穴：足關節前面의 中央에 指端을 대고 關節을 屈伸하게 되면 3本의
腱이 잡힌다. 即 外側에서 長趾伸筋, 長拇伸筋, 前脛筋骨의 腱
이다. 그 中 中央의 腱은 半쯤 屈하게 되면 陷下하며 强壓하면
痛症이 出現한다. 穴은 이 곳에 取한다. 關節을 伸張하면 中央
에서 長拇伸筋腱이 올라 온다. 胃經路는 此腿의 下部를 通하고
있다.

「筋肉」下腿十字靭帶, 長拇伸筋腱

「血管」前脛骨動脈, 大伏在靜脈

「神經」淺, 深腓骨神經

【主治症】

局部的으로 足關節의 捻挫, 關節炎, 루―마치스等　相當히 效가 있는
穴이다. 胃經이기에 腹滿, 便秘, 顔面, 目의 發赤充血, 頭痛, 眩暈, 或
은 癲癇, 히스테리, 腦神經症等에도 잘 取穴되며 胃經實證의 症狀에 瀉
法으로서 治療도 되는 곳이며　又 解谿는 腓腸筋(腓復筋)痙攣에도 便用
된다.

42. 衝　　陽 (別名 會原, 跌陽, 會骨) (原穴)

部　位：足背部, 第2蹠骨과 第3蹠骨 基底接合部의 脈動部에 있다.

取　穴：解谿(足關節前面의 中央陷中)에서 指端에 내려오면 第2蹠 骨第
3蹠骨(中足骨) 接合部의 높은 곳에서 끝인다. 이곳에 前脛骨動
脈의 脈動部가 있어서 옛날은 趺上의 動脈이라 했다. 衝陽穴을
이곳에 取한다.

「筋肉」短踇伸筋, 長趾伸筋腱

「血管」前脛骨動脈, 大伏在靜脈

「神經」淺, 深腓骨神經

【主 治 症】

食慾不振, 顏面麻痺, 神經衰弱, 狂症, 趺蹠關節, 루―마치스, 捻挫에 取穴된다.

　胃經의 原穴이며 代表穴이기 때문에 補瀉를 行함에 있어 自經의 虛實 他經의 虛實에 限하지 않고 便用하면 便利하고 效果가 좋은 穴이다.

43. 陷　　谷 (兪木穴)

部　位 : 足背, 第2 第3蹠骨(中足骨)間의 中央陷中에 있다.

取　穴 : 第2趾와 第3趾間을 下方에서 上部로 押上하면 蹠骨間에서 指端
　　　　이 끝이는 곳에 取한다.

「筋肉」長趾伸筋腱, 短趾伸筋腱

「血管」前脛骨動脈의 分枝弓形動脈, 足背靜脈弓

「神經」深脛骨神經, 中間足背皮神經

【主 治 症】

腹痛, 頭面浮腫에 效果있다. 又 高熱이 있는데도 發汗이 없으며 下熱 이 않될 때에도 取穴된다.

44. 內　　庭 (榮水穴)

部　位 : 足背, 第2趾와 第3趾의 分離點에 있다.

取　穴 : 足趾을 벌이고 보면 背面(陽)의 皮膚와 內面(陰)의 皮膚에 肌
　　　　目이 相異한 곳 即 境界部에 取한다.

「筋肉」背側骨間筋

「血管」背側中足動脈, 吻合枝總趾靜脈

「神經」淺腓骨神經, 第2, 3總背側趾神經

【主治症】

胃腸弱症으로 下痢時에 効가 있고 顔面麻痺, 齒痛에도 効를 보며, 神經衰弱에도 取穴되며 手足冷에도 行間(肝經)과 같이 効가 있다. 澤田流에서는 裏內庭이라 稱하고 第2指의 裏側의 높은 곳에 墨을 칠해서 그指를 曲해서 足裏에 墨이 닿는곳에 施灸를 한다. 食傷時에는 熱을 感할 때까지 施灸하여 참으로 좋은 効果를 볼수 있는 곳이다.

45. 厲 兌 (井金穴)

部 位：第2趾外側瓜甲根部를 1分隅하여 있다.

取 穴：第2趾의 瓜의 外側1分쯤에 指端으로 瓜甲尖에서 根部로 押上하여 끝이는 곳 이곳에 取穴한다.

「筋肉」長, 短趾伸筋腱, 輪狀靭帶

「血管」背側趾動脈, 背側趾靜脈

「神經」第2總背側趾神經, 淺腓骨神經

【注治症】

腹滿, 黃疸等의 胃腸症狀, 腹膜炎으로서 腹水일때 糖尿病等에 効果가 있다. 又面腫, 顔面麻痺, 扁桃腺腫, 上齒痛에도 効가 있고 胃經의 症狀으로서의 精神錯亂 히스테리, 氣絕等 厲兌는 趾端의 井穴이기때문에 發熱을 兼한 急性症일 때는 瀉血로서 卓越한 効果로 본다.

——胃 經 總 論——

陽明胃經은 膽經, 膀胱經과 같이 頭部에서 足端으로 連해 있는 經이다. 此經路에 있는 穴도 무려 45穴이나 된다. 이 經穴은 經路의 部位에 따라서 그 部의 痛症에 많이 使用되고 있다.

目　　痛＝(承泣, 四白, 巨髎, 頭維)

頭　　痛＝(承泣, 四白, 頭維)

齒　　痛＝(巨髎, 大迎, 頰車, 下關)

肋間神經痛=(氣戶以下 乳根의 諸穴及 不容, 承滿)

腹　　痛=(腹痛이라 함은 主로 胃腸痛이다. 여기에는 加答兒,
　　　　　痙攣, 虫垂炎, 腸捻轉 或은 腸閉塞 近接痛으로서 腹
　　　　　膜이나 腸間의　痛症等에도　腹部의　諸穴及　足部의
　　　　　諸穴이 便用되고 있다.)

　足痛及麻脾(足部의 諸穴)

　이 經은 脾經과 같이 主로 消化器系統에 關係가 있어서 榮養欠乏일 때
에 此經의 諸穴이 重要視된다. 특히　呼吸器系의 病인경우에는 더욱 그
러하다.

　三里는 健康灸로서 또 健脚을 위한 灸로서 너무나 有名한 穴이다.

　또 胃의 劇痛에는 郄穴인 梁丘와 三里의 穴이 卓越한 効가 있으며 慢
性의 胃腸疾患에도 不可欠의 穴이기도 하다. 天樞는 大腸經의 募穴인關
係上 胃腸病一切에 取穴되지만 特히 腸의 諸疾患에 不可缺의 要穴이다.
그리고 經路治療上 補瀉法을 使用할 病體에 陰陽虛實의 調整을 要할 時
에 또한 重要한 穴이다.

　天樞以下 外陵, 大巨, 水道, 歸來, 氣衝의 下腹部의 諸穴은 消化器系
諸疾患外에 生殖器病에도 卓越한 効力을 볼수 있는 穴로 되어 있다. 氣
衝穴은 婦人骨盤內의 炎症, 例로 子宮周圍炎, 結締織炎等에 瀉血함으로
서 그効는 이미 認定되고 있다.

　三里는 上記外上衝性인 症勢에 引下穴로서 取穴되며 回復穴로서 廣範
하게 應用하고 있는 穴이다. 또 脚氣病에 犢鼻, 膝眼, 伏兎가 取穴되며
이것은 中風의 足部의 麻痺는 主로 外側에 되기 때문에 膽經과 같이 取
穴된다.

　下腿以下의 穴은 要穴이 많으며 胃經에 關連되는 諸疾에 使用되고 있
는 것은 두말할 必要도 없다. 狂症은　陽明胃의 熱로 보며 그것은 精神
病에 食慾及 消化力이 平常以上으로 된다. 이 때에 胃經의 實證을 調整
해 주면 狂症이 輕하게 되는 것은 事實이다. 反對로 神經衰弱의 경우에

는 胃經의 虛證이기에 胃을 補해 줄것 같으면 身體의 榮養補充과 精神機能이 같이 좋아져서 治癒에 있어 좋은 結果를 볼수가 있다. 또 最近 人迎穴은 頸動脈洞刺鍼으로 一躍 有名해졌다. 即 人迎穴의 刺鍼으로 本能性 血壓亢進症이나 氣管支喘息, 膽石疝痛, 胃痙攣 其他 頭痛, 眩暈 等에 顯著한 效果가 있다는 것이다. 앞으로 많은 實驗과 研究를 해 볼 必要가 있는 要穴의 하나이다.

陽明胃經中의 奇穴로서 一般化된 것 中에는 膝眼穴과 裏內庭穴이 있다.

膝眼穴은 內外2穴로 되여있으며 膝關節炎, 루—마치스, 膝脚의 冷症에 效가 있으며 裏內庭은 澤田氏가 流布한 것으로서 急性胃加答兒에 知熱灸로서 卓越한 效果가 實證되고 있다.

3. 足陽明胃經主治症一覽表　45穴

穴　　名	部位	第　1　症 (共通症)	第　2　症 (特效症)
1. 承　泣	顏	目$\left(\begin{array}{l}+角膜炎, 淚多痛\\-近視, 夜盲\end{array}\right)$頭痛	眩
2. 四　白	〃	目(+痛, -瞖)頭痛	眩
3. 巨　膠	〃	目$\left(\begin{array}{l}+角膜炎, 痛\\-近視, 夜盲\end{array}\right)$齒痛	
4. 地　倉	〃		舌筋痙攣(言語不能)
5. 大　迎	〃	齒痛	舌筋痙攣
6. 頰　車	〃	齒	銅人經曰, 牙齦腫痛에 瀉血할 것
7. 下　關	〃	齒	耳痛
8. 頭　維	側　頭	目$\left(\begin{array}{l}+風眼痛\\-瞖弱視\end{array}\right)$頭痛	偏頭痛
9. 人　迎	頸	咽(炎痛)	甲狀腺腫, 霍亂, 喘息
10. 水　突	〃	咽(炎痛)	喘息
11. 氣　舍	〃	咽(喉痺)	咳, 吃逆
12. 欠　盆	胸	呼(肋膜炎) 咽(喉痺)	咳, 吃逆, 手의 麻痺, 痙攣痛
13. 氣　戶	〃	呼$\left(\begin{array}{l}肋膜炎, 氣管支炎, 肺\\炎, 結核, 呼吸困難\end{array}\right)$	
14. 庫　房	〃	呼(　　〃　　)	
15. 屋　翳	〃	呼(　　〃　　)	
16. 膺　窓	〃	呼(　　〃　　)	乳病, 腸雷鳴
17. 乳　中		(禁穴)	
18. 乳　根			乳病(乳腺炎, 乳房腫) 霍亂, 轉筋, 食道狹窄
19. 不　容	上　腹	胃$\left(\begin{array}{l}+痛, 痙攣\\-擴張\end{array}\right)$	咳, 胸痛
20. 承　滿	〃	胃腸$\left(\begin{array}{l}+加答兒, 痙攣\\-消化不良,\\食慾不振\end{array}\right)$	咳, 胸痛
21. 梁　門	〃	胃腸$\left(\begin{array}{l}+加答兒, 痙攣\\-消化不良食慾不振\end{array}\right)$	脫肛
22. 關　門	〃	胃	下痢, 遺尿
23. 太　乙	〃	胃腸(痛)	脚氣, 遺尿, 癲狂

穴　　名	部位	第　1　症 (共通症)	第　2　症 (特効症)
24. 滑肉門	〃	胃腸$\binom{胃出血，嘔}{胃痙，腸痛}$	脫肛，舌(炎，舌下腺炎) 顚狂
25. 天　樞	下腹	胃腸$\binom{慢性}{下痢}$生$\binom{帶下，月不}{順，不妊症}$	腎炎
26. 外　陵	〃	腸$\binom{痙攣}{鼓腸}$生$\binom{副睪丸炎}{月經痛}$	
27. 大　巨	〃	腸，生(子宮下垂)	
28. 水　道	〃	腸(痛)，生$\binom{婦人病，精}{系痙攣}$	膀＋一
29. 歸　來	〃	生$\binom{男女，生}{殖器病}$	賁豚
30. 氣　衝	〃	生$\binom{特히 熱性症에 瀉}{血이 効가 있다}$	
31. 髀　關	大腿	腸(疝)	腰痛
32. 伏　兔	〃	胃	脚氣，中風
33. 陰　市	〃	腸	脚氣，水腫，腰足蹶冷痛
34. 梁　丘	〃	胃(痛)	膝關節炎，乳痛
35. 犢　鼻	膝		膝關節病$\binom{炎，루一마치}{스，脚氣，水腫}$
36. 三　里	下腿	胃腸病一般，健康灸	逆上，顚狂，脚氣
37. 上巨虛	〃	胃腸(虛弱痛)	脚氣，四肢痲痹
38. 條　口	〃	胃腸	脚氣
39. 下巨虛	〃	胃腸	**乳病，四肢痲痹，肉脫**
40. 豊　隆	〃	腸(痛，便秘)	精神(히스테리神衰)頭痛
41. 解　谿	足關節	胃腸，面，目	腦$\binom{顚，頭痛，眩}{히스테리一}$轉筋
42. 衝　陽	足背	胃腸，面(半側痲痹)	齒(虫)狂，熱病 汗不出
43. 陷　谷	〃	胃腸，面腫	熱病 汗不出(胸肋支滿)
44. 內　庭	〃	胃腸(赤白利)面(半側痲痹)	齒，四肢蹶冷
45. 厲　兌	趾端	消(黃疸 腹滿) 面(斜腫)	齒,鼻,熱病 汗不出 腦(狂氣絶)

1. 目, 齒, 咽喉, 面疾患　　　　1. 呼吸器疾患

1. 消化器疾患　　　　　　　　1. 生殖器疾患

1. 其他 腦, 精神病, 脚氣, 足病, 乳病

4. 足太陰脾經 21穴
MERiDIEN DE RATE-PANCREAS

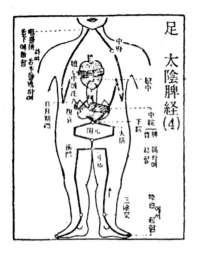

足太陰脾経(4)

流 注 脾經은 胃經과 脾經을 連絡하는 支脈인 衝陽穴에서 第1趾(蹈趾)의 瓜甲根部의 內方 隱白穴에서 起始한다.

여기에서 內踝上3寸의 三陰交에서 膝內側을 通過하여 大腿內側을 上行하여 腹部에 入한다. 그間의 經路는 衝門, 府舍, 任脈의 中極 關元으로해서 腹結 大橫 또다시 正中에있는 下脘으로 갔다가 反轉하여 腹哀 膽經의 日月, 肝經의 期門으로 上行 여기에서 任脈의 上脘, 中院으로 下行하여 脾臟에 會屬하고, 또 胃를 絡繞한다. 이것으로 流注는 끝이는 것이나 계속 經脈은 上行하여 腹哀에서 胸部로 上行하여 乳線外方2寸에서 周榮穴로 上行, 또다시 下하여 腋下6寸의 太包穴에 왔다가 다시 反轉上行해서 舌下에서 霧散과 같이 終한다.

支脈은 腹哀에서 相別하여 脾胃로 간 本經과 胃部에서 別하여 上行하고 胸部心臟 部에 와서 끝인다. 여기에서 少陰心經의 起始點과 交하였다·

1. 隱　　白　(別名, 陰白, 鬼眼)　(井木穴)

部 位：蹈趾內側瓜甲根部를 1分隔하여 있다.

取 穴：足蹈趾第2節의 內側瓜甲을 1分隔한곳에 取한다.

「筋肉」長蹈伸筋腱.

「血管」背側趾動脈(前脛骨動脈의 分枝) 背側趾靜脈

「神經」腓骨神經

【主治症】

井木穴의 共通된 特徵으로서 救急法에 用하여 速効를 보는 代表的인 穴이다.

첫째 消化器病으로서 胃腸에 있는 熱 急性胃加答兒 急性腸加答兒, 肝臟이나 膽囊에 있는 炎症, 黃疸等에 瀉血로서 좋은 効果를 본다.

또 生殖器病으로서는 子宮痙攣이나 月經過多에 施灸하여 좋고 또 小兒驚疳, 失神, (人事不省)時에 强刺戟이나 施灸로서 恢復이되는 名穴이다.

2. 太 都 (別名, 榮火穴)

部 位 : 蹈趾內側, 第1蹠骨(中足骨)의 前端의 關節部에 있다.

取 穴 : 第1蹠骨(中足骨)과 蹈趾第1節과의 關係는 크고 둥근 踝狀으로되어 있으나 趾를 屈伸하여보면 內側의 中央에 關節을 割目에 되어있다. 또 肌目을 보면 足裏의 肌目과 足背의 肌目이 相異하다. 太都穴은 그 境에 卽 赤白의 肉際에 取한다.

「血管」背側趾動脈, 背側趾靜脈

「神經」腓骨神經

【主治症】

胃腸病으로서 腹脹, 嘔吐, 胃痙攣에 使用하며 消化器病으로서 熱이 있을때 隱白과 같이 瀉血해서 좋은 効를 볼때도 많이 있다.

榮火로서 邪熱을 瀉한다는 意味에서 手足冷에도 이곳에 施灸하면 좋다. 肝經의 榮火穴인 行間도 이 穴과 같이 効가 좋은 穴이다.

3. 太 白 (兪土, 原穴)

部 位 : 第1蹠骨(中足骨) 前端의 豊隆部의 後內側에 있다.

取 穴 : 手의 掌指關節과 足의 蹠趾關節을 古典에서는 本節이라 한다. 足의 第1蹠趾關節은 크며 豊隆되여 있다. 太白穴은 그 豊隆部의

後側으로 肌目의 赤白의 際, 蹠骨의 內側을 後方에서 앞으로 더듬어가면 끝이는 곳에 取한다.

「筋肉」 短蹞屈筋 蹞外轉筋

「血管」 前脛骨動脈의 分枝 大伏在靜脈의 分枝 足背趾靜脈

「神經」 腓骨神經

【主 治 症】

消化器病에 一般的으로 取穴된다. 便秘, 消化不良, 腹痛, 嘔吐等에 特히 많이 使用된다. 다음에 脾經의 病으로서 精神病, 神經衰弱, 不眠症, 히스테리等이 亢進하여 狂症을 發作할때도 取穴하여 좋은 效果를 본 일은 筆者도 때로 經驗하는 일이다. 또 脾脛의 病으로서 몸이 노곤한 症에도 太白穴을 使用하여 效果가 많이 있다. 다시 太白은 脾土經中의 土穴로서 脾經의 原氣를 通히는 代表的인 原穴임으로 他經에 病이 있을때에도 連關的으로 脾經을 補瀉할 경우에 太白穴의 取穴은 가장 重要하다.

例로서 肝經의 實證에는 太白을 補하고 肺經 虛에는 太白을 補하며 腎經虛에는 太白을 瀉하는것 等.

4. 公　　孫 (絡穴)

部　位 : 第1蹠蹠 (中足骨)基底의 內側으로 太白穴의 後1寸에 있다.

取　穴 : 太白 (第1蹠骨前端의 豊隆部의 後內側)의 後約1寸으로 太白에서 骨에 連해서 後側으로 더듬어 가게되면 끝이는곳에 取한다.

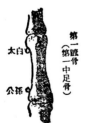

太白

第一蹠骨
(第一中足骨)

公孫

「筋肉」 蹞外轉筋 前脛骨筋腱

「血管」 前脛骨動脈의 分枝 足背動脈 大伏在靜脈의 分枝 足背趾靜脈

「神經」 腓骨神經

【主 治 症】

主로 胃腸病으로 腸出血, 嘔吐, 胃痛 或은 脫肛에 効가 있고 **脾實症**

으로 因한 狂症(精神錯亂)에 瀉한다. 夏期에 急性嘔吐症, 頭痛, 發熱, 苦憫하는 霍亂에 效果가 있는 穴이다.

5. 商　　丘 (經金穴)

部　位 : 足內踝의 下약간前陷中에 있다.

取　穴 : 足關節部로 內踝의 前下端의 陷凹部로 內踝와　舟狀骨突起間에
　　　　　取한다. 여기에서 약간 前方의 上方 7,8分　上行하면 前脛骨筋
　　　　　의 腱의 內側에 當한다. 이곳이 肝經의 封中穴이다. 다시 이腱을
　　　　　넘어서 7,8分의 關節陷凹部가 胃經의 解谿穴이다.

「筋肉」脛骨靱帶, 前距脛靱帶

「血管」前脛骨動脈의 分枝 大伏在靜脈

「神經」脛骨神經 伏在神經

【主 治 症】

本穴은 脾經中의 肺金穴이며 脾臟病과　肺病을 兼하고 있을때　使用한
다. 皮膚가 白色이면서 乾咳가 있으며 胃腸이　虛弱하고 身體가 虛脫하
며 肺脾에 虛脈의 症等의 各種病에 便用한다. 例로서　肋膜炎, 肺結核,
神經衰弱, 心臟病, 神經痛, 胃無力症, 婦人病, 胃下垂症等의　適應症이
大端히 많으며 또 效果도 相當한 穴이다.

또 局部的으로 足關節의 捻挫, 關節炎에도 使用한다.

6. 三　陰　交 (別名, 承命, 大陰)

部　位 : 足內踝上3寸 脛骨後側에 있다.

取　穴 : 內踝의 上 約三橫指로 脛骨의 後緣에서 一脛 即 後脛骨筋의 3分
　　　　　쯤 떠러진곳에 該當된다.

　　　　　脾經은 大體로 脛骨의 骨際를 上行하는 것이나, 三陰交는 太陰脾
　　　　　經,少陰腎經,厥陰肝經이 모두 이곳에서 合하는 곳이라 약간 後側
　　　　　에 取하게된다. 內踝上의 上이란 內踝의 上際에서 計算하는 說

(揆穴法)과 內踝의 가장 隆起點에서 計算하는 說(十四經和語抄)
의 두가지가 있다. 여기에서는 內踝上際의 說을 基準하고 있다.
「筋肉」後脛骨筋 長趾屈筋
「血管」後脛骨動脈 小伏在靜脈
「神經」脛骨神經 伏在神經

【主治症】

婦人病과 男子生殖器病의 名穴이다. 各種婦人病에는 腎經의 照海와
같이 卓効한 穴로서 婦人三里라고 敬稱을 받고있는 大端히 重要한 穴이
다. 또 男子生殖器病에도 効가 있다. 淋疾, 陰痿, 遺精, 尿道炎 等에도
使用되며 婦人의 更年期障害에는 後側의 陰陵泉穴과 같이 施灸하여 妙
한 効果를 보는 例가 많다.

足이 冷하며 頭部充血이 있는 症에 三陰交에 30分 以上 留鍼을 할것
같으면 足部가 점차 따뜻해지는 例가 있다. 行間과 같이 灸를 兼用하게
되면 여러가지 재미있는 例가 많이 있다.

墮胎의 秘傳法으로 1個月 또는 2個月되는 月經豫定日에 三陰交에 2寸
程度의 鍼을 上方으로 向해 刺入 影響이 子宮에 미치면 墮胎한다고 傳
하여지고 있다.

이와같이 任脈에 石門穴도 그렇다고 하나 다른 原因이 있어서 流產을
할수 있을때 墮胎되는 수가 있는것으로 愼重을 期할것이며 함부로 刺鍼
할 때가 못된다.

三陰交는 男女虛弱體質에 胃腸이 弱한者는 足의 三里와 같이 健康灸
로서 每日施灸해서 健康하게된 사람들이 많이 있다. 우리들에게 참으로
고마운 穴의 하나이다. 脚氣에도 承山, 腎兪, 脾兪等과 같이 不可缺의
要穴이다.

7. 漏   谷 (別名, 大陰絡, 陰經)

部 位:下腿의 中央 脛骨의 內緣으로 內踝上方6寸에 있다.

- 82 -

取　穴：內踝의 上際와 膝의 內側 折目의 約 中央部로 6寸을 計算하여
　　　　脛骨의 骨際에 取한다.

「筋肉」 後脛骨筋 長趾屈筋

「血管」 後脛骨動脈 小伏在靜脈

「神經」 脛骨神經 伏在神經

【主 治 症】

胃腸病으로 腹鳴時 腹滿, 神經衰弱等에 效果가있는 穴이다.

　　　　8. 地　　　機 (別名, 地箕, 脾舍) (郄穴)

部　位：下腿의 內側 膝下5寸 脛骨의 內緣에 있다.

取　穴：膝下라고 하는것은 膝關節部의 橫線의 下를 말한다. 膝을 伸張
　　　　하여 膝膕의 中央 委中穴을 前面으로 떨인 線으로서 肝經의
　　　　曲泉, 腎經의 陰谷 모두 이 線에 있다. 又 膝蓋骨의 中央도 이
　　　　곳인 故로 此處를 目標로 定하는것이 便利하다 地機는 이 線에
　　　　서 下5寸으로 脛骨의 際에 取한다.

「筋肉」 比目魚筋 腓腸筋 長趾屈筋 後脛屬筋

「血管」 後脛骨動脈 小伏在靜脈

「神經」 脛骨神經 伏在神經

【主 治 症】

大腸加答兒, 精力減退, 또 腰膝足病에도 使用되며 郄穴인 故로 急性
病에 使用되는 때도 있다.

　　　　9. 陰 陵 泉 (合水穴)

部　位：下腿內側의 上部 脛骨內踝의 直下後緣의 陷凹部에 있다.

取　穴：足을 伸張 指端으로서 脛骨의 後緣을 더듬어 上行하게되면 骨
　　　　의 彎曲部에가서 指端이 停止되는 곳에 取한다.
　　　　胃經의 三里에서 約1寸쯤 下方에 있다.

「筋肉」 腓腸筋, 比目魚筋의間 縫匠筋腱의 端

- 83 -

「血管」脛骨動脈의 分枝 大伏在靜脈

「神經」脛骨神經 伏在神經

【主 治 症】

　三陰交와 같이 適應症이 大端히 많은 經穴로서 主로　胃腸, 婦人生殖器, 泌尿器, 腰, 膝 足冷症等에 効가 좋은 穴이다.

　胃腸加答兒, 腹冷, 子宮病, 婦人病全般에 卓効하며 膝關節 脚氣의 名穴로 되어있다. 又 小便과 關係있는 遺尿, 尿閉의 諸病에 試驗하여 좋은 例가 많이 있다. 婦人의 更年期高血壓에는 神奇할 程度로 좋은 穴이다.

10. 血　　　海　(別名, 血郄)

部　位：大腿內側, 膝蓋骨內上際의 上方2寸半에 있다.

取　穴：膝을 伸張하여 膝에 힘을주면 膝上의 諸筋肉이 緊張해서 잘 나타난다.

　　　　膝蓋上方의 中央의 筋肉은 股直筋이며 그 內側膝蓋骨의 上方 2寸半쯤에 膨隆部 즉 이곳에 血海穴을 取한다. 此處에 强押하면 壓痛이 있다. 그 外側에는 胃經의 陰市穴(3寸上) 梁丘(2寸上)穴이 있다. 血海는 十四經發揮에서는 膝蓋骨의 上2寸으로 되여있다

「筋肉」股直筋의 內側 內股筋

「血管」股動脈의 分枝 大伏在靜脈

「神經」股神經 內股皮下神經

【主 治 症】

　文字 그대로 婦人의 血의 病과 關係가 있어며　血을 調節하는 穴로서 月經不順, 子宮出血에도 使用하고　어떤 사람의 秘法에　鍼을 上方으로 1寸刺入해서 撚鍼하면 月經閉止에 100%의 效果가 있다고 한다. 命門穴은 止血을 하고 血海는 瘀血을 下血시키는 곳이라 한다. 血에 關係되는 다른 穴로서는 難經에서 말하는 膈兪穴(血會：血이 會集하는 곳)이 있다. 血海와 같이 使用하여 좋은 穴이다.

11. 箕　　門

部　位：大腿內側의 약中央 膝蓋骨內側上端의 上方8寸의 脈動部에 있다
取　穴：膝을 伸張하여 股直筋을 더듬어 上方으로 가면 大腿의 약 中央
　　　　으로 膝蓋骨의 上方8寸에 陷凹部가 있다. 縫匠筋과 股直筋이
　　　　交叉되는 곳 內側이며에는 長內轉筋이 있고 또 深部에 股動脈의
　　　　脈動이 있는곳 이곳이 箕門穴이다.

「筋肉」長內轉筋, 大, 小內轉筋, 股直筋과 縫匠筋의 交叉點
「血管」股動脈 大伏在靜脈
「神經」股神經의 內股筋枝
【主治症】
　睪丸炎, 脫腸, 橫痃, 又 股神經痛에는 効力이 좋은 穴이다.
　又痔疾, 遺尿, 婦人病, 男子生殖器病等 全下焦病에 比較的 効果가 좋
은 穴이다.

12. 衝　　門　（別名, 慈宮, 前章門）

部　位：側腹部의 下境, 鼠徑溝의 外端으로 大橫穴의 下5寸에 있다.
取　穴：股動脈의 脈動이 있는곳 腸骨前上棘의 斜下方으로 恥骨이 曲하
　　　　는 角部 胃經의 氣衝穴의 約一橫指쯤 되는 外上方에 取한다.
　　　　大橫(臍兩傍4寸)의 下5寸에 取한다.

「筋肉」外腹斜筋, 內腹斜筋, 腹橫筋
「血管」外側壁動脈, 淺腸骨回旋靜脈
「神經」腸骨鼠徑神經
【主治症】
　이 穴의 附近과 胃經의 氣衝穴 近方은 男子生殖器病이나 婦人病일때
뻐찔리면서 痛症이 있으며 또한 壓痛이 있는 곳이다 診察上에 있어
서도 要重한穴이다.
　睪丸炎, 脫腸, 精系神經痛, 子宮痙攣에서 腸疝痛, 腸痙攣, 腰腹神經

痛 或은 子宮位置異常에서 오는 痛症, 癒着性의 鈍痛等에 卓越한 效果가 있다. 氣衝과 같이 小骨盤內의 炎症에서 오는 發熱은 瀉血로서 效를 보는 때가 간혹 있다.

13. 府　　舍

部　位：側腹部 衝門의 上方7分에 있다.

取　穴：衝門(大橫의 下5寸)의 上方7分
　　　　大橫의 下4寸3分의 腸骨前下棘의 內方에 取한다.

「筋肉」外腹斜筋 內腹斜筋 腹橫筋

「血管」外側壁動脈 淺腸骨回旋靜脈

「神經」第12肋間神經 腸骨鼠徑神經

【主治症】

便秘症에 下方으로 斜鍼 하며 腸痛盲腸炎에는 施灸하여 治療되는 穴이다.

14. 腹　　結 (別名, 腸結, 腸窟)

部　位：側腹部, 大橫의 下1寸3分에 있다.

取　穴：大橫(臍의 兩傍4寸半 乳線上)을 우선 取穴하여 此下1寸3分에 取한다. 縱으로 線狀을 感觸할수 있는 곳이다.

「筋肉」外腹斜筋, 內腹斜筋, 腹橫筋

「血管」下腹壁動脈, 淺腹壁靜脈

「神經」腸骨下腹神經, 肋間神經分枝

【主治症】

主로 消化器病 特히 大腸 小腸病에 使用하며 惡疸에도 效가 있다한다

15. 大　　橫 (別名, 腎氣, 人橫)

部　位：側腹部, 臍의 兩傍約4寸半 乳部에 있다.

取　穴：臍의 兩傍 乳線의 直下에 取한다. 胸部에서는 正中線에서 乳線까지 4寸이나 腹部에서 乳線間을 4寸半으로 하고있다. 이것은

腹部에서의 同身寸法이고 이 寸法에 따르지않고 乳線에 取한다.

「筋肉」外腹斜筋 內腹斜筋 腹橫筋

「血管」下腹壁動脈 淺腹壁靜脈

「神經」腸骨腹神經 肋間神經分枝

【主 治 症】

胃腸病以外 肝臟病 膽石病에 應用한다.

16. 腹   哀

部 位: 側腹部 大橫의 上3寸에 있다.

取 穴: 大橫의 上3寸에 取하나 次上部에는 第9肋軟骨下 日月穴의 下
寸 5分程度에 取한다.

「筋肉」外腹斜筋 內腹斜筋 腹橫筋

「血管」上腹壁動脈, 淺腹壁動脈

「神經」肋間神經分枝

【主 治 症】

胃腸病의 外 肝臟病 膽石病에 應用된다.

17. 食   竇

部 位: 胸部 乳中의 下外方 第5肋間의 正中을 지나서 6寸에 있다.

取 穴: 乳下肋骨(第5肋骨)의 下部를 橫으로 더듬어 2寸外方 卽 正中에
서 6寸外方의 點에 取한다. 이又 最上方에 肺經의 雲門 中府兩
穴의 直下에 當한다.

「筋肉」大胸筋 內外肋間筋 前鋸筋

「血管」內乳動脈肋間枝 胸背動脈 內乳靜脈

「神經」肋間神經 長胸神經

【主 治 症】

食竇以下 大包穴까지의 五穴은 胸部肋間에 있어서 胸腔內의 病 卽 肺

氣管 肋膜, 心臟, 肋間神經等의 病에 應用되는 穴이다. 食竇는 肋間神經
痛, 濕性肋膜炎等에도 効가 있다.

18. 天　　谿

部　位 : 胸部 乳中의 外方2寸 第4肋間에 있다.

取　穴 : 乳中 卽 第4肋間에서 外方2寸에 取한다. 肺經　中府穴의　線에
　　　　當한다.

「筋肉」大胸筋 小胸筋 內外肋間筋 前鋸筋

「血管」內 乳動脈肋間枝 胸背動脈 內乳靜脈

「神經」肋間神經 長胸神經.

【立治症】

肋間神經痛 肋膜炎以外 乳腺炎에도 効가있다.

19. 胸　　鄕

部　位 : 胸部 第3肋間으로 正中에서 6寸外方에 있다.

取　穴 : 乳中에서 上方의 一骨지난 肋間으로 2寸外方에 取한다.

「筋肉」大胸筋 小胸筋 內外肋間筋 前鋸筋

「血管」內乳動脈肋間枝 胸背動 脈內乳靜脈

「神經」肋間神經 前胸廓神經 長胸神經

【主治症】

肺結核과 心臟病等에 刺鍼은 相當히 어려운 곳이나 輕하게 皮膚鍼 혹
은 鍉鍼으로서 效果를 보는 일이 많다.

20. 周　　榮

部　位 : 胸部 第2肋間으로 正中에서 6寸外方에 있다.

取　穴 : 乳中에서 上方2骨을 지난 肋間으로 乳線에서 2寸外方에 ·取한
　　　　다. 肺經의 中府穴의 下1寸5分에 取한다.

「筋肉」大胸筋 小胸筋 內外肋間筋 前鋸筋

「血管」內乳動脈肋間枝　胸背動脈　內乳靜脈

「神經」肋間神經　前胸廓神經　長廓胸神經　長胸神經

【主 治 症】

肋膜炎, 肺炎, 氣管支炎等 輕度의　施術로서도 效果가 좋은 穴이다.

21. 大　　包

部 位：側胸部 腋下6寸에 있다.

取 穴：臂를 上擧하여 腋을 벌리고 正中의 極泉穴(心經)의 下3寸에 淵

腋穴(陰經)이 있다. 其下3寸 即 腋下6寸에 大包穴을 取한다.

「筋肉」前(側) 鋸筋 內外肋間筋

「血管」胸背動脈 內乳動脈의 分枝 肋間動脈 內乳靜脈

「神經」肋間神經 長胸神經

【主 治 症】

喘息, 肋膜炎, 肋間神經痛等에　使用되며 肺結核　心臟病에는 皮膚鍼

또는 鍉鍼으로도 充分한 穴이다.

脾　經　總　論

流注와 臟

太陰脾經은 足의　隱白穴에서　足部陰側을　上行하여　下腹으로 行하

여 任脈의 中極 關元을 經한다.

여기에서 脾胃 即 主要한 消化器를 循하여 側脇을 上行, 咽, 舌로 간

다. 消化器는 勿論 下腹部의　生植器 胸部에 關係되는 外 다시　支別은

心中으로 注入 精神作用에도 影響을 주게 되여있다.

脾臟이란 今日의 膵臟을 말하며 古典에서는 胃와 같이 協同하여 消化

作用을 營爲하는 主要한 器管이라 한다.　即 胃는 飮食을 받고 脾의 힘

을 加해서부터 消化作用이 이루어 진다고 推側하여 왔으며 오늘날의 消

化吸收作用이란 역시 脾胃의 作用을 말하는 것이다.

따라서 이 經의 盛衰는 消化吸收力의 盛衰를 말하는것이다. 古典에서는

大腸과 小腸은 피가되고 살이되는 榮養分의 吸收에는 關係가 없는 것으로 생각해서인지 此經의 諸穴들도 消化吸收에 關係가 없는것 만으로 構成되여 있다.

脾經은 胃經과 같이 오늘날의 胃腸을 主로한 消化器系統의 諸應에 效果가 있는 穴이다. 胸部의 穴로서 血海, 箕門을 除外한 全穴이 消化器病에 取穴된다. 다음의 特徵으로서 生植器系統의 病에 效果가 있다는것이다. 趾端과 三陰交에서 下腹部의 衝門까지의 諸穴은 모두 生殖器病에 效를 보게되여있다.

胸部諸穴은 他部에는 그리使用이 않되며 胸部疾患 即 肺炎 肋膜炎은 勿論 肋間神經痛等에 使用되여 왔다. 다시 脾經은 倦怠하고 體重痛하든가 神經衰弱에도 깊은 關係가 있으며 呼吸器疾患時에 身體榮養分吸收力을 增進시켜야할때는 脾胃經이 順調롭지 않으며 病治療에도 順調롭지 않다.

病中에서도 脾腎兩經의 虛症이 第一무서운 病으로 先天後天의 虛症이 되는 것이다. 呼吸器病, 婦人病 脚氣의 惡質性은 大略이 症勢이다. 婦人科疾患으로 脾虐에서 오는때가 相當히 있다. 三陰交는 婦人의 三里이라고도하며 陰陵泉과 같이 많이 使用되고 있는것은 두말할 여지가 없다. 血海는 文字그대로 血의 海라 子宮出血이라든가 또는 月經異常等과 같은 病에 좋다. 또 三陰交는 橫産 逆産과 같이 異常分娩에 刺鍼하여 좋은 結果를 얻었다는것은 옛날부터 認定되여 있다.

衝門은 胃經의 氣衝穴 近方에 있어서 生殖器關係의 實證性일때에 效果가 있고 瀉血로서도 좋은것은 氣衝穴과 같다. 小兒疳(癇)은 脾經과 肝經에서 오는것 大部分이므로 腹部의 穴, 足의 要穴에서 選擇하여 使用할것이다. 陷白은 一般 加答兒性黃疸에 瀉血로서 卓越한 效果가 있다는 것은 옛날부터 認定을 받아왔다.

足太陰脾經, 主治症一覽表 21穴

穴 名	部 位	第 1 症 (共 通 性)	第 2 症 (時 效 症)
1. 隱 白	趾 端	胃(腹脹, 嘔, 食不下, 暴) 生(子宮痙攣) 腸(泄痙攣) (經長)	足冷 小兒疳
2. 太 都	趾	〃(脹, 嘔, 痙攣)	倦怠, 腰痛, 手足寒, 熱病汗不出
3. 太 白	足	〃(脹, 痛, 泄, 嘔)	腰痛
4. 公 孫	〃	〃(出血, 脫肛, 嘔, 痛)	脾實狂, 寒熱
5. 商 丘	足關節	〃(便秘, 腸鳴, 嘔, 黃疸)	神經衰弱, 寒熱, 小兒驚風
6. 三陰交	下 腿	〃(虛弱, 脹, 泄) 生(男女, 病麻, 痛)	泌尿器 小便不利 遺尿
7. 漏 谷	〃	〃(腸鳴, 脹)	神經衰弱
8. 地 機	〃	〃(泄) 生(精不足, 子宮痛)	腰痛, 水腫
9. 陰陵泉	下 腿	胃(泄,) 腸(腹冷) 生(婦人病一切)	脚氣, 膝關節炎
10. 血 海	大 腿	生(子宮出血, 月經不順)	
11. 箕 門	〃	生(睾丸炎, 子宮出血)	橫痃, 尿閉, 脫腸
12. 衝 門	腹	胃腸(疝) 生(同上)	
13. 府 舍	〃	腸(便秘, 痙攣, 炎)	
14. 腹 結	〃	腸(疝, 泄, 黃疸)	
15. 大 橫	〃	腸(便秘, 泄痢, 炎)	神經衰弱
16. 腹 哀	〃	胃腸(膿血을 下血하는, 胃痙攣)	

17. 食 竇	胸	呼(肺炎，肋膜炎 肺氣腫等)	
18. 天 谿	〃	呼(同)	乳腫，吃逆
19. 胸 鄉	胸	呼(同)	同
20. 周 榮	〃	〃(同)	〃
21. 大 包	〃	〃(同)	

1. 消化器疾患

1. 生殖器疾患

1. 其他，腦精神病，泌尿器，呼吸器病

5. 手少陰心經　9穴

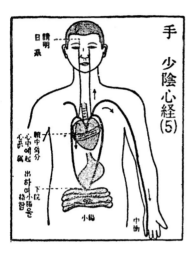

(流 注)　此經은 脾經이 胃에서 心臟部에至한곳에서 起始하여 약간 上部로 지금의 肺動脈에 該當되는 곳을 下行하여 臍上2寸의 下脘穴部에서 小腸을 絡헀다. 그 支脈은 肺動脈部에 該當되는 곳에서 別하여 上行, 咽喉를 挾하고 上行하여 目部에 至하게 된다.

本經은 心系라하는 部分에서 肺臟部에 至하여 出하고 腋下를 循하여 極泉에 至햇다. 이곳에서 經穴이 始作된다. 上膊, 前膊의 內側小指側을 下行하여 小指爪甲根部에 至하여 終헀다.

1. 極　　泉

部　位：腋窩의 中央 腋毛中에 있다.

取　穴：腋濶는 前方의 大胸筋과 後方의 濶背筋의 間에 構成되어있으나 약 中央部쯤에 接하면 胸廓部의 前鋸筋과 上膊部의 肩胛下筋의 境界를 알수있다. 그 胸部를 强壓하여보면 强壓痛을 感知한다. 이곳이 極泉穴이다.

「筋肉」 前鋸筋 肩胛下筋

「血管」 腋窩動靜脈

「神經」 腋窩神經 肋間神經

【主治症】

腋窩中央에 있는 穴인지라 實際로 取穴하기 困難함으로 많이 使用하지는 안는 穴이다. 心臟病, 肋間神經痛, 神經衰弱等에 使用한다 하며 又

腋臭에 施炙하여 좋다고 한다.

2. 靑　　靈

部　位：上膊, (上腕) 內面, 上膊骨內上腕의 上方3寸 二頭膊筋內綠에 있다.

取　穴：臂를 伸脹하여 二頭膊筋(上腕二頭筋)의 內綠을 時의 橫汶에서 드럼어 上行하게 內上踝에서 3寸에 上膊筋 三頭膊筋의 接合部에 온다. 通常 모들한 壓痛이 있는곳이다. 여기에 靑靈穴을 取한다.

「筋肉」上膊筋 三頭膊筋 二頭膊筋

「血管」上膊動脈 貴要靜脈

「神經」尺骨神經 正中神經 內膊皮下神經

【主 治 症】

主로 尺骨神經痛, 壽命痛이라하는 臂痛에 取穴된다.

3. 少　　　海　(別名 曲節)(合水穴)

部　位：肘關節前面의 內側 上膊骨上踝의 直前 約紋의 內端에 있다.

取　穴：肘를 半屈하면 約紋이 나타난다. 內上踝의上 約紋의 端에 取한다. 內上踝의 端에서 約5分前에 있다. 回內丹筋, 接腕屈筋等의 腱의 附着部에 當한다. 又 別說에는 內上踝의 上方5分 堅한 腱 (內側筋間中隔)의 前方에 取穴한다.

「筋肉」回內丹筋腱 接腕屈筋腱

「血管」尺骨側反回動脈 貴要靜脈

「神經」尺骨神經

【主 治 症】

頭痛, 齒痛, 頭痛等 頭部의 充血로 因한 病, 따라서 眼의 充血 鼻充血等에도 使用되며 尺骨神經痛 肘關節에 病에도 効가 있다. 經絡的으로 는 火經의 水穴임으로 腎虛證으로 精神上에 異常이 있을때에 此穴을 補

하게 된다.

4. 靈　道　(經金穴)

部　位：前膊(前腕) 前面의 下方으로 尺側, 豆骨上方1寸5分에 있다.

取　穴：腕關節部의 前面으로 小指側을 觸手하면 尺骨端과의 境界에 突
　　　　出된 骨이 있다 이것이 豆骨이며 이關節의 橫紋에 神門穴을 取
　　　　하게되며 靈道穴은 여기에서 肘로向해 1寸5分의 上方에 取한다

「筋肉」 尺腕屈筋 深指屈筋 回內方形筋

「血管」 尺骨動脈 前膊正中靜脈

「神經」 尺骨神經 內側前膊皮神經

【主治症】

　諸種心臟病 히스테리 尺骨神經痛 或은　麻痺에 使用하며　經絡的으로
心經病으로 喘咳가 있을때 取穴된다.

5. 通　里　(絡穴)

部　位：前膊前面의 下方의 尺側 豆骨의 上方1寸에 있다.

取　穴：腕關節의 前面으로 尺骨과 豆骨과 豆骨의　關節의 橫紋에서 上
　　　　方1寸部의 尺腕屈筋의　腱下로 經穴을 定한다.　腱下의 二本을
　　　　指端으로 잡으면 經이 觸感되며 痛症이 있다.　鍼刺는 그 左右
　　　　어느 것이든 行하여도 된다.

「筋肉」 尺腕屈筋 深指筋肉 回內方形筋

「血管」 尺骨動脈 前膊正中靜脈

「神經」 尺骨神經 內側前膊皮神經

【主治症】

　主로 心臟의 病에 効가있는 穴로서 心悸亢進 心臟衰約에 顯著한 効가
있고 또 頭痛, 腋骨, 婦人月經過多　或은 子宮出血에도 効가 있다.

6. 陰　　　郄　(別名, 小陰部)

部　位：前膊前面의　下方尺側　豆骨의　上方5分있다.

取　穴：腕關節의　前面　豆骨際의　橫紋에서　上方5分쯤　尺腕屈筋腱의　下
　　　에　取한다. 鍼刺는　그　腱의　接側이나　尺側　어데서나　行하며　灸
　　　는　腕을　약간　屈해서　腱上에　施灸한다.

「筋肉」尺腕屈筋　深指屈筋　回內方形筋

「血管」尺骨對脈　前膊正中靜脈

「神經」尺骨神經　內側前膊皮神經

【主治症】

通里와　大略　같은　治効를　가진　穴이며　特히　郄穴인　故로　心臟性의　病
으로　心悸亢進　心臟에　痛症이있는　急性症의　경우　鎭痛을　目的으로　使用
한다. 井穴의　中衝少衝等도　같은　治効를　가졌다. 그외　鼻出血　胃出血
等에　止血시　키는데　取하기로　한다.

7. 神　　　門　(別名　兌衝, 兌骨, 銳中)（兪士　原穴）

部　位：腕關節前面의　內側　豆骨의　上際에　있다.

取　穴：腕關節部로　尺側　豆骨의　上際에　取한다. 이　部는　脈動이　있어
　　　神經門이라고　하며　主로　姙婦의　診察에　使用되어　왔다.

「軱肉」尺腕屈筋　掌側腕靭帶

「血管」尺骨動脈　前膊正中靜脈

「神經」尺骨神經　內側前膊皮神經

【主治症】

神門穴은　大體로　心臟性의　諸患　腦神經性의　疾患　其外　消化器性의　疾
患에도　効가　있다. 心臟肥大, 心悸亢進, 心臟衰弱等에　좋으며　癲癇, 神
經衰弱, 不眠症, 眩暈, 精神錯亂等　以上에　病에서　胃腸의　機能이　衰弱
하여있을때　이　穴의　取穴이　좋은것이다. 卽　兪土穴이란　이런　義가　있는

것이다. 또 心經의 本領인 精神機能과 心臟機能上에 原氣가 衰하였을때 神門은 原穴로서 그 穴의 特殊性을 充分히 살려 利用해볼 穴인것이다. 心과 心包와의 關係는 어떠한가? 心이나 心包는 같은 器管이다. 只 心은 心 그대로이며 心包는 代理器管이라고 解釋되어 區別되나 心經이 나 心臟이 病일때는 心經의 經穴을 取穴하며 他經에 病이 있을 心包經 에 取穴하는 것이다. 그러한 意味에서 神門穴의 代理로서 大陵穴이 取 하여진다. 諸病症에 治効가 좋은 穴이다.

神門穴은 그 部位의 關係上 尺骨神經痛이나 麻痺등에도 顯著한 効力 을 나타내며 腕關節炎이나 루—마치스等에 取穴한다.

8. 少 府 (別名 兌骨) (滎火穴)

部 位：手掌의 內下方 第4等掌骨(中手骨)과 第5掌骨間에 있다.

取 穴：第4第5指를 屈하여 그 兩端이 當하는 間에 取한다. 指를 屈하 여 陷凹部로 腕關節의 中央에서 指를 第4, 5指間으로 向해 押 下하면 停止되는 곳에 取한다.

「筋肉」虫樣筋 掌側骨間筋

「血管」總掌側指動脈機部는 掌側中 手動脈 深部는 前膊正中靜脈의 靜 脈網

神經 尺骨神經의 分枝인 固有掌側指神經及 掌皮枝

【主 治 症】

心悸亢進病의 外, 陰部의 病, 遺尿, 膀胱麻痺, 下焦의 病에 効果가 있다.

9. 少 衝 (經治) (井木穴)

部 位：小指接側爪甲根部를 一分쯤隅한곳에 있다.

取 穴：第5指의 爪甲根部의 第4指側에 取한다. 取穴法은 肺經의 少商 穴과 같다.

「筋肉」總指伸筋腱附着部

「血管」背側指動脈 背側指靜脈

「神經」尺骨神經手背枝

【主治症】

心臟疾患에 效가 있고 胸若, 神經不安症, 때때로 슬픈 感情에 사로잡힐때 呼吸微弱等疾에 取穴되며 特히 心悸亢進時에 胸部의 膻中穴과 같이 施灸하여 卓越한 效果가 있다. 手掌面이나 口中에 熱이 있을때도 效가 있다. 腦充血 또는 高血壓症에 이 穴에서 瀉血하므로서 顯著한 效果를 보는 일이 있으며 救急法으로 試驗의 價値가 있는 것이다. 奧津浩博士는 페니시링 쇼크를 받은 患者에게 少衝穴에서 瀉血을 시켜 5分間으로서 氣分이 좋아졌으며 몸을 움직일수 있겠금 되었다고 나에게 傳하였다. (昭和 31, 9, 28)

心 經 總 論

(流 注) 心經은 經穴은 脈窩의 極泉穴에서 始作하여 上膊(上腕) 前膊前腕)의 陰側을 下하여 小指端에서 끝이므로 主로 尺骨神經의 經路에 當하나 經路으로 서는 그 前에에 心臟에서 起始하여 肺動脈의 部에 上行 다시 下行하여 小腸을 連絡하게 된다. 그 支脈은 肺動脈部에서 나와 咽喉를 挾하고 目으로간다 反 別支는 같이 肺動脈部에서 나와 肺를 通하여 그로부터 窩腋의 極泉穴을 經過하여 手部의 諸穴로 下行한다. 따라서 心經과 關係하는 病症도 單只 心臟 뿐만 아니라 小腸과 肺, 咽로 目에까지 가게 된다. 故로 心臟病은 消化器系와 呼吸器系와의 相關 關係가 있다. 病症的으로도 一方이 나빠지면 他方까지도 나빠진다. 他方이 나빠지면 一方이 惡化되는 傾向이 强하다. 따라서 治療上으로도 循環, 消化器, 呼吸器를 잘 考察해서 對하지 않으면 않되다는 것은 日常 試驗하는바다.

〔臟 腑〕心이라고 하는 臟腑은 形象으로서는 今日의 解剖學과 同一한 것이나 그 機能에 있어서는 많은 相異되어 있다. 即 古典醫學으로서는

心臟은 血液을 製造하는 곳이라고 하였으며 中焦에 있어서 吸收된 **飮食物**의 榮養分은 心臟으로 가서 先天的인 血과 合하여 붉게되여 後天的인 血即 榮血이되어 經脈을 循環하면서 全身의 榮養을 補給한다고 되어있다. 又 心臟은 君主의 官으로서도 全身을 支配한다고 생각되여 왔다. 實로 諸器官의 機能은 一瞬間이라도 心臟機能에 依存해 있지않는 器官은 없다는 實際的인 見地에서의 推定에서다. 이러한 생각에서 他의 四臟의 臟腑解剖圖를 볼것같으면 모두가 心臟에서 直接 1木式의 脈이 通하고있는 것처럼 그려저있다. 따라서 心臟이 身體의 가장 **重要한** 器官으로 取扱해온 事實은 오늘의 心臟과 別差異가 없다.

〔心包〕 란 臟腑와는 如何한 關係인가 하니 心包로서의 特別한 臟은 없고 心臟을 包한 外膜을 獨立시켜 心包라고 이름부쳐 心臟機能 一部를 附帶시킨것이다. 이러한 考察은 客觀的인 觀察에 基因하지않고 自然哲學的인 생각에서 推定했다는 事實은 다음에 心包經總論에서 論하는 것과 같다. 即 他臟을 支配하는 機能은 心臟 自身이 行하지않고 心包에게 委託해서 其代行器官으로서 心包가 行使하는 것이다. 故로 治療上으로 考察해 볼때에도 이것에 依據해서 心臟 自經病에는 心經을 使用하며 他臟關係에 依한 施術을 할때는 心包經을 使用하다고 하고 꼭 一國에 있어서의 政治行政面으로 君主와 宰相의 關係를 가지고 있다는 것이다 心臟 或은 心經의 自病에는 心經을 補瀉하며 他臟의 虛實에 依해서 **火經**을 補瀉할때에는 心包經으로서 補瀉하는 것이다.

精神機能=心臟은 精神機能을 營爲하는 곳으로 되어있다. 原始的醫學으로서는 當然한것이다. 然이나 精神機能中에는 脾, 肝, 腎, 肺의 機能으로 支配되며 肝, 肺로 因해서 感情方面에 影響을 받으며 腎 膽으로 因해서는 意志方面에 影響을 받으며 또 脾와 心은 思考方面에 關係한다고 하는 생각이다 心은 또 知覺外로 特히 精神機能中에서도 理性이라는 高尙한 精神作用을 遂行하는 것이다. 따라서 治療上에 있어서도 이러한 精神機能에 異常이 있을 경우에는 心經과 他經과의 關係를 考察

하여 補瀉法을 行하여야 된다는 것이 重要하다.

中國古代醫學上의 心臟은 解剖學的으로는 今日의 心臟과 一致하지만 그 機能은 全的으로 一致히지 않다는 事實은 前述한 바와 같다. 그래서 心臟病의 症狀이 表現되는 部位는 心下部 即 鳩尾의 下에서라고 하고 있다 此部의 劇痛을 心痛이라고 名命한 所似가 여기있다. 然이나 後世에서 이러한 모순을 깨닫고 厥心痛과 眞心痛으로 分離한 難經이나 心痛을 胃脘痛이다라고 解明한 漢方書籍이 나오게 된것이다. 여기에서 鍼灸書籍의 全部가 이러한 區別없이 옛날 그대로 心痛으로 되여있기 때문에 事實로 心臟痛인지 胃痛(痙攣性加答兒性인지를 不問) 인지를 區別하기 困難하기란 前述한바와 같다. 單只 心下部의 痛症이란 것은 틀림 없으므로 他의 症狀과 合하여 心臟病인지 胃痛인지를 區分하는수 밖에없다. 心經의 諸穴의 主治症은 以上의 觀點에서 볼것 같으면 역시 今日의 心臟性의 痛症이라고 解釋해야 될것이 많다. 心臟性의 痛症이라해도 心下部에서 胸却에 까지의 痛症은 狹心症의 外에 內或은 外膜炎, 心筋炎, 心筋炎等도 있다. 胃痛에도 여러 種類가 있다 胃部를 찌르는 듯한 膽石症이나 十二指腸潰瘍의 痛症도 있으며 이런 意味에서 心經은 大端히 使用하기 어려운 經으로 되어있다.

經絡治療에서 本治法을 使用할때는 心經 自經病이 있을때는 心經에 直接補瀉를 行하고 만일 他經에 病이있어 心經에 補瀉하지 않으면 않될때 그 代行으로서의 心包經을 使用하여야 된다는 것은 經絡治療의 常法으로 되여있다

5. 手少陰心經 主治症一覽表

穴 名	部 位	第 1 症 (共 通 症)	第 2 症 (特 效 症)
1. 極 泉	腋 中	心(痛, 乾嘔 悲愁)	腋臭
2. 青 靈	上 膊	頭(痛)	肩背痛, 尺骨神經痛
3. 少 海	肘	頭(痛)	腦風, 齒, 腋脇痛, 瘰癧
4. 靈 道	前 膊	心 (痛, 悲, 乾嘔)	暴瘖
5. 通 里	〃	心 (悸)頭(痛)	眩, 喉痺, 眼病, 熱症 婦人病(月經過多, 崩血)
6. 陰 郄	〃	心 (痛)	衄, 吐血
7. 神 門	腕關節	心(炎, 神 經性 動悸){腦(狂, 癲 頭痛, 眩, 健忘)	胃腸病, 喉痺
8. 少 府	掌	心 (悸)	陰部痒痛, 胃痙攣, 脫腸, 遺尿
9. 少 衝	指 端	心(煩滿, 悲, 少氣, 痛)	掌中熱, 口中熱

1. 心臟病

1. 胃臟痛, 胃胃痙攣

1. 頭痛, 腦疾患

6. 手太陽小腸經 19穴
MERIDIEN DE L'INTESTIN GREIE

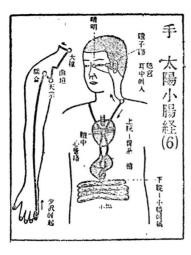

〔流 注〕 小腸經은 手의 第5指側端의 少澤穴에서서 起始하여 背面尺側을 上行, 前膊, 上膊과 肩胛骨에 上行한다. 屈胛棘에서 任脈大椎穴에 가고 여기에서 他을 陽經의 脈과 合하여 前面으로 行하여 胃經의 缺盆穴에 왔다가 여기에서 膻中穴部近에서 心臟을 絡하여 食道를 循하면서 胃로 下行 그리하여 臍上2寸 下脘穴部에서 小腸에 屬會한다. 其支脈은 缺盆에서 頸을 循環하여 頰에 上行하여 目의 銳

眥인 瞳子髎에서 曲하여 耳中에 入함 또 그 支脉은 觀骨의 最下部分 顴髎穴의 部에서 目의 內眥에서 終한다.

1. 少　　澤 (井金穴)

部 位：小指尺側 爪甲根部를 1分隔하여 陷中에 있다.

取 穴：第5指의 外側 爪甲根部의 傍에서 1約分의 循中이란 爪의 外側을 爪先에서 根部로 押上하여 內部의 骨에 닿은곳 卽 肺經의 少商穴의 要領으로 取한다.

「筋肉」總指伸筋의 停止部

「血管」背側指動脈 背側指靜脈

「神經」尺骨神經枝

【主治症】

이 穴은 主로 頭部의 病에 使用하는 것이나 小腸經은 火經의 陽經인

故로 頭部의 熱症乃至 充血性을 意味하며 가장 劇症인 腦充血이나 腦溢血時에 救急處置로서 少量의 瀉血은 옛부터 應用하여 온 穴이다. 又 胸苦症으로 心臟性의 胸苦時에도 使用되는 穴이다.

2. 前 谷 (滎水穴)

部 位: 小指尺側第1節과 第2節의 關節部에 있다.

取 穴: 손을 쥐고 第1節과 第2節의 關節의 橫紋의 頭에 取한다. 爪先으로 더듬어서 한곳이 있다. 十四經發揮에서는 本節 即 지금의 掌指關節의 前方에 取하는 方法도 있다.

「筋肉」肉總指伸節의 停止部

「血管」背側指動靜脈

「神經」尺骨神經手背枝

【主治症】

少澤穴과 같이 頭頸部의 熱性諸症에 效果가 있고 特히 耳, 咽喉, 鼻에 顯著한 效를 보는 穴이다. 本治法으로서는 水穴인 關係上 水虛火實 (熱症으로서 腎虛)인때 症用되는 穴이다.

3. 後 谿 (兪木穴)

部 位: 第5掌骨(中手骨)과 第1節基底와의 關節部 尺側에 있다.

取 穴: 손을쥐고 掌指關節의 折目의 橫紋의 頭에 取한다. 爪先으로 强按하여 痛覺이 있는곳 十四經發揮에서는 本節(掌指關節)의 後陷中으로서 掌骨端의 膨隆部의 後方에 取한다.

「筋肉」總指伸筋 小指外轉筋

「血管」背側指動脈

「神經」尺骨神經의 手背枝

【主治症】

頭部充血性中에 目, 鼻, 耳, 頭項에 異狀이 있을때에 利用되며 前膊

의 痙攣 또는 全身의 發熱症狀일때 兪木穴인 關係上 肝木實에 瀉法으로서 肝經의 行間 擔經의 陽輔와 같이 使用하여 좋은 治効가 있는 穴이며 一般感冒에 大腸經에 屬해 表熱인 故로 合谷이나 溫溜等으로서 治療가 되나 小腸經의 熱은 表에서 裏로 移行하고 있는 惡性의 感冒, 肺炎, 急性루마치스 其他 內臟性의 諸熱症에 使用하는 것이 合理的이다.

4. 腕　　骨　(原穴)

部　位：手掌의 尺側 第5掌骨(中手骨)의 基底와 豆骨間의 陷凹部에 있다

取　穴：手背小指側에 尺骨莖狀突起와 掌骨의 間에 높은 骨이 있다　이 것이 豆骨이며 그 豆骨과 掌骨間의 外側에 取한다

「筋肉」小指外轉筋

「血管」背側指動脈 背側指靜脈

「神經」尺骨神經手背枝

【主 治 症】

耳 或은 그 周圍의 發熱 或은 充血性, 頭痛, 齒痛에 効果가 있고 肋間神經痛, 手部의 半側痲痹, 小兒驚氣 또 裏熱로서 汗不出時에 原穴로서의 小腸經의 代表的인 名穴이다

5. 陽　　谷　(經火)

部　位：腕關節의 背側, 尺骨莖狀突起의 直下陷中에 있다

取　穴：腕關節의 外側 尺骨莖狀突起 端의 陷凹部에 取한다

「筋肉」背側腕靱帶

「血管」尺骨動脈의 分枝 背側骨動脈 貴要靜脈

「神經」尺骨神經의 分枝

【主 治 症】

腕關節部에 있어서 反應이 顯著한 關係上 火經의의 火穴로서 發熱의 時에 陽谷에 刺鍼으로 下熱한다　主治症은 腕骨穴과 같으며 또 手部의

神經痛에도 效果가 있다

6. 養 老 (郄穴)

部 位 : 前膊尺側, 陽谷의 上方1寸 尺骨莖狀突起의 中央陷中에 있다

取 穴 : 手背側을 上으로하여 尺骨莖狀突起를 外方에서 爪先으로 찾어
보면 骨의 割目이있으며 筋과 같이 痛한곳이 있다 即 이곳이
養老穴를 取한다 又 十四經發揮 其他 古典에서는 「髁骨의 上
一空에 있다 腕後1寸中에 있음」 이라고도 한다

「筋肉」 尺腕伸筋腱

「血管」 尺骨動脈의 分枝 軤要靜脈

「神經」 尺骨神經

【主 治 症】

이 穴은 肩部에서 上膊前部의 劇痛에 卓效가있고 神經痛, 肩胛關節의
炎症으로 因한 疼痛에 應用된다 又 視力減退에도 效가 있 는 穴이다

7. 支 正 (絡穴)

部 位 : 前膊(前腕)의 背面 腕關節의 上方5寸에 있다

取 穴 : 손을 胸部에 대고 腕關節의 上方 寸5으로 尺骨의 直上을 더듬
어보면 尺腕伸筋의 外 緣으로 尺骨이 觸感되는곳 強壓하여 壓痛
이있는 곳이 支正穴이다

「筋肉」 尺腕伸筋과 尺血屈筋의 間

「血管」 尺骨動脈 貴要靜脈

「神經」 尺骨神經의 分枝

【主 治 症】

頭部의 熱症, 充血性症狀의 頭痛, 頸項痛에 效가있고 驚, 恐, 狂言等
의 腦症狀의 隨伴하는 諸症에 絡穴로서 應用된다

8. 小　　　海 （合土穴）

部　位：肘關節後面, 尺骨頭와 上膊骨內上髁와의　間으로　尺骨神經溝에
　　　　있다

取　穴：肘關節의　後面으로　最上骨, 即　尺骨頭와　上膊骨의　內上髁의　약
　　　　간　高尖部에　取한다

別　說　內上髁에서　上方에　堅한　腱이　삐쳐있다　（內側筋間中膈)此腱의
　　　　中央에　取하는　方法도　있다　心經의　少海穴의　反對側에　該當된다

「筋肉」尺腕屈筋의　起始部

「血管」肘關節動脈網　貴要靜脈

「神經」尺骨神經

【主治症】

　前穴과　같이　頭部의　熱性症外　全身의　熱症　尺骨神經痛, 下腹痛等에
使用한다

9. 肩　　　貞

部　位：上膊後面의　上部, 肩, （胛）關節의　下際에　있다

取　穴：背後　腋의　約紋의　頭에서　約1寸上　指先으로　接하면　肩胛骨과
　　　　上膊關節의　下際를　觸感할수　있다　이곳이　肩點穴이다

「筋肉」三角筋　大圓筋　小圓筋　棘下筋

「血管」後上膊回旋動脈　肩胛下動脈　肩胛下靜脈

「神經」腋窩神經　肩胛上神經

【主治症】

　少澤以下　肩貞穴까지는　頭部의　陽症充血性의　諸症에　治効가　있으며　本
穴은　頷痛耳鳴에　効가　있다　다시　本穴以下　臑兪, 天宗, 秉風, 曲垣,
肩外의　諸穴은　肩胛骨의　周緣　또는　內部에　있어면서　肩, 手의　運動筋
의　感覺異狀에　治効의　其通性이　있는　穴이다　따라서　肩貞은　肩胛關節

炎 루마치스 上膊部의 神經痛 或은 麻痺에 使用하여 至極히 좋은 穴이다

10. 臑兪

部 位：肩胛骨肩峰(突起)의 外端의 後下際에 있다

取 穴：肩胛骨과 上膊骨과의 關節의 上部에 當한곳 此의 肩(胛)關節을
　　　　挾하여 上은 臑兪 下는 肩貞의 二穴이 있다 肩의 後面肩峰(突
　　　　起)의 下 肩貞의 外上方1寸5分의 陷中에 取한다

「筋肉」 三角筋 棘下筋

「血管」 肩胛橫動脈

「神經」 腋窩神經 肩上神經

【主治症】

　肩胛關節 上肢의 痛症, 其他 手一般病에 治効가 있고 特히 難治인
病(壽命痛)에는 必須의 要穴로 使用된다

11. 天宗

部 位：肩胛棘中央의 下方으로 棘下窩의 약 中央에 該當되는 곳에있다

取 穴：肩胛棘의 中央 下1寸5分의部, 接하면 筋과 같은 痛한것이있
　　　　다 卽 이곳이 天宗穴이다

「筋肉」 棘下筋 僧唱筋

「血管」 肩胛下脈의分枝 肩胛回旋動脈 肩胛下靜脈

「神經」 肩胛上神經

【主治症】

　肩胛部의 痛症의 外 顔面部의 腫物에 治効가 있고 또 婦人에 乳房과
關係가 있으며 乳不足 乳腺炎等의 卓越한 効果가있고 筆者도 여러번經
驗을 한바있다

12. 秉　　風

部　位：肩胛部로서　肩主棘의　上際　天宗의　上方에　있다

取　穴：肩胛棘의　上際로서　肩胛裁痕에　當하는　곳에　取한다　即　肩胛骨
　　　　　의　內側의　角에서　上緣을　外方으로　下하여　第一肋이　陷凹部에
　　　　　取한다

「筋肉」僧帽筋　棘上筋

「血管」肩胛橫動脈

「神經」肩胛上神經　副神經

【主治症】

肩部　手部의　痛症　運動筋麻痺에　效果가　있다

13. 曲　　垣

部　位：肩胛棘起根部의　上際部에　있다

取　穴：肩胛骨의　內側角에서　緣을따라　押下하면　棘의　足根部에　當하며
　　　　　指先이　停止되는곳　強壓하면　痛症이　있다

「筋肉」僧帽筋　棘上筋

「血管」肩胛橫動脈　頸橫動脈

「神經」肩胛上神經　副神經

【主治症】

肩胛部　또는　上肢痛에　效果가　있다

14. 肩　外　兪 （別名　肩外）

部　位：第1胸椎와　第2胸椎의　棘狀突起間의　外方으로　肩胛骨內側角에
　　　　　接하는곳에　있다

取　穴：肩胛骨의　內側角의　上部에　取하며　脊正中傍3寸으로　大略陶道穴
　　　　　（第1胸椎棘上突起의　下)의　外方三指橫徑에　取한다

「筋肉」僧帽筋, 肩胛擧筋, 上後鋸筋

「血管」頸橫動脈

「神經」副神經, 後胸廓神經, 肩胛上神經

【主治症】

肩胛痛, 肩凝症, 攣急, 或은 麻痺, 寒熱往來 即 肋膜炎 腹膜炎과 같은 熱症에 效果가 있다

15. 肩 中 兪 (名別 肩中)

部 位：大椎穴의 外方2寸에 있다

取 穴：大椎穴(第7頸椎와 第一胸椎의 棘狀突起의 間)의 外方2寸으로 肩外兪(肩胛骨의 內側角의 上)의 內上方에 取한다

「筋肉」僧帽筋, 板狀筋

「血管」淺頸動脈

「神經」副神經, 胸椎神經後枝

【主治症】

小腸經으로서 이 穴以下 聽宮까지 5穴은 모다 頭頸部에 있어서 頭部와 關係되는 어느 病이든지 效果가 있다 然이나 上肢部의 9穴과 같이 陽症性에만 關係가 깊다는데 限하지않고 陰症陽症을 勿論하고 關係가 있다고 보아야한다 特히 肩中兪는 視力減退에도 效果가 있다 또한肺兪, 風門 膏肓은呼吸器疾患의 代表穴로서 上脊部에 存在하는 關係上 咳嗽, 微量의 喀血, 寒熱을 隨伴하는 呼吸器疾患에 效果가 있다

16. 天 窓 (名別 窓籠)

部 位：側頸部의 天窓穴의 下 胸鎖乳樣(突)筋의 前緣, 下顎骨隅의 後部에 있다

取 穴：乳(樣) 突起의 端 前에있는 天窓穴에서 胸鎖乳突筋의 前緣을 沿해서 下顎骨隅의 頰車穴의 後에가서 取穴한다

「筋肉」胸鎖乳突筋, 中斜角筋, 後斜角筋

「血管」上行頸動脈, 外頸動脈, 外頸靜脈

「神經」副神經, 迷走神經의 近處, 上顎皮下神經

【主治症】

頭部에 關係하는 病으로서는 耳病에 治効가있고 天窓 에서 上方即, 耳下部, 耳後方, 上方, 前方은 모두 耳의 諸疾에 效果가있고 그리고 陰陽症을 莫論하고 使用되며 또 咽喉腫에도 效果가있고 中風으로 因한 牙關緊急에도 使用되는 穴이다

17. 天　容

部　位：乳樣突起先端의 前, 胸鎖乳突筋의 附着部에 있다

取　穴：乳樣突起를 찾아서 이곳에 附着하는 胸鎖乳突筋의 前部에 天窓穴을 取한다 그 後部에는 三焦徑의 天牖穴을 取한다 內部에는 耳下腺이 있다

「筋肉」胸鎖乳突(樣)筋, 二腹顎筋의 後腹

「血管」外頸動脈 外頸靜脈

「神經」大耳神經

【主治症】

天窓과 같이 耳病에 治効하며 又 扁桃腺炎, 頸部淋巴腺炎에 使用하며 喘咳寒熱이있을때 呼吸器疾患에 使用된다

18. 顴　髎 (別名 權髎, 兌骨)

部　位：顴骨의 下緣 外眥의 直下에있다

取　穴：顴骨의 先端은 目의 外眥의 直下部가되며 이곳을 指로서 押上하면 약간 陷凹되여 있는듯한 곳이있다 壓痛點이 出現하는 곳에 取穴한다

「筋肉」顴骨筋, 頰筋

「血管」顔面横動脈前, 顔面靜脈
「神經」三叉神經의 枝, (頰筋枝)

【主 治 症】
顔面筋의 痙攣, 痲痺에는 말할것도 없고 또 上齒痛에도 治効가 있다

19. 聽   宮 (別名 多所聞)

部 位：耳前部, 耳珠의 前, 下顎骨顆狀突起의 後下部에 있다
取 穴：耳珠의 前部를 押하여 보면 下顎骨과의 間에있는 陷凹部로 顆狀
　　　突起의 下部緣에 當한곳이다
「血管」淺側頭動脈, 淺側頭靜脈
「神經」三叉神經의 分枝 前耳介枝

【主 治 症】
耳病에는 勿論 顔面筋의 病, 頭痛, 眩暈視力減退, 記憶力減退等 腦神
經疾患에도 使用된다

小 腸 經 總 論

(1) 小腸經은 大經에 屬하며 그리고 陽經인故로 熱性疾患의 경우에 瀉
　　法으로서 本治法的으로 使用된다
(2) 本經은 頭部中에서도 頸部에서 側頭耳中에 入하여 顔面部에서 終하
　　여있는 關係로 此部의 熱性 乃至는 充血性疾患, 就中, 耳病에 治効하
　　는 穴이 相當히 많다
(3) 肩胛骨部를 循하고 있고 그 周緣이나 內部에는 小腸經의 經穴이 列
　　지어 獨占하고있는 感이 있다 그러므로 上肢運動筋의 支配力에 가장
　　密接한 關係가 있으며 上肢의 運動障碍에 關한 疾病에 特히 많이 使
　　用된다

6. 手太陽小腸經 主治症一覽表 19穴

穴　名	部位	第　1　症 共　通　症	第　2　症 特　效　症
1. 少　澤	指　端	頭部 (頸項痛，口熱， 喉痺，目翳，頭痛)	心煩，中風失神時의 出 血
2. 前　谷	手	〃 (耳下腺炎，耳鳴， 喉痺，鼻塞，衄)	熱病，顚、
3. 後　谿	〃	〃 (目赤，翳，耳聾， 頭頂凝)	身熱，肘臂熱
4. 腕　骨	腕	〃 (耳下腺炎，耳聾 鳴，齒痛，頭痛)	熱病 汗不出 胸痛， 偏風，小兒驚
5. 陽　谷	〃	〃 (耳下腺炎，耳鳴 聾，齒痛，頭痛)	熱病
6. 養　老	前　膊	〃 (弱視 〃)	肩臂劇痛
7. 支　正	〃	〃 (頭痛，頭頂痛)	熱 (驚恐狂言)
8. 小　海	肘	〃 (齒齦炎，頸瘍腫)	熱病，手外側痛，大腸 痛 癇
9. 肩　貞	肩　胛	〃 (頷痛，耳聾鳴)	熱病，手足麻痺，乳腺炎
10. 臑　俞	〃		熱病，肩上肢痛，腫， 壽命痛
11. 天　宗	〃		肩，手痛，煩頷의 腫痛
12. 秉　風	〃		肩手의 痛痺
13. 曲　垣	〃		肩手의 熱痛，攣急
14. 肩外俞	〃		寒熱 肩胛 痛急
15. 肩中俞	背	目 (不明)	呼 (咳，喀血，肺炎)
16. 天　窓	頸	耳 (痛，聾)	肩胛痛，中風齒噤，痔瘻

17. 天 容	〃	耳 (鳴, 聾)	寒熱하며 喘
18. 顴 髎	顔	齒痛, 口斜	
19. 聽 宮	耳	耳(鳴, 聾) 目(不明)	顔面麻痺, 頭痛

1. 熱……寒熱

1. 肩胛, 上肢痛

1. 頭部熱性, 充血性疾患…耳, 目. 頸項頭痛

7. 足太陽膀胱經 63穴
MERIDIENDELAVESSIE

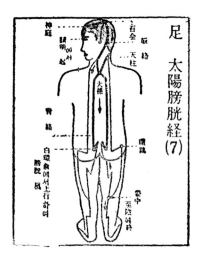

〔流 注〕 膀胱經은 小腸經의 支脈終
止部인 目內眥 睛明穴에서 起始하여
여기에서 直上行하여 髮際에 至하여
任脈의 神庭穴에서 左右脈이 交하고,
曲差에서 다시 相離하며 通天에서 任脈의
百會에 交한고 다시 遊離되어 腦에 入
하여 此를 絡하고 다시 出하여 項에
下하였다 그 支脈은 百會에서 別하여
耳의 上角에 下하였으며 本經은 頸에
서 背의 兩傍을 下行各臟腑의 兪穴을
經하여 腰中에 入하여 腎을 絡하고 膀
胱에 屬會한다 그 支脈은 下行하여 臀部를 貫通하고 大腿의 後側
을 下行하여 膝膕窩中에 入한다. 此에서 合하는 別支脈이 있으니 即 頸部
의 天柱에서 別하여 下行한 膀胱經 第2側腺의 末端이 여기에서 合하게
된다. 여기에서 다시 下行하여 外踝上7寸의 跟骨腱의 外側을 下行하여
外踝의 下에 가서 第5趾 外側端에 終하였다.

1. 睛 明 (別名 泪孔, 液孔, 精明)

部 位 : 內眥의 內方陷中에 있다.
取 穴 : 鼻根의 側方으로 內眥의 內方一分으로 陷凹部에 取한다.
「筋肉」眼輪筋
「血管」內眥動脈, 內眥靜脈
「神經」三叉神經의 分枝 滑車上神經
【主 治 症】

主로 眼病에 治効있는 穴이나 別로 使用하지 않는다. 然이나 結膜炎이나 淚管閉塞症에는 絲狀艾의 一壯의 施灸 또는 1番鍼으로 淚管을 따라 2分쯤 刺入하므로서 充血이 除去된다. 또 小兒의 搐搦에도 効力이 있는 穴이다.

2. 攢　　竹 (別名 始光, 光明, 肩本, 肩頭)

部　位：眉毛內端의 陷中에 있다.

取　穴：內眥의 上方 眉毛의 內端에 指로서 만져보면 陷凹部가 있다. 爪로서 左右를 만지면 縱으로 모들 모들한 前頭神經을 觸感할 수 있다. 强壓하면 頭部一帶에 痛感이 있어 氣分이 좋아진다. 此處에 取穴한다.

「筋肉」皺眉筋

「血管」前頭動脈, 前頭靜脈

「神經」前頭神經의 前頭枝

【主治症】

眼病, 頭痛, 癲癎이나 精神異常에 效果가있다. 灸는 別로 하지않으며 鍼으로 淺刺한다. 鍉鍼으로 按壓하면 眼部에서 頭部에 까지 氣分이 좋아진다.

3. 曲　　差 (別名 鼻傍)

部　位：神庭의 傍1寸5分, 髮際에 5分入하면 있다.

取　穴：神庭(鼻上, 髮際에 5分入)의 傍1寸5分으로 內眥의 直上에 取穴한다. (髮際는 眉上2寸5分에 있다)

「筋肉」帽狀腱膜

「血管」前頭動脈, 前頭靜脈

「神經」前頭神經의 前頭枝

【主治症】

鼻病에 効가있고 衄血, 鼻塞, 鼻瘡等에도 効力이 있으나 蓄膿症에 종

은 効果가 있다. 隣接部의 臨泣穴도 曲差와 같은 効果가 있는 穴이다.

4. 五　　處

部　位 : 上星의 傍1寸5分 曲差의 上方5分에 있다.

取　穴 : 督脈의 上星(神庭의 後 5分으로 鼻上髮際에 1寸上方에 있음)의
　　　　傍에서 1寸5分으로 曲差(神庭傍寸5)의 上方5分에 取한다.

「筋肉」帽狀腱膜

「血管」前頭動脈, 前頭靜脈

「神經」動頭神經의 動頭枝

【主 治 症】

視力減退, 發熱로因한 頭痛이나 腦病에 効가 있다.

5. 承　　光

部　位 : 5處穴의 後 1寸5分에 있다.

取　穴 : 前頭正中에서 1寸5分떨어진 곳으로 5處穴(曲差上方 1寸)의 後
　　　　1寸5分에 取한다.

筋肉 帽狀腱膜

血管 動頭動脈, 動頭靜脈

神經 動頭神經의 前頭枝

【主 治 症】

腦疾患으로 因한 發熱, 頭痛, , 眩暈 또는 眼, 鼻病에 使用한다.

6. 通　　天 (天舊, 天白)

部　位 : 承光의 後 1寸5分에 있음

取　穴 : 前頭正中에서 1寸5分傍 髮際에서 4寸5分後에 當한다,

筋肉 帽狀腱膜

血管 淺側頭動脈의 前頭枝 淺側頭靜脈

「神經」前頭痛經의 前頭枝

【主 治 症】

鼻病, 衄血, 項頸重痛, 口眼喎斜症이라함은 腦出血의 前驅症이다.· 이러한 症狀에 特効함.

7. 絡　　却 (別名, 强陽, 腦蓋)

部　位：通天의 後 1寸5分에 있다.

取　穴：前頭正中에서 1寸5分 通天(前髮際에서 4寸5分)의 後1寸5分 百 會의 약간 後方下의 兩側에 取한다

「筋肉」後頭筋停止部

「血管」淺側頭動脈의頭頂枝 淺側頭靜脈

「神經」大後頭神經

【主 治 症】

目의 內障이나 諸腦疾患에 使用한다.

8. 玉　　枕

部　位：外後頭結節의 上部 腦戶의 傍1寸3分에 있다.

取　穴：後頭骨이 나와 있는곳은 後頭結節이라고 하나, 正中線에 약간 陷凹된 곳이 있다. 腦戶穴은 여기에 取한다. 玉枕穴은 그 兩傍 1寸3分에 取한다.

「筋肉」頭夾板筋停止部

「血管」後頭動脈 後頭靜脈

「神經」大後頭神經

【主 治 症】

腦疾患으로 因한 劇烈한 頭痛의 夕 ▉이나 鼻病의 効가 있다.

9. 天　　柱

部　位：後頭部 僧帽筋腱의 外側 髮際陷中에 있다.

取　穴：後頭骨의 下緣으로 그 正中은 陷凹되어 頂窩라고 한다. 그 中
央은 瘂門穴이며 그 兩傍의 僧帽筋腱을 잡아 外側에 取한다.
大略 髮際의 部에 있다.

「筋肉」僧帽筋 頭半棘筋

「血管」後頭動脈 後頭靜脈

「神經」大後頭神經

【主治症】

腦神經病 目, 鼻, 耳等 頭部諸器管의 疾患一般에 效果가 있다. 膽經
의 風地穴과 같이 나란히 腦神經系疾患에는 不可缺의 要穴이다. 이 穴
의 主治를 말하면 頭痛, 血壓亢進, 半身不隨, 肩凝症, 手의 痛症等에
使用한다.

10. 大　　杼 (別名, 背兪, 百勞)

部　位：肩背部, 第1胸椎棘狀突起와 第2胸椎棘狀突起間의 外方 1寸5分
에 있다.

取　穴：첫째 第1胸椎를 定하여 놓고 通常 背를 움직이지 않게하여 頭
와頸을 左右로 動搖하여 椎骨을 보아서 움직이는 것이 頸椎
이며 움직이지 않는것이 胸椎이다. 又 胸椎의 最上部의것이 第
1胸椎 움직이는 것의 最下部를 第7頸椎로한다. 大椎穴은 其間
에 取한다. 大杼는 第1第2胸椎棘狀突起의 間 即 陶道穴의 兩傍
1寸5分에 取한다.

「筋肉」僧帽筋, 大菱形筋, 薦棘筋

「血管」肩胛背動脈, 上肋間動脈

「神經」副神經의枝, 肩胛背神經, 胸椎神經의 後枝

【主治症】

此部以下 風門, 肺兪, 厥陰兪까지 4穴은 上脊部에 있어서 모두가 呼吸器疾患에 卓效가있는 經穴이다. 風邪로 因한 發熱, 咳嗽, 咽喉加答兒에서 結核性疾患에 까지 使用한다.

11. 風　　門

部　位：脊部, 第2胸椎棘伏突起下의 外方1寸5分에 있다.

取　穴：正坐해서 第2胸椎棘狀突起를 定하고, 그下外方 1寸5分에 取한다.

「筋肉」僧帽筋, 大菱形筋, 薦棘筋

「血管」肩胛背動脈, 肋間動脈의 前枝의 背枝

「神經」副神經, 肩胛背神經, 胸椎神經後枝

【主治症】

風邪의 入口라고하는 意味에서 適當한 治療를 함으로서 風門穴은 風의 出口로도 되는것이다. 風邪로 因한 症이라 함은 東洋醫學으로서 所謂 發熱, 頭痛, 咳嗽, 食欲不振, 倦怠等을 隨伴하는 感冒에서 言語障碍, 神經痲痺의 諸種運動筋,知覺神經의 障碍 又는 卒中風에까지를 모두 風症이라고 한다. 또 風邪와 寒邪가 兼하여 侵入하면 惡性氣管支炎,肺炎 肋膜炎等으로 되는 때도있다. 風門穴은 이러한 諸症中에서 特히 風邪 寒邪로 因하여 鼻, 咽喉, 氣管支 肺를 侵害한 發熱症에 좋은 効果를 볼수있는 穴이다. 或은 呼吸器疾患으로 因한 肩凝에도 좋은 穴이다.

12. 肺　　兪

部　位：脊部 第3胸椎棘伏突起下의 外方1寸5分에있다.

取　穴：正坐로서 第3椎胸棘伏突起를 定하고 其下의 陷凹部가 督脈의 身柱穴이며 肺兪는 그 兩傍1寸5分으로 보통 風門, 肺兪 以下腰部의 腎兪까지의 膀胱經의 脊의 第1線은 薦棘筋의 약 中央으로

굵은 筋과 같은것을 觸知할수 있다.

「筋肉」僧帽筋, 大菱形筋

「血管」肋間動脈의 前枝의 背枝

「神經」副神經, 肩胛背神經, 胸椎神經後枝

【主治症】

肺臟이 附着되는 位置인 故로 肺經의 兪穴이다.　肺에 關한 諸疾患을 治療하는 代表穴이다.

胸部의 肺募穴인 中府穴과 表裏가 되어있다. 東洋醫學槪念에 依한 疾患 即 鼻, 咽喉, 氣管, 肺, 肋膜等의 呼吸器系統게서 皮膚에까지의 모든 疾患에 治効가 있는 穴이다. 또 黃疸과같은 脾臟의 病, 腎經의 病等에 도 經路理論에 依하여 使用하여 좋은 効果가 있는것은 理論的이나 實際的으로 모두 認定되고있는 穴이다.

13. 厥　陰　兪

部　位：背部 第4胸椎棘狀突起下의 外方1寸5分에 있다.

取　穴：正坐하고 第4胸椎棘狀突起를 定하여 此下端의 點에서 外方1寸5分에 取한다.

「筋肉」僧帽筋, 大菱形筋, 薦棘筋

「血管」肋間動脈의 背枝, 肋間靜脈

「神經」副神經, 肩胛背神經, 胸椎神經의 後枝

【主治症】

肺兪와 心兪의 中間에 있어서 其治効로시는 上下모두 通하는 것이며 肺兪와 呼吸器系, 心兪와 心臟病 모두 그 効果가 認定되고 있다.

14. 心　　兪 (名別 背兪)

部　位：背部 第5胸椎棘狀突起下의 外方1寸5分에있다.

取　穴：正坐하여 第5胸椎棘狀突起의 下에 督脈의 神道穴를 定하고 그

兩傍1寸5分에 取한다.

「筋肉」僧帽筋, 大菱形筋, 薦棘筋

「血管」肋間動脈의 背枝　肋間靜脈

「神經」副神經　肩胛背神經　胸椎神經의 後枝

【主治症】

心兪는 心臟의 位置하는곳 又 이病을 治療하는 곳이기도 하다. 心臟의 機能은 東洋醫學으로서는 精神作用을 司하는곳 血이 生하는 곳이라 하고있다. 따라서 此處에서 生하는 病 精神異常 血液循環障碍等에 效果가있다. 神經衰弱 히스테리 狂 癲癇 腦出血 或은 腦充血로 因한 人事不省에서 心臟瓣膜症 心悸亢進等에 屬한다. 又 胃腸 特히 胃의 疾患에 使用하여 效果가 있다는것은 五行에서 말하는 心火는 脾土와 母의 關係다.

15. 膈　　兪

部　位：背部 第7胸椎棘狀突起 下의 外方 1寸5分에 있다.

取　穴：正坐하여 第7胸椎棘狀突起를 定하고 此下部에 督脈의 至陽穴이 있으며 그 兩傍1寸5分에 取한다.

「筋肉」僧帽筋　調背筋　薦棘筋

「血管」肋間動脈의 背枝　肋間靜脈

「神經」副神經　肩胛下神經　胸椎神經의 後枝

【主治症】

膈이라함은 橫隔膜을 말하는 것이며 胸部腹部를 膈하고있는 膜이다. 膈의 症이란 飮食物이 잘 通하지않으며 吐하는 症이 있는것이다. 食道狹窄에서 食道癌 或은 神經性嘔吐도 있으며 慢性胃加答兒 胃癌의 症狀일때도 있다. 이러한 病으로 飮食物이 잘 通하지않는 膈의 症에 좋은것이다 奇穴로서 四花穴은 大體로 膈兪에 該當되며 榮養分을 주어 盜汗이있는 呼吸器疾患 腹膜炎等의 結核性疾患에 效果가 있다고 하나 實際

로도 참으로 效果가 좋은 穴이다.

16. 肝　　兪

部　位 : 背部 第9胸椎棘狀突起下의 外方1寸5分에 있다.

取　穴 : 正坐하여 第7胸椎棘狀突起의 下至陽穴에서　下二椎 筋縮穴을 取
　　　　한다. 肝兪는 其兩傍1寸5分 굵은 筋에 取한다.

「筋肉」闊背筋　薦棘筋

「血管」肋間動脈의 背枝　肋間靜脈

「神經」肩胛下神經　胸椎神經의 後枝

【主治症】

　心兪 以下腰臀部까지의 穴은 胃腸 其他消化器系의　疾患에 效果가 있
는것은 神經學說에 依據한것이며　肝兪는　胃痙攣　慢性胃弱　黃疸等의
肝臟性疾患에　效果가　있으며 又 肝의　兪穴로서 肝은 痙攣作用中 意志
와 感情方面에 關係하고 있다 하며　肝이 弱해지면　氣力이 衰退되여 感情
이 亢進되며 神經衰弱　히스테리　不眠症等을 起하기도하고 眩暈　怒氣
痙攣等도 肝의 症이라 보고있으며 이러한 症狀에 效果가 있고 不眠症의
鍼으로 2寸程度 下向하여 左右에 刺入한다. 又는 때에 따라서는 30分쯤
置鍼하여두면 刺鍼한체로 쿨쿨 잠이드는 例가 있다.

　肝은 目에 關係하고 있는 故로 眼病一切에 效果가 있으며 特히 視力
減退 夜盲症에는 不可缺의 要穴들이다.

17. 膽　　兪

部　位 : 背部 第10胸椎棘狀突起下의 外方1寸5分에 있다.

取　穴 : 第1椎下의 至陽穴에서 下三椎의　第10胸椎棘突起를 定하고 此에
　　　　서 下外方1寸5分에 取한다.

「筋肉」闊背筋　下後鋸筋　薦棘筋

「血管」肋間動脈의 背枝　肋間靜脈

「神經」肩胛下神經　肋間神經　胸椎神經의 後枝

【主 治 症】

肝과 膽은 表裏一對인 故로 肝兪와 膽兪는 治効도 一對인 것이다. 消
化器 特히 肝臟이나 膽囊의 病에 治効가 있으며　膽石疝癪　胃痙攣일때
痛症이 背部 膽兪附近에까지 나타나며 强壓痛點이 出現하는것이 보통이
다. 又 肋膜炎에도 效果가 있고 頭痛　目病에도 使用한다. 背部 兪穴에
對應해서 腹部의 募穴인 日月 又는 肝兪에 對해서 期間과 陰陽相應하여
恒常 使用되는 重要한 穴이다.

18. 脾　　兪

部　位 : 背部 第11胸椎棘狀突起下의 外方1寸5分에 있다.

取　穴 : 第7椎下의 至陽穴에서 下四椎의 第11胸椎棘突起를 定하고 此의
　　　　下 脊中 穴에서 外方1寸5分에 取한다.

「筋肉」濶背筋　下後鋸筋

「血管」肋間動脈의 背枝肋間靜脈

「神經」肩胛下神經　肋間神經　胸椎神經後枝

【主 治 症】

脾臟은 지금의　脺臟으로　消化器로서　重要한　器官이라고 하는 것은
옛날이나 지금이나 같다. 脾兪穴은 胃의 疾患에서 부터 消化器系疾病全
般에 効가있고 其他 脚氣 糖尿病 腦神經衰弱等도 脾經과 關連이있는 病
으로서 널리 使用되며 實際르 效果가 좋은 穴이다. 急性 루-마치스에도
取穴하여 좋은 成果를 보는 穴이다.

19. 胃　　兪

部　位 : 背部 第12胸椎棘狀突起下의 外方1寸5分에 있다.

取　穴 : 正坐하여 第12胸椎棘狀突起를 定하여　그 下에서 外方1寸5分에
　　　　取한다.

「筋肉」 濶背筋　下後鋸筋　薦棘筋

「血管」 肋間動脈　肋間靜脈

「神經」 肩胛下神經　肋間神經　胸神經後枝

【主治症】

脾兪와 같이 消化器一般에 效果가 있고 就中胃痙攣　又는 急性胃加答兒에서 오는 劇痛에 深刺하여 頓挫식히는데 卓越한 效果가 있다.

20. 三　焦　兪

部　位： 背部 第1腰椎棘狀突起下의 外方1寸5分에 있다.

取　穴： 伏하여 左右의 腸骨櫛의 가장 높은 上線을 取하고 此를 結한
　　　　線의 中央이 大體로 第3腰椎棘狀突起의　下端에 陷凹部가 된다
　　　　故로 腰部의 取穴은 此處를 基準으로 한다.　其上의 陷凹部는
　　　　第2腰椎棘狀突起의 下가 命門穴이며 其一椎上이 懸樞穴　其　兩
　　　　傍1寸5分쯤 强壓하면 壓痛이 있는곳이 三焦兪穴이다.

「筋肉」 濶背筋　下後鋸筋　薦棘筋

「血管」 腰動脈　腰靜脈

「神經」 肩胛下神經　肋間神經　腰神經經後枝

【主治症】

三焦란 上焦 中焦 下焦의 天人地 3部別로 오
는 飮食物이 입으로 들어가서 나오기까지의 系列 即 消化榮養系와 排泄
의 系統을 말하는 것이다. 따라서 消化器系의 疾患이나 泌尿器系로서의
腎臟膀胱等의 病에도 使用되며 頭痛 眩暈 肺結核에도 效果가 있다.

21. 腎　　兪　(別名 高蓋)

部　位： 腰部 第2腰椎棘狀突起下의 外方1寸5分에 있다.

取　穴： 伏하여 左右腸骨櫛의 最上線을 結한　線의 中央이 第3腰椎棘狀
　　　　突起의 下端陷凹部이다. 그 上椎上의 陷凹部가 즉 命門穴 그兩

約1寸5分이 腎兪穴이다. 通常 壓痛點이 있는 곳이다.

「筋肉」腰背筋膜 下後鋸筋 薦棘筋

「血管」腰動脈 腰靜脈

「神經」肋間神經 腰神經後枝

【主治症】

腎兪는 腰關節로서 가장 活動이 많은 곳이다. 腹腔內膜以下 下肢의 違和疾病은 모두 痛症이 있는곳이며 壓痛 無力感 屈伸不能 倦怠等의 自覺症狀으로 나타나게 된다. 特히 下腹部의 腎臟 膀胱 生殖器 大腸 直腸等에서 起한 違和는 곧 이곳에 出現된다. 따라서 足, 腰의 病以外에 內臟에 發生하는 疾患에 對해서도 언제든지 痛症이 나타나는 部位다.

東洋醫學으로서는 腎臟의 機能은 單純한 泌尿器로서가 아니고 生命力의 根元이며 生殖作用을 主司하며 精神機能을 補償하고 耳, 骨에 關係하며 又 水臟으로서 泌尿器를 主한다고 보고 있으며 經絡은 此等의 關係있는 經穴 卽 此等의 作用과 關連있는 點을 循環하는 作用을 營爲하여 왔다고 본다. 따라서 東洋醫學上의 腎虛症一切에 使用하여 效果가 있는 穴이다. 腎의 虛實에 關係에 對해서 使用하는 病의 例를 말할것 같으면 다음과 같다.

(1) 生殖器疾患……婦人科疾患, 男子生殖器疾患, 精力減退

(2) 泌尿器疾患……腎臟, 膀胱, 尿道의 疾患

(3) 呼吸器疾患……肺, 肋膜, 腹膜等의 疾患

(4) 耳病, 心臟病

(5) 神經系疾患……下腹部, 腰薦部, 下肢部에있는 神經痛 或은 知覺神經麻痺, 運動筋麻痺

(6) 經絡治療에 있어서는 肝膽經의 虛症에는 補法, 肺經, 脾經의 虛實에는 對經的으로 腎兪를 補瀉의 要穴으로서 廣範하게 使用한다.

이와같이 腎兪는 腎經의 兪穴으로서 腎經에 關係되는 諸疾患에는 모두 使用되고 있다. 또한 全身의 經穴中 가장 많이 使用되는 穴의 하나

이기도 하다. 또 腎兪穴을 部位面에서 考察해볼때 命門은 左右腎兪穴의 中央에 督脈經에 있으며 그 主治는 內臟性諸出血에 特効가 있는 一般的으로 泌尿器, 生殖器, 腰痛에 効가 있고 腎兪의 外方1寸5分에는 같은 膀胱經의 志室穴은 泌尿器, 生殖器, 消化器疾患에 効가있고 泌尿器, 生殖器疾患等의 治効에는 共通性이 있다. 또 그 附近에 약간 斜上方에 있는 京門穴(第12肋骨端에 있음) 膽經에 屬해있으나 腎經의 募穴이며 腎經의 兪穴인 腎兪와 表裏關係가 一對이다. 따라서 그 使用目的도 共通的인 것은 膀胱의 病 腸加答兒, 腰痛等에 効果가 있는 點에서 알수 있다.

最近 岡部素道先生의 數百人에 對해서 實驗을한 金鍼의 置鍼이 있다. 置鍼이란 즉 1寸6分의 金鍼을 腎兪에 全部 押入하여 永久히 置鍼한다는것이다. 이 結果 腎氣가 旺盛해지며 現在, 政界, 藝術界에 大活躍을 하고 있는 著名人士들도 많이 있다. 實로 腎兪는 生命力 精力의 根元인것이다

22. 大 腸 兪

部　位 : 腰部 第4腰椎棘狀突起下의 外方1寸5分에 있다.

取　穴 : 伏하여 左右腸骨櫛의 最上綠을 結하는 線의 中央이 第3腰椎棘狀突起 端의 陷凹部에 當하고 其一椎下의 陷凹部즉 第4腰椎棘狀突起下의 陷凹部의 兩傍1寸5分에 大腸兪를 取穴한다.

「筋肉」腰背筋膜, 薦棘筋

「血管」腰動脈, 腰靜脈

「神經」腰神經後枝

【主治症】

主로 腰痛의 外 大便의 病 即 下痢, 赤痢等에는 實際로 좋은 效果를 보는 穴이다. 又 便秘에도 使用하며 그리고 보통 體格이면 1寸5分刺入이 된다. 痔病에도 治効가있고 直腸 肛門모두 大腸의 一部分인 것에서 그의 治療도 當然하다 하겠다.

23. 小 腸 兪

部　位：第1中薦骨櫛의 下外方1寸5分에 있다.

取　穴：第1中薦骨櫛의 左右로 第1後薦骨孔의 間에있는 突起이다.

伏하여 腸骨後上棘의 端이 觸感되며 그 下方 約 3, 4分쯤에 第2後
薦骨孔이 있다. 그 上의 一孔이 第1後薦骨孔의 上髎穴이다. 小腸
兪는 그外方 6, 7分쯤해서 약간 陷凹된곳이 小腸兪이다. 此部位
는 腸骨後下棘의 上部에 該當된다. 腸骨後下棘의 上部에 약간
陷凹部가 있다. 이곳에 小腸兪를 取한다.

「筋肉」大臀筋

「血管」上臀動脈

「神經」下臀神經

【主治症】

漢方醫學에서는 小腸은 小便을 泌別하는 곳이라고 하며 그 兪穴인 小
腸兪는 小便에 關한 病 即 腎, 膀胱等의 疾患에 治効가있다. 「小便赤澁
淋瀝」等은 그 症인것이다. 又 大便中에 膿血이 混合되여 있는 病인 大
腸의 赤痢性, 結核性 或은 黴毒性潰瘍等에서도 此 小腸兪를 使用하지 않
으면 안된다. 糖尿 痔의 病等에도 使用된다.

小腸兪에서 膀胱兪, 中膂內兪, 白環兪, 上次中下의 八髎兪는 모두 薦
骨部에 있어서 男女生殖器疾患에 關係가 있다. 小腸兪는 婦人帶下의 病
에도 効가있고 帶下에는 赤과 白의 二가지가 있으며 子宮, 나팔管等의
病에서 오는 것이다.

24. 膀 胱 兪

部　位：第2中薦骨櫛의 下外方1寸5分에 있다.

取　穴：伏하여 腸骨後上棘端의 內下方 約 3, 4分의 左右 第2後薦骨孔
을 찾아서此間의 突起가 第2薦骨櫛이다. 膀胱兪는 그櫛의 兩傍

1寸5分에 있다. 다시 말하면 第2後薦骨孔 即 次髎穴의 外方7,
8分의 곳에 取하다. 小腸兪의 下約5分

「筋肉」大臀筋

「血管」上臀動靜脈

「神經」下臀神經

【主治症】

聚英에 依하면 小便赤黃, 潰溺이라한다 小便赤黃은 「우로피린」이
顯著히 增加한것으로 猩紅熱과 같은 急性傳染病, 溶血性黃疸과 같은 것
이있으나 別册에는 溺赤이라고 한대도 있다. 이렇게 되면 血尿이며 急
性腎臟炎, 腎臟結核, 腎臟腫瘍, 腎盂炎에서 急性膀胱炎, 膀胱癌, 急性
尿道炎, 結石性症에 因한 때가 많이 있다. 膀胱兪는 後者의 경우特效
가 있다고 말할수 있다. 婦人의 下腹部의 腫物 又는 子宮痙攣等을 治療
한다.

25. 中脊內兪

部　位：第3中薦骨櫛의 下外方1寸5分에 있다.

取　穴：第3中薦骨櫛은 第3後薦骨孔의 약 中間에 있다. 第3薦骨孔은
　　　　次髎(第2後薦骨孔)의 下5分쯤에 있다. 中脊內兪는 第3後薦骨孔
　　　　의 兩傍 7, 8分에 取한다. 膀胱兪(第2後薦骨孔의 傍 7, 8分)의
　　　　下5分에 해당된다.

「筋肉」大臀筋

「血管」下臀動靜脈

「神經」下臀神經

【主治症】

腹膜炎과 같이 腹張하는 病, 腰痛, 脚痛, 糖尿病의 外 婦人腹冷症으
로 因한 不姙症에 治効하고 便中에 血液이 보이는 大腸이나 小腸의
出血性의 惡性病에도 使用된다.

26. 白 環 兪

部 位：第4中薦骨櫛의 下外方 即 薦骨管裂孔의 外方1寸5分에 있다.

取 穴：伏하여 尾閭骨에서 中央으로 押上할것 같으면 薦骨管裂孔의 陷凹部에 닿는다. 此處가 腰兪穴이다. 白環兪는 그 傍의 1寸5分에 있어서 薦骨에서 떠러진 筋肉部에 있다.

「筋肉」大臀筋

「血管」下臀動靜脈

「神經」下臀神經

【主 治 症】

白環兪는 婦人科疾患의 外에 頸椎或은 脊髓性痲痺에 基因한 大小便의 不通 手足痲痺等에 應用되며 痔疾에도 좋은 效果가 있는 穴이다.

27. 上 髎

部 位：腸骨後上棘의 下方 第1後薦骨孔에 相當하는 部에 있다.

取 穴：八髎穴 即 上中下髎의 諸取穴은 다음의 次髎穴을 基準을 하는 것이 가장 쉬운 取穴法이다 첫째 次髎를 取하고 其上5分쯤에 筋과 같은 것을 感할수 있다. 强押하여 孔이 되여 있는곳이 上髎穴이다.

「筋肉」腰背筋膜, 薦棘筋

「血管」上臀動靜脈, 薦骨動脈

「神經」薦骨神經後枝

【主 治 症】

「八髎 모두 腰痛을 治함」이라고 하나 此腰痛은 單純히 神經痛 或은 루마치스 性의것도 있으며 又 內臟疾患에서 오는 것도 있다. 모두 直接間接으로 效果가 있다. 上髎는 婦人科疾患에 特效가 있고 子宮內膜炎, 後屈과 같이 白帶下가 顯者한 症이나 月經不順 그 外 白環兪와 같이 大小

便不通, 半側麻痺와 같은 中樞性의 疾患에도 效果가 좋다.

28. 次　　髎

部　位：第2後薦骨孔에 相當하는 部에 있다.

取　穴：腸骨後上棘에서 押下하여 其骨端腸骨後下棘을 찾어 內下方 約 3, 4分쯤에 筋모양의 것을 感하게된다. 强按하면 孔을 알수 있다. 이곳이 次髎穴이다.

第2中薦骨櫛의 傍7分쯤에 해당된다. 上髎, 中髎, 下髎 等의 兩傍에 있는 小腸兪, 膀胱兪, 中膂內兪, 白環兪等도 모두 이 次髎穴을 基準해서 取穴하는 것이 便利하다.

29. 中　　髎　(別名 中空)

部　位：第3後薦骨孔에 相當하는 部에있다. 第3中薦骨櫛의 外方6, 7分쯤이기도 하다.

取　穴：腸骨後下棘의 內下方 3, 4分쯤에 次髎穴의 下5分의 第3後薦骨을 찾아 此處를 中髎穴이라고 한다.

「筋肉」腰背筋膜, 薦棘筋
「血管」下臀動食脈, 薦骨動脈
「神經」薦骨神經枝

【主治症】

男女生殖器疾患, 特히 婦人科疾患, 坐骨神經痛 或은 腰脚部의 神經疏痺 疝氣, 腎膀胱病에 効가 있으며 肺結核에도 效果가 좋은 穴이다.

30. 下　　髎

部　位：第4薦骨孔에 該當되는 곳에 있다. 第4中薦骨櫛의 外方5, 6分쯤에 있다.

取　穴：腸骨上棘의 內下方 3, 4分이 次髎穴이며 中髎穴은 5分下의 第4

後薦骨孔에 取한다. 薦骨孔은 下方에 갈수록 약간 內方으로 附
着되여 있으므로 下髎穴은 第4中薦骨櫛의 傍 5,6分쯤에 取한다.
「筋肉」腰背筋膜, 薦棘筋
「血管」下臀動靜脈, 薦骨動脈
「神經」薦骨神經後材
【主治症】
上, 次, 中髎와 같이 下焦의 病 生殖器, 泌尿器, 直腸, 肛門等의 病에
따라서 腰脚의 疾患等에 使用하며 鍼灸說約에는 肺結核에 四花穴과 같
이 效果가 있다고 記錄되여 있으나 下髎도 亦是, 消化器系의 機能을 旺
盛게하여 身體의 健康을 維持하여 結核을 治療한다는 意味일 것이다.

31. 會　　陽 (別名, 利機)

部 位：尾閭骨下端의 兩傍5分에있다. 即 長强穴의 兩傍에 있다.
取 穴：尾閭骨端은 長强穴이며 其兩傍5分에 取한다. 大臀筋의 線에
　　　　當한다.
「筋肉」大臀筋, 擧肛筋
「血管」下痔動靜脈
「神經」下痔神經, 薦骨神經後枝
【主治症】
主로 肛門의 病으로 痔出血, 痔核, 脫肛等에 效果가 좋으며 腹冷症에
도 效果가 있다.

32. 承　　扶 (別名, 肉郄, 皮郄, 陰關)

部 位：臀部下溝의 中央部 即 臀部皺壁에 當함.
取 穴：臀部의 下部 坐骨結節의 下에 橫紋이 있다. 그 約中央으로 正
　　　　伏해서 足을伸張하고 坐骨結節에서 下하는 股二頭筋長頭腱
　　　　의 外線에 取한다. 强壓하여 厭痛이 있다. 坐骨神經幹의 經路

이다.

「筋肉」 大臀筋, 小內轉筋

「血管」 穿通動靜脈

「神經」 坐骨神經幹

【主治症】

坐骨神經痛, 腰脊痛에 效果가 있다. **虛弱體質**로서 **遺精**을 할때 使用하기도 한다.

33. 股　　門

部　位 : 大腿後側의 正中 承扶의 下 6寸에 있다.

取　穴 : 承扶(臀部下溝의 中央)의 下6寸으로서 股二頭筋의 筋間 半腱樣筋의 外緣部에 取한다. 伏하여 足에 힘을 주지않고 取한다.

「筋肉」 股二頭筋, 大內轉筋

「血管」 穿通動靜脈

「神經」 坐骨神徑

【主治症】

腰脊痛 '坐骨神經痛

34. 浮　　郄

部　位 : 膝膕窩의 外上方 委陽穴의 上方1寸에 있다.

取　穴 : 膝膕窩의 中央이 委中穴이다. 其外方約2寸으로 股二頭筋腱의 內側에 當하는곳이 委陽穴이다. 其上方1寸 股二頭筋長頭의 內側 短頭의 上에 取한다.

「筋肉」 股二頭筋

「血管」 膝膕動靜脈의 分技

「神經」 總腓骨神經

【主治症】

霍亂, 轉筋, 便秘, 膀胱加答兒等에 使用한다.

35, 委　　　陽

部　位：膝膕窩의 外側 委中穴의 外方2寸에 있다.

取　穴：膝膕窩의 正中 即 委中穴의 外方2寸 股二頭筋의 굵은 腱이있다.
그 內側에 取한다. 强壓하여 찾으면 大腿骨外髁의 上緣에 닿는
것을 알수있다.

「筋肉」股二頭筋의 內綠, 骨腓筋의 外頭

「血管」膝膕動靜脈

「神經」總腓骨神經

【主治症】

中風으로 因한 半身下髓, 脊髓炎으로 因한 腰脚癩瘅의外　膀胱加答兒
等에 使用한다.

36. 委　　　中 (別名, 委中央, 血郄, 中郄)

部　位：膝膕窩의 中央 脈動部에 있다.

取　穴：伏하여 足을 伸하고 膝膕橫紋의 中央에 取한다. 膝膕動脈의 脈
動이 觸感되는 곳이다.

「筋肉」後十字靱帶 斜膕靱帶

「血管」膝膕動靜脈

「神經」脛骨神經

【主治症】

委中의 特色은 **手部**의 尺澤穴과 같이 靜脈이잘 보이는 곳이며 옛날부
터 瀉血療法으로 使用해 왔다. 急性熱性疾患, 高血壓症, 腦溢血, 急性膝
關節尖, 루ー마치스等에 應用되여 왔다.

現代에와서 醫師들도 高血壓 腦溢血의 救急治療法으로 肘關節의 靜脈
에서 瀉血을 行하고 있이나 옛날에는 委中에서 瀉血을 하였다.　委中穴

은· 以上急性症일때 使用하지만 또 上記病의 慢性痼疾에도 效果가 있다
今村了庵著의 醫事啓源이란 冊子에 말하기를「腰痛, 脚腫, 難産: 不月瘡, 黴毒, 下實症과 關聯된 者에 効有함」이라고 되여있다. 婦人病, 忌루—마치스等 下半身의 熱性, 陽症性疾患에 治効가 좋은 穴이다.

37, 附 分

部 位：第2胸椎棘伏突起下外方3寸에 있다.

取 穴：附分以下 秩邊의 諸穴은 背部의 膀胱經의 第2側線에 있어서 大略 薦棘筋의 外緣部에 當한다. 脊의正中 即 督脈에서 外側約四指橫經에 있다. 又 附分에서 膈關까지의 6穴은 肩胛骨의 內線으로 덮혀 있을때가 있으며 可及的 肩胛骨을 벌려서 取穴한다.

「筋肉」僧帽筋, 大菱形筋, 薦棘筋

「血管」管肩胛背動脈, 肋間動脈의 分枝

「神經」副神經, 肩胛背神經, 胸椎神經後枝

【主 治 症】

附分以下 秩邊까지의 脊部의 第3行線은 膀胱經 兪穴線의 副線이라고도 하며 大體로 諸兪穴의 補助線이라고도 한다. 附分穴은 風門의 外方에 있으며 風門은 風邪의 治療穴인 것과 같이 風邪와 같이 頭이나 肩引痛의 경우에 좋은 效果가 있다.

38. 魄 戶 （別名 魂戶）

部 位：第3胸椎棘狀突起下의 外方3寸에 있다.

取 穴：正坐하여 肺兪外方1寸5分에 取한다. 身柱穴(第3椎下)의 外方3寸에 當한다.

「筋肉」僧帽筋, 大菱形筋, 薦棘筋

「血管」肩胛背動脈, 肋間動脈의 分枝

「神經」副神經, 肩胛背神經, 胸椎神經後枝

【主治症】

肺兪의 外方에 있어서 呼吸器疾患인 氣管支炎 肺結核, 肋膜炎 或은 喘息等에 效果가 있고 特히 咳嗽가 甚하며 嘔吐하는 胸苦症에 治療하여 좋은 效果가 있다.

39. 膏　　肓

部　位 : 第4胸椎棘狀突起下外方3寸에 있다.

取　穴 : 正坐하여 第4椎下外方3寸에 取한다.

「筋肉」僧帽筋, 大麥形筋, 薦棘筋

「血管」肋間動脈의 背枝, 肋間靜脈

「神經」副神經, 肩胛神經, 胸椎神經後枝

【主治症】

膏肓穴은 呼吸器疾患, 肩胛關節痛, 腦神經疲勞에는 壓痛이 表現되는 곳 此處를 按壓하면 一時 氣分이 좋아진다. 그러므로 옛날부터 診察하는곳 으로하고 又 治療의 場所로도 使用하여 왔다. 呼吸器疾患, 特히 盜汗에 施灸하여 좋은 成果가있고 呼吸器, 腦神經疾患인 神經衰弱 或은 心臟病等으로 甚히 衰弱했을때에 此處에 施灸하여 卓越한 效果가 있다는 것은 古典에서 볼수 있다. 現代우리들이 試驗한 結果 亦是 實證을 얻을 수 있었다.

但 上記諸症에 考慮할것은 治療過剩이 되지않토록 特別한 注意를 要하는 곳이다. 又 高血壓等에도 效果가 좋다. 膏肓은 厥陰兪의 外方에 있어서 治效는 大略같다고 하나 膏肓穴이 主穴로서 實로 腎兪와 같은 名穴中의 하나이다.

40. 神　　堂

部　位 : 第5胸椎伏突起下方3寸에 있다.

取　穴：第5胸下의　神道穴　그　外方3寸에　取한다.　叉　其中間에　心兪穴이
　　　　　있다.

「筋肉」僧帽筋, 大菱形筋, 薦棘筋

「血管」肋間動脈의　背枝, 肋間靜脈

「神經」副神經, 肩胛背神經, 胸椎神經枝

【主治症】

心兪와　나란히　있는　穴이나　主로　肩背痛을　治療한다.

4I.　譩　譆

部　位：第6胸椎棘狀突起下의　外方3寸에　있다.

取　穴：第6椎의　下外方3寸　約四橫指經에　取한다.

「筋肉」僧帽筋, 大菱形筋, 薦棘筋

「血管」肋間動脈의　背枝, 肋間靜脈

「神經」副神經, 肩胛背神經, 胸椎神經後枝

【主治症】

肋膜炎　肋間神經痛과　같이　胸肋에　痛症이　있을때　或은　胸筋, 背筋의
루―마치스等에　應用된다.

42.　膈　關

部　位：第7胸椎棘狀突起下의　外方3寸에　있다.

取　穴：第7椎下의　至陽穴의　外方3寸에　取한다. 其中間에　膈兪穴이있다

「筋肉」僧帽筋, 濶背筋, 薦棘筋

「血管」肋間動脈의　背枝, 肋間靜脈

「神經」肩胛下神經, 胸椎神經後枝

【主治症】

膈兪의　外方에　있으며　主治症도　膈兪와　같이　飮食物이　잘　通過하지
않는　症狀　即　膈의　症에　效果가있고　食道　痙攣, 食道癌　胃의　噴門部의　病

等에 使用되며 背部에 痛症에도 使用된다.

43. 魂　　門

部　位：第9胸椎棘狀突起下의 外方3寸에 있다.
取　穴：第9椎下의 筋縮穴外方3寸 約 薦棘筋의 外線部에 當하는곳에 取
　　　　한다. 此穴의 中間은 肝兪穴이 있다.
「筋肉」僧帽筋, 濶背筋, 薦棘筋
「血管」肋間動脈의 背枝, 肋間靜脈
「神經」肩胛下神經, 胸椎神經後枝
【主治症】
　肝兪의 外方에 있어서 大體 消化器系疾患에 使用되는 것은 肝兪의 補
助穴이라고도 한다. 肝臟病, 胃痙攣等의 腹痛에 治効가 있고 特히 蛔虫
으로 因한 腹痛等 魂門의 上 膈關에서 其下의 陽綱까지의 右側에 强
한 壓痛이 表現되는 때가많다. 蛔虫의 診斷에 많이 利用된다.

44. 陽　　綱

部　位：第10胸椎棘狀突起下의 外方3寸에 있다.
取　穴：第10椎下의外方3寸으로 其中間에 膽兪穴이 있다. 此部에서 下
　　　　方 盲門穴附近까지는 背를 伸하면 外上方에 下後鋸筋이 隆起해
　　　　보인다.
「筋肉」濶背筋, 下後鋸筋, 薦棘兪
「血管」肋間動脈의 背枝, 肋間靜脈
「神經」肩胛下神經, 肋間神經, 胸椎神經後枝
【主治症】
　膽兪의 外側에 있어서 其右側의 部는 肝臟病, 膽石痛, 胃痙攣等에 治
効가 좋은 穴이다.

45. 意　　舍

部　位：第11胸椎棘狀突起下의　外方3寸에　있다.

取　穴：第11椎下의　背中穴이　外方3寸部로　中間에는　脾兪穴이　있다.

「筋肉」潤背筋, 下後鋸筋, 薦棘筋

「血管」肋間動脈의 背枝, 肋間靜脈

「神經」肩胛下神經, 肋間神經, 胸椎神經後枝

【主治症】

　脾兪의　外方에있으며　消化器의　慢性急性病에　脾兪에　補助穴이다. 又
胃痙攣이나　膽石　疝痛의　鎭痛作用이　있는　穴이다.

46. 胃　　倉

部　位：第12胸椎棘狀突起下의　外方3寸에　있다.

取　穴：第12椎下의　陷凹部의　3寸外方에　取한다. 其中間에　胃兪穴이　있
　　　　다.

「筋肉」潤背筋, 下後鋸筋, 薦棘筋

「血管」肋間動脈의 背枝, 肋間靜脈

「神經」肩胛大神經, 肋間神經, 胸椎神經의 後枝

【主治症】

　胃兪의　外方에　있어서　意舍同樣, 背化器病一切에　效果가　있다. 特히
胃痙攣, 膽石痛의　特效穴이다.　大體, 魂門, 陽綱, 意舍, 胃倉, 盲門의
5穴은　胃痙攣이나　膽石痛 其他　消化器系의　腹痛의　鎭痛作用이 있는　經
穴이다. 鍼이나 灸 모두 좋은 效果가있고 鍼은 深刺하는 便이 좋다. 又
糖尿病等에도 效果가 있다.

47. 盲　　門

部　位：第1腰椎棘狀突起下의　外方3寸에　있다.

取　穴：伏하여　第1腰椎棘狀突起下의　懸樞穴의　外方3寸　第12胸椎의　下에　當한다．又此穴의　外方 3, 4分에　按하여　陷凹部가　奇穴의　痞根穴이다．盲門과　懸樞의　中間에　三焦兪가　있다．

「筋肉」濶背筋，下後鋸筋，薦棘筋

「血管」腰動脈，腰靜脈

「神經」肩胛下神經　肋間神經　腰神經後枝

【主治症】

盲門穴은　痞根이란　奇穴과　一致하여　胃，腸間의　神經痛에　效果가　있고　特히　下腹痛에는　盲門穴의　治効가　더욱　좋은　것이다．又便秘에도　効가　있고　聚英에는　婦人乳疾에도　效果가　있다고　記錄되여　있으나　아즉　應用해본　일이없다．　어떤　肺結核　末期의　患者가　喘息發作을　했을때　盲門에　2寸鍼으로　上方으로　向해　刺入하여　鎭痛을　시킨일이　몇번있었다．此穴은　救急的으로　使用하여　奇効를　보는　참으로　재미있는　穴라고　생각한다．

48. 志　　室 (別名, 精宮)

部　位：第2腰椎棘狀突起下 外方3寸에 있다.

取　穴：伏하여　左右腸骨櫛을　結한　線의　中央이　第3腰椎棘狀突起의　下端陷凹部에　當하는　故로　其一椎上의　陷凹部가　第2腰椎棘狀突起下의　命門穴이다．그　外方1寸5分이　腎兪穴이며　그　外方1寸5分으로　約薦棘筋의　外緣에　當하는곳에　志室穴을　取한다．壓痛이　있는　곳이다．

「筋肉」濶背筋，薦棘筋

「血管」腰動脈，腰靜脈

「神經」肋間神經，腰神經後枝

【主治症】

腰背痛에　特効穴이며　又生殖器，泌尿器疾患等에도　腎兪穴과　같은　主

治症이 있는 穴이다.

49. 胞　肓

部　位：第2中薦骨櫛의 下外方3寸에 있다.

取　穴：伏하고 次髎(第2後薦骨孔)의 外方7分쯤의 膀胱兪 其1寸5分 外方
　　　에 胞肓穴을 取한다. 三穴이 橫으로 一致하고 이 部位는 肉이
　　　깊은 곳이다.

「筋肉」大臀筋, 薦坐結節靱帶

「血管」下臀動脈. 下臀靜脈

「神經」下臀神經, 坐骨神經分枝

【主治症】

　腰, 臀痛에 效果가있고 또 大小便閉라고 一槪해서　말할수없으나, 腦
脊髓性麻痺에서 오는때도 있으며 小便閉는 膀胱이나 尿道의 腫物, 結石
婦人科疾患으로 因하여 尿道를 壓迫하므로서도 上記症이 發生하게 된다
大便閉 即 便秘에는 여러가지 原因이 있으나　그 中에도 惡性인것은 急
性腸閉塞, 急性盲腸炎等이 있다. 置鍼 또는 多壯灸로서 奇效를 보는 일
이 있다.

50. 秩　　邊

部　位：第3中薦骨櫛下外方3寸에 있다.

取　穴：伏하여 中髎(第3後薦骨乳)의 外方7分쯤의 中膂內兪, 其外方1寸
　　　5分에 秩邊穴을 取한다.

「筋肉」大臀筋, 薦坐結節靱帶

「血管」下臀動脈, 下臀靜脈

「神經」下臀神經, 坐骨神經分枝

【主治症】

胞肓과 同樣으로 膀胱, 尿道 肛門의 排泄作用에 異狀이 있을 때에 잘

反應이되는 穴로서 痙攣을 緩解하며 又 痔에도 效가 있는것은 **白環兪**
合陽, 長强穴과 같이 잊을수 없는 要穴의 하나이다.

51. 合 陽

部 位：下腿後側의 正中, 委中의 下方3寸에 있다.
取 穴：膕窩의 中央인 委中穴의 直下3寸(約三橫指經)의 指로서 腓
　　　　腸筋의 內側頭의 筋肉割目을 찾어서 痛症이 있는곳 即 이곳에
　　　　取穴한다.
「筋肉」腓腸筋, 比目魚筋
「血管」膝膕動脈, 小伏在靜脈
「神經」骨神經
【主 治 症】
　主로 腰背痛, 下腿의 痛症과 婦人科疾患에 效果가 있고 特히 子宮出
血에 效果가있고 又 男子睪丸炎에도 使用한다.

52. 承 筋 (別名, 腨腸, 直腸)

部 位：下腿後側의 正中, 委中의 下5寸 腨腸의 中央陷中에 있다.
取 穴：膝膕窩의 中央, 委中穴의 直下5寸 大體로 腨腸이 가장 膨隆된곳
　　　　을 指端으로 腓腸筋의 內側頭와 外側頭와의 筋溝에 承筋穴을
　　　　取한다.
「筋肉」腓腸筋, 比目魚筋
「血管」腓骨動脈, 小伏在靜脈
「神經」脛骨神經
【主 治 症】
此穴以下는 大體 脊腰, 下腿의 後側에 있어서의 痛症, 腫物等에 效果가
있게되여 있으나, 特히 承筋, 承山의 穴은 腓腹筋上에 있어서 脚氣, 霍
亂等에 表現되는 轉筋 即 腓腹筋痙攣에 特効가 있는 穴이다.

又 承筋, 承山, 飛陽의 3穴은 모두 痔疾에 效가있고 承筋, 承山穴은
便秘에 效果가 있다고 많이 使用하고 있는 穴이다.

53. 承　　山 (別名, 腸山, 魚復, 肉柱)

部　位 : 下腿後側의 正中, 腨腸의 下 分肉의 間에 있다.]

取　穴 : 腨腸의 下로 下部의 跟骨腱에서 指로 押上하여가면 腓腸筋의
　　　　內側頭의 割目에 닿는곳 強壓하면 痛함 外踝의 上約7寸에 있는
　　　　飛腸穴의 약간 內上方에 당한다.

「筋肉」 腓腸筋, 比目魚筋

「血管」 腓骨動脈, 小伏在靜脈

「神經」 脛骨神經

【主治症】

　承山은 外踝의 上7寸에 있어 取穴하기 쉬운 穴인 關係上 많이 使用되
는 穴이다. 承筋穴編에서 말한것과 같이 腓腹筋痙攣, 痔, 便秘에 效가
있고 脚氣에는 不可缺의 要穴이기도 하다. 又 下肢倦怠 小兒麻痺에도
使用되는 穴이다.

54. 飛　　陽 (別名, 厥陽, 飛陽) (絡穴)

部　位 : 下腿의 後外側 足의 外踝의 上方7寸에 있다.

取　穴 : 外踝의 上7寸의 部로 跟骨腱外緣을 下에서 押上하기되면 腓腸
　　　　筋의 外側頭의 膨隆된곳에 당한다. 此處에 取한다. 承山穴(腨
　　　　腸의 下分肉의 間)의 外方 약간 下部에 당한다.

「筋肉」 腓腸筋, 比目魚筋

「血管」 腓骨動脈, 小伏在靜脈

「神經」 脛骨神經

【主治症】

　飛陽은 痔, 足의 症狀을 治療하며 此에서 以下膀胱經의 穴은 腦로부

티 目耳鼻等의 頭部器管의 疾患에 關係를 가진 참으로 異常한 穴이다.
이것을 經絡學에서 말할것같으면 膀胱經은 頭部에서 起始하여서 이다.
飛陽은 目眩, 狂癲癇, 鼻出血, 逆上等의 上實症이있을 時에 取穴된다.

55. 跗　　陽

部　位：下腿의 後外側 足의 外踝上方3寸에 있다.
取　穴：跟骨腱의 外緣에 當하며 外踝의 上3寸의 部에 取한다.
「筋肉」腓腸筋, 比目魚筋
「血管」腓骨動脈, 小伏在靜脈
「神經」脛骨神經皮枝
【主治症】
足病一般에 效果가 있는 穴 即　腓腹筋痙攣, 足厥痺, 神經痛 又 腰痛
에도 使用한다.

56. 崑　　崙 (別名, 下崑崙) (經火穴)

部　位：足外踝의 後側, 跟骨腱의 外緣, 跟骨의 上陷中에 있다.
取　穴：外踝의 後로서 跟骨腱의 外緣, 跟骨의 上部에 當하는 곳, 强壓
　　　하여 壓痛이 甚한곳이다.
「筋肉」아키레스筋, 短腓骨筋腱
「血管」腓骨動脈, 小伏在靜脈
「神經」脛骨神經皮枝
【主治症】
腰, 足背痛, 脚氣를 治療하는 外 眩暈 目痛, 頭痛, 衄血, 肩拘急等을
隨伴하는 諸種病에 效果있고 高血壓症도 그하나이다. 又 足關節炎 루ー
마치스 等에도 使用한다.

57. 僕　　參 (別名, 安邪)

部　位：足外踝의 後下方 跟骨結節의 前外側 崑崙의 下方 1寸5分에있다

取　穴：崑崙(外踝의 後 跟骨腱의 外緣)의 下部로 跟骨結節外緣에 陷凹
部가 있다, 强壓하여 壓痛이 있는곳에 取한다. 赤白肉의 間에
取한다고 하나 即 皮膚의 陰面과 陽面의 肌目의 境界에 取한다

「筋肉」腓骨筋支帶

「血管」後外踝動脈, 小伏在靜脈의 分枝

「神經」脛骨神經의 外側跟骨枝

【主治症】

霍亂, 轉筋, 慢性脊髓前角炎, 루―마치스로 因한 足痿弱, 膝關節炎의
外 癲癇 又는 意識障碍에 効果있는 穴이다.

58. 申　　脉 (別名, 髎陽, 鬼路)

部　位：足外踝의 下5分의 陷凹部에 있다.

取　穴：外踝의 直下5分쯤 指端으로 찾으면 腱이나 靱帶其中에 **割目**이
있다. 即 短腓骨筋腱이나 下腓骨筋支帶, 跟腓靱帶等이 있으나
그 割目을 爪甲으로 押하면 痛症이 있다. 이곳이 申脈穴이다.

「筋肉」短腓骨筋, 下腓骨筋支帶, 跟腓靱帶

「血管」外踝動脈, 小伏在靜脈의 分枝

「神經」脛骨神經의 跟側外骨枝

【主治症】

癲癇에 効果가 있고 眩暈에도 좋으며 脊髓癆와같은 足이 痿弱해서 설
수도 없는 患者에게 使用한다. 又 踵의 捻挫에 崑崙, 僕參과 같이 使用
한다.

59. 金　　門 (別名, 關梁, 架關) (郄穴)

部　位‥足外踝前下方 跟骨과 骰子骨間의 陷凹部에 있다

取　穴：外踝의 直下에서 7, 8分前下方에 跟骨과 骰子骨과의 關節을 按
하면 强壓痛이 있는 點이 있다. 金門을 이곳에 取한다. 第5蹠骨
의 後下部에 있는 京骨穴과 申脈穴과의 約中間쯤에 該當한다.

「筋肉」短腓骨筋과 短趾伸筋의 間

「血管」腓骨動脈의 分枝인 外側足蹠動脈, 小伏在靜脈

「神經」脛骨神經의 分枝인 外側足蹠伸經

【主治症】

郄穴인 故로 다음과 같은 劇痛에 效果가 있다. 癲癇, 小兒驚, 霍亂轉
筋, 脫腸으로 因한 때에 金門穴에 2, 30番가량의 굵은 鍼으로서 刺鍼하
여 좋은 效果를 보는 일이 많이 있다.

60. 京　　骨 (原穴)

部　位：第5蹠骨突起의 後下部에 있다.

取　穴：옛날에는 第5蹠骨을 京骨이라고 名하였으나 此骨의 後部의 膨
大部의 下部에 京骨穴을 取한다.

「筋肉」短腓骨筋

「血管」腓骨動脈의 分枝인 外側足蹠動脈, 小伏在靜脈

「神經」脛骨神經의 分枝인 外側足蹠神經

【主治症】

衄血, 頸凝, 目赤等을 隨伴하는 慢性腦充血症, 角膜翳等에 效果가 있
고 又 股關節痛에도 使用한다.

61. 束　　骨 (別名, 刺骨) (兪木穴)

部　位：第5蹠趾關節의 後部 第5蹠骨前部膨大部의 陷中에 있다.

取　穴：第5蹠骨의 外側을 後部에서 前方으로 押하여 指端이 停止되는 곳에 取한다. 蹠趾關節(옛날에는 本節이라고 했다)의 後陷中이다.

「筋肉」小趾外轉筋, 小趾對筋

「血管」外側足根動脈, 小伏在靜脈

「神經」外側足蹠神經

【主治症】

京骨과 同一, 衄血, 目赤, 眩暈, 後頸部의 凝症等을 隨伴하는 症에 効가 있다, 即 腦充血症, 高血壓, 腰痛等이다.

62. 通　　谷 (榮水穴)

部　位：第5趾外側의 中央 蹠趾關節의 前部에 있다.

取　穴：小趾의 外側의 中央部로 第5蹠趾肉節(本節)의 前에 取한다.

「筋肉」趾背腱膜

「血管」背側趾動脈, 背側趾靜脈

「神經」外側足蹠神經

【主治症】

頭重, 眩暈, 衄血, 頂痛 即 腦充血, 高血壓等 腎虛火實의 症이다. 又 때에 따라서는 腦貧血에도 効果가 있다.

63. 至　　陰 (井金穴)

部　位：小趾外側爪甲根部를 1分隔한곳에 있다.

取　穴：爪로서 小趾의 爪의 根을 찾어서 停止되는 곳에 取한다.

「筋肉」趾背腱膜

「血管」背側趾動脈, 背側趾靜脈

「神經」外側足蹠神經

【主治症】

足冷症, 頭重, 鼻塞, 胸脇痛에 取穴되며 感氣로 因한 肋間神經痛等도 此症의 하나이다. 本治法으로서 膀胱經의 母穴이며 그 虛를 補하는데 適當한 經穴이다.

十四經發揮, 鍼灸聚英等以外의 中國書籍에 足의 膀胱經은 63穴의 外에 다시 四穴이 加해저 있다. 現代 佛蘭西, 獨逸等의 鍼灸界에도 모두 이에 準하여 67穴로 하고 있다. 故로 此等의 穴을 添加하기로한다.

64. 眉　　冲

部　位：前頭部, 眉頭의 上方髮際에 5分入한　神庭(頭部正中, 前髮際를 5分入함)과 曲差(神庭의 傍에서 1寸5分)의 間에 있다。

【主治症】

五癎, 頭痛, 鼻塞

65. 督　　兪

部　位：背部 第6胸椎棘狀突起下의 外方1寸5分에 있다.　即 心兪(第5胸椎棘狀突起下의 外方1寸5分)와 膈兪의 間에 해당된다.

【主治症】

肋膜炎, 肺結核, 胃痙攣

66. 氣 海 兪

部　位：腰部 第3腰椎棘狀突起下의 外方1寸5分에 있다.　即 腎兪(第2腰椎棘狀突起下의 外方1寸5分)와 大腸兪間에 當한다.

【主治症】

腰痛, 痔瘻

67. 關 元 兪

部　位：腰部 第5腰椎棘狀突起下의 外方1寸5分에 있다. 即　大腸兪(第4

腰椎棘狀突起下의 外方1寸5分)와 小腸兪間에 取한다.

【主 治 症】

腰痛, 急性及, 慢性下痢, 膀胱㽲痺, 婦人諸疾患

膀 胱 經 總 論

流 注 本經은 頭部, 肩, 脊, 腰, 薦, 臀, 下腿, 足과 前頭部, 後頭部, 軀幹後側, 下腿後側 足部外側, 主로 手部를 除한 身體의 背面即陽側의 全部를 流行하 經이다. 14經中 가장 길고 廣範한 支配를 하는 經이다. 따라서 經穴도 가장 많이 存在하고 있는 經絡이다. 그리고 各臟腑器官도 直接間接으로 關係되여 있고 그 疾患에 對해서도 全般的이란 것은 두 말할 必要가 없다.

【主 治 症】

以上63穴의 主治症을 前記와 같이 通覽해보면 다음과 같이 되여있다

1. 本治法

膀胱經은 水經의 陽經으로 陰인 腎經과 表裏가 되여 있는 面으로 볼때 水經의 虛實에 腎經과 倂用될때가 많이 있다. 又 肺兪, 心兪, 胃兪等 各經의 兪穴이 脊部, 腰部, 薦部에 存在하므로서 膀胱經의 虛實如何를 不問하고 各經 各臟의 虛實에 取穴할수있는 참으로 重要한 經이다 特히 灸治療에 있어서 脊部에 取穴이 많이 되는것은 兪穴은 脊部陽面에 있으면서 陰을 治療하는데 適當하다는 理由에서 陰病에 通하는 灸가 利用되는 것이다.

2. 標治法

㉮ 筋痛 流注가 前述한바와 같이 頭部, 後頸, 脊腰, 臀, 下腿後側이므로 身體의 運動에 가장 重要한 筋肉이 存在하는 곳이다. 運動筋의 疲勞에서 起하는 諸種의 痛, 强直, 痙攣, 麻痺等이 此部에 表現된다. 그中 가장 많은것이 坐骨神經痛이며 다음이 後頸部와 肩凝痛, 脊痛, 腰痛, 腓腹筋의 痛 或은 痙攣等이다. 이때 局所的으로 全部取穴

된다. 遠達的인 經絡의 關係에서 先 或은 後에 取穴된다. 例로 腰痛
에 崑崙, 束骨이 取穴되며 腰背痛에 合陽이 取穴되는것 等이다.

   ㉡. 臟腑關係 膀胱經이 直接流注하는것은 腦와 腎, 膀胱이지만 內
臟의 氣는 모두 陽인 脊에 通하여 있다. 故로 그 治療穴은 모두 背腰
面에 存在하고 있는 것이다. 即 直接流注關係에 있는 頭部疾患으로서
는 目, 鼻의 病, 頭痛 그기에서 癲, 狂, 腦充血症, 高血壓症, 腦貧血
症 腦溢血等은 頭部諸穴, 飛陽以下의 下肢의 諸穴에서부터 心兪, 肝
兪 膏肓等에 主로 取穴이 되는 것이다.

腎, 膀胱은 今日의 生殖器, 泌尿器系統에 屬해 있으므로 此方面의
疾患의 治穴은 主로 腰部(腎兪, 志室) 臀薦部, (八髎, 小腸兪, 膀胱兪,
胞盲, 秩邊)에 取한다. 그리고 足의 部로서는 膀胱病에는 浮郄, 委陽
이 取穴되는 거이나 腎經 肝經 脾經의 陰側에 많이 取穴된다.

大體로 이런 病들은 陰病인 關係인 것으로 본다.

   다음은 呼吸器系의 病으로 大杼, 風門, 肝兪, 厥陰兪의 第1線과 第2
線의 魄戶, 膏肓, 譩譆等이 近接部의 經穴인 故로 當然히 取穴된다. 다
시 古典에 있는 胸痛이든가 喘, 咳嗽等의 病은 呼吸器疾患으로 因한것이
라고 만解釋이 않된다. 今日의 心臟乃至 大動靜脈等에서 起하는 疾患으
로 基因하는 때가 많이 있다는 것을 考慮하여야 한다. 呼吸器系의 外 心
臟病을 加해서 생각하는 것이 옳은 것이라 하겠다. 다음은 消化器系疾
患으로서 此中에는 胃, 小腸, 大腸, 脾臟 肝臟, 膽囊, 等에서 發生하
는 疾患이다. 古典에서 記述한 症狀에서 一一히 이것을 어느 臟腑에서
起한 疾患인가를 뚜렷한 決定은 않되겠지만 大體로 消化器系의 主治症
인 것은 實際臨床으로 通하여 그렇한 解釋이 될것이다. 이 系統에는 心
兪以下 小腸兪穴까지의 10穴, 膈關以下 肓門까지의 6穴이 記載되여 있
으며 又 實際로 좋은 效果가 있는 穴들인것은 前述한바와 같다.

   ㉢ 其他 散針과 打膿灸 經穴과 關係없이 淺鍼을 많이 하는것을 散
針이라한다. 이와 같이 小灸를 施灸하는것을 散灸라 名稱 하였다. 이

린 散針, 散灸를 膀胱經에서 行하는 部處는· 後頭, 後頸, 肩背部, 隔兪, 肝兪, 脾兪附近까지의 薦棘筋部에 行하여진다.

後頭, 後頸, 肩背部는 鎭靜作用으로서 喘息發作, 心悸亢進, 呼吸困難 吃逆等에 特効가 있다. 肝兪附近과 같이 行하면 精神의 亢奮이 鎭靜되며 不眠症等에 行하여 언제든지 効가 있는 部位이다. 民間療法으로 目星을 뺀다고 하면서 肩背部에 燈油로서 發火식혀 熱을 加하는 것도 있다. 이 代身에 散灸, 散針을 行하면 眼의 充血이 除去된다. 又 吸角器로서 瀉血하므로서 같은 効果가 있고, 散針 또는 三稜針으로서 此部에 輕한 傷處를 주어도 頭部의 充血症은 除去된다. 血壓의 降下 耳, 鼻, 目等의 充血로 因한 諸症이 一時 消滅되여 治療의 轉歸를 줄때가 大端히 많이 있다는 것은 事實이다.

다시 灸師에 依하여서는 特別한 施術을 하는 打膿灸가 있다. 比較的 많이 普及되여있는 것이다. 主로 膀胱經에 施行되는 메가 많고 大杼, 膏肓, 隔兪, 腎兪等이 主가되는 場所이나 膀胱經以外의 穴을 使用되며 그 目的은 다음과 같다.

大 杼─頭部疾患, 上肢疾患

膏 肓─呼吸器, 心臟, 上肢의 疾患

隔 兪─消化器疾患

腎 兪─腎, 膀胱, 脚痛, 生殖器疾患 痔疾

三陰交─下肢疾患, 生殖器疾患, 痔疾

陰陵泉─膝關節灸, 膝關節 루─마치스

外膝眼─中風豫防

肩髃의 下(三角筋上) 中風豫防

方 法

母指頭大 又는 小指頭大의 艾炷로서 大傷을 發生케 하여 此處에다 赤膏藥으로서 排膿케한다. 10日부터 40日程度排膿한다. 實證體質에는 排膿이 잘되며 効果도 顯著하다. 化膿性疾患에도 効가좋고 以前에 靑地博士의 橫症의 治療를 臀部의 施灸로서 淋疾, 橫痃에, 應用되었다.

7. 足太陽膀胱徑主治症一覽表　63穴

穴　　名	部　位	第 1 症 （共　通　症）	第 2 症 （特　效　症）
1. 晴　明	內 ○	目十一	小兒驚疳
2. 攢　竹	眉 頭	目十一　　　　　頭痛	癲狂
3. 曲　差	前 頭	鼻（衄塞瘡）　　　頭痛	
4. 五　處	〃	目一　　　　　　頭痛	癲, 反折（腦膜炎, 背柱 筋痙攣）
5. 承　光	〃	目（翳）鼻（加答兒）頭痛	
6. 通　天	〃	鼻（加答兒, 瘡, 衄）	項頸重痛, 口斜
7. 絡　却	後 頭	目（綠內）　　　頭旋	耳鳴, 狂（躁欝）
8. 玉　枕	後 頭	目（痛, 近視）鼻（塞）	腦病
9. 天　柱	項	鼻（塞）　　　　痛頭	頭部疾患一般
10. 大　杼	背	呼（咳, 氣管, 肺, 肋膜）	
11. 風　門	〃	呼（感冒, 肺, 百日咳 肺, 肋, 鼻）	身熱
12. 肺　兪	〃	呼（　〃　　）	皮膚痒, 黃疸, 背部,癃疽
13. 厥陰兪	〃	呼（　〃　　）	心（煩悶）齒
14. 心　兪	〃	消（嘔吐, 食不下胃痛）	精神薄弱,神衰,狂癲, 中 風, 半身不隨, 人事不省
15. 隔　兪	〃	消（嘔吐, 食不下, 胃痛）	呼（消耗熱）, 隔症
16. 肝　兪	〃	消（小腹痛）目十一	肝病（眩, 怒, 神衰 不眠, 筋急）
17. 膽　兪	〃	消（腹脹, 口苦, 嘔 黃疸, 膽石）頭痛	勞熱, 嘔吐

No.	穴	부위	主治		其他
18.	脾兪	背	消(胃症狀, 消化器病一般)		小腫, 夜盲, 脚氣, 糖尿病, 루마치스
19.	胃兪	腰	消(胃痙攣, 嘔吐, 食多, 瘦者, 弱視)		
20.	三焦兪	〃	消(消化不良, 痢食欲減退) 下 頭痛		眩
21.	腎兪	〃	消(食多瘦者) 生(性欲減退失精)		腎虛小便濁, 呼吸器病腰痛
22.	大腸兪	〃	腸(腸痛, 腸鳴, 消化不良, 便秘)		腰痛
23.	小腸兪	臀	腸(泄利膿血利) 生(滯下)		泌(血尿, 發熱小便赤) 糖尿, 痔
24.	膀胱兪	〃		生(女子聚瘕)	泌(腎, 膀胱加答兒, 下腹痛) 便秘
25.	中膂內兪	〃	腸(腸冷赤白利下腹痛) 生(子宮虛冷不妊)		糖尿, 坐骨神經痛
26.	白環兪	〃	生		腰背痛, 中風, 四肢厥痺, 痔, 肛門病
27.	上髎	薦		生(子宮虛白帶下)	腰足厥痺, 大小便不利中樞厥痺
28.	次髎	〃		生(子宮脫白帶)	腰足厥痺, 大小便不利
29.	中髎	〃		生(帶下月經不調)	五勞七傷, 大小便不利
30.	下髎	〃		生(帶下月經不調)	症氣, 勞症, 四髎와 同
31.	會陽	臀	腸(泄, 慢性下痢)		痔(出血)
32.	承扶	大腿			腰背痛, 坐骨神經痛
33.	殷門	大腿			腰背痛, 坐骨神經痛
34.	浮郄	〃			膀胱(炎) 霍亂轉筋便秘
35.	委陽	〃			膀胱(加答兒), 疝氣腰痛

36. 委 中	膝 膕		風熱(瀉血), 中風, 腰脚痼疾
37. 附 分	背		頸肩背拘急(風因)
38. 魄 戸	背	呼(勞, 感冒, 肋膜炎)	喘息, 嘔吐
39. 膏 肓	〃	呼(肺, 勞, 喘)	健忘(高血壓, 神衰)
40. 神 堂	〃	呼(肋膜炎)	肩背痛
41. 譩 譆	〃	呼(肋勞喘)	目痛, 衄, 手痛
42. 隔 關	〃	消$\left(\begin{array}{l}\text{食不下, 多涎}\\ \text{大便不節, 泄利}\end{array}\right)$	背痛, 小便黃
43. 魂 門	背	消$\left(\begin{array}{l}\text{食不下, 大小便}\\ \text{不節泄利}\end{array}\right)$	小便赤黃
44. 陽 綱	〃	消(食不下. 大便不節)	小便赤澁
45. 意 舍	〃	消(食不下, 泄利嘔吐)	小便赤黃
46. 胃 倉	腰	消$\left(\begin{array}{l}\text{飮食}\\ \text{不下}\end{array}\right)$ 泌$\left(\begin{array}{l}\text{腹服}\\ \text{水腫}\end{array}\right)$	背痛
47. 肓 門	腰	消(便秘)	乳疾(痞根)
48. 志 室	腰	消(消化不良) 泌(腎淋)	生(失精) 腰脇痛
49. 胞 肓	臀	泌(淋, 膀胱腎瘕痺)	背痛
50. 秩 邊	〃	泌(膀胱加答兒)	痔
51. 合 陽	下 腿	$\left(\begin{array}{l}\text{生}\frac{\text{睾丸炎, 陰痛}}{\text{帶下, 出血}}\end{array}\right)$	腰背腹引痛
52. 承 筋	〃		痔, 便秘, 轉筋, 腨痛
53. 承 山	〃		痔, 便秘, 轉筋

54. 飛 陽	〃	腦(狂，反折衄逆上 眩)		腳腨劇痛
55. 跗 陽	〃			轉筋，腰痛，足麻痺
56. 崑 崙	足關節	腦(上氣，衄，耳病 小兒癇，胲)		尻腰腳痛
57. 僕 參	足	腦(癲，狂言)		胸氣轉筋
58. 申 脈	〃	腦(癲)		脊髓勞
59. 金 門	〃	腦(小兒驚疳， 狂祝，狂言)		膝足劇痛，霍亂
60. 京 骨	〃	腦(慢性腦充血症頭痛)		背腰，足痙攣
61. 束 骨	〃	腦(同)		腰痛
62. 通 谷	〃	腦(同)		
63. 至 陰	五趾端			上衝(鼻塞，頭痛 足心冷) 感冒 失精

8. 足少陰腎經 27穴
MERIDIEN DES REINS

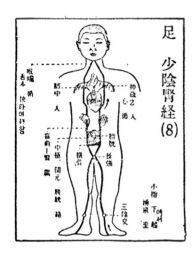

足
少
陰
腎
経
(8)

流 注 此脈은 膀胱經의 末端인 第5趾(小趾)의 端 至陰에서 起始하이 足裏를 句하여 足心의 湧天穴에서 經穴이 始作한다. 此裏에서 內踝下에 出하여 下腿內側의 上行하는 途中 脾經의 三陰交에 交한다. 此處는 脾, 肝腎의 三個의 陰經이 交한다하여 三陰交란 名稱이 된것이다. 此에서 上行하여 膝膕의 陰谷穴에 至하고 大腿內側의 後方을 上行하여 長強穴에 會合하고 前方을 向하여 任脈의 外5分 線을 上行하여 臍의 兩傍 肓兪에 있어서 腎臟에 屬會하였고 此에서 任脈을 下하여 膀胱을 絡하게된다. 其直行者는 腎에서 上行하여 肝臟, 橫隔膜을 貫通하여 肺中에 入하였다가 다시 氣管을 循하고 舌의 根本을 挾합 其支脈은 肺에서 出하여 神穴에 心臟을 循하고 膻中에서 心包經의 起始端에 交하였다.

1. 湧　　　泉　(別名, 地街, 跟心)（井木穴）

部 位：足蹠의 中央에서 약간 前方 五趾를 屈하여 陷處에 있다.

取 穴：五趾를 屈하여 陷處로 第2趾와 第3趾間을 通히여 八形의 皺의 內頭에 取한다.

「筋肉」長趾屈筋, 蹠方形筋, 踇內轉筋斜頭

「血管」後脛骨動脈의 分枝인 足蹠動脈, 蹠側靜脈網

「神經」內側足蹠神經

【主治症】

婦人科疾患中 足, 腰, 下腹部가 冷하며 痛症이 있을때 特히 下腹部에 硬한것이있어 이것에 痛症이 있는 婦人病等에 治効가 있다. 男子일 경우에는 湧泉에 施灸하므로서 下腹部에 溫氣가 돌고 痛症이 消滅될때가 많이있다.

膀胱, 生殖器, 腸의 病等에서 오는 諸症에 一次 試驗해볼 穴이다. 不姙症에 使用되는것도 以上과 같은 症狀과 合致히였을 때에 效果를 보는 것이다. 又 足, 腰腹에 溫氣가 돌머로서 高血壓, 上衝性에 引下灸로서 應用이 되기도하는 穴이다. 이 症狀에서 오는 眩暈에 對해서는 나 自身도 體驗해보아서 그 治効는 認定하는 事實이다. 此穴은 多期, 寒冷時, 足冷症을 除하고 大體로 過敏한 곳이므로 鍼이나 灸로서 그 刺戟에 對해서 注意하여야하며 보통 治療로서도 過敏한 사람에게는 된장, 食鹽, 마늘 等의 위에서 間接灸를 施行하는 方法도 좋다.

神經衰弱으로 不眼症이 있을때 即, 肝虛證의 경우에 此處의 灸와 肝兪의 鍼이나 灸로서 安眠했다는 患者가있었다. 呼吸器疾患으로 熱 또는 咳가 있을때 心臟炎, 心悸亢進, 喘息等 心臟病에도 治効가 있다.

腎臟病은 慢性急性을 莫論하고 좋은 效果가 있다. 다음에 喉는 腎經이 注入되는 곳이므로 扁桃線炎이나 그 周圍炎에 効가 있다. 湧泉에서 然谷, 太谿, 太鍾, 照海等은 모두 上記의 諸疾에 效果가 있는 穴이다. 局所的으로 足心이 冷하는 사람 또 反對症에도 鍼灸모두 効가 있다. 但 熱이 있는 사람에게 施術하여 오래동안 熱痛이 가시지 않는 患者가 있다. 그러한 사람에게는 차라리 上方에 있는 然谷이나 交信 附近에서 좋은 效果가 있다고 본다. 上衝性이나 血壓亢進, 動脈硬化等에는 頭의 百會의 灸는 大抵로 좋은 效果가 있으나 사람에 따라서는 施術로 因해 오히려 上衝性이 劇烈하여 한層 심한 耳鳴이 있게되며, 肩擬症이 甚하게 되는 때가 있다. 顔色이 붉으지고, 붓고 耳鳴이 甚하고 目이 감기며 意識이 分明하지 못할때에 百會의 施灸는 可히 좋은 便이못된다. 나 自

身어떤 高血壓患者가 願하는대로 百會에 施灸하여 網膜出血을 시킨 쓰라린 經驗도 있다. 이러한 경우 頭部에는 瀉法에 適合한鍼을 行하고, 足의 湧泉에는 施灸를 해야 된다는것을 다음 깨닫게 되여지금도 잊어지지않는다.

2. 然　　谷 (別名, 然滑, 龍淵, 龍泉) (滎火穴)

部　位：足內踝前下方 舟狀骨粗面(實起)의 下線 약간 前方에 있는 陷凹部에 있다.

取　穴：內踝의 前下方에 약간 높게 나온 骨이 舟狀骨이다. 其尖端의 下로 第1楔狀骨과의 陷凹部에 取한다. 壓하면 痛한다. 其一指橫徑前에 第1楔狀骨과 第1蹠骨과의 關節이 있다. 此處에 脾經의 公孫穴을 取하게 된다.

「筋肉」 蹈外轉筋

「血管」 內側足蹠動脈, 蹠側靜脈網

「神經」 內側足蹠神經

【主 治 症】

湧泉과 같이 婦人科, 泌尿器, 咽喉, 心臟等의 疾患에 效果가 있다고하나 本穴의 特點은 火穴로서 熱性疾患에 適應하게 되여 있다. 따라서 子宮充血, 膀胱加答兒, 扁桃腺炎, 心臟炎症等일 경우에 瀉穴로서의 價値가 充分하다.

3. 太　　谿 (別名, 呂細) (兪土原)

部　位：足內踝의 後角을 5分지나 脈動部에 있다.

取　穴：內踝의 最尖端의 直後로 後脛骨動脈의 脈動을 感하는 곳에 取한다. 따라서 跟骨腱의 綠에서 2・3分떠러진다. 나음의 太鍾은 그약간 後下部로 跟骨腱의 線이 跟骨에 接하여 있는곳에 取한다

「筋肉」 長趾屈筋 長拇屈筋

- 157 -

「血管」後脛骨動脈 內踝靜脈

「神經」脛骨神經

【主治症】

心臟性疾患으로 手足이 甚히 冷하였을때 喘息을 隨伴할 경우· 又 氣管支炎이나 肋膜炎에도 效가있고 咽腫으로 出血이 있을때도 좋은 穴이다 太谿는 土穴이며 脾胃의 氣를 받는 곳으로 腎經의 疾病으로 消化器에 違和가 생겼을때 卽 胃痛, 嘔吐, 便秘等의 症狀에 좋은 治効가 있고 太谿는 原穴인 關係로 腎經病 一般에 廣範圍하게 取穴되는 穴이다.

4. 太　　鍾 (絡穴)

部　位 : 足內踝의 後下方 跟骨腱의 停止部에 있다.

取　穴 : 跟骨의 後上線으로 跟骨腱의 前線의 角으로 되여 있는곳 약 內趾의 下線에서 後方에 當하는 곳에 取한다.

「筋肉」跟骨腱, 長拇屈筋

「血管」後脛骨動脈, 內踝靜脈

「神經」脛骨神經

【主治症】

心臟衰弱, 咽喉의 病等은 以上의 穴에 좋은 治効가있는 것이다. 또泌尿器疾患으로 小便閉에 効가있고 身冷 腰痛에도 取穴된다.

5. 照　　海 (別名, 陰蹻)

部　位 : 足의 內踝의 下1寸 跟脛靱帶의 後側陷中에 있다.

取　穴 : 內踝下約1橫指經의 靱帶와 腱軟의 溝가 있는 陷凹部에 取한다 强按하여 痛하는 곳에 取한다.

「筋肉」後脛骨腱鞘破裂靱帶

「血管」後脛動脈, 內踝靜脈

「神經」脛骨神經

【主治症】

本穴은 婦人科疾患에 가장 卓効가 있는 穴로서 月經不順, 子宮內膜炎 子宮位置異常等에 効가있고 他穴 特히 腰薦部의 諸穴等과같이 많이 倂用된다. 어떤 施術家에 依하면 婦人科疾患에 어떤 病이든간에 必히 倂用하게되는 不可缺의 要穴로 取扱하는 사람이 있다. 이 點은 側復의 帶脈穴과 類似한 點이 있는 穴이다. 故로 照海는 手足의 運動不隨, 腸疝痛 淋疾等에도 使用하여도 좋은 곳이다. 又 局所的으로 足關節의 炎症이나 루—마치스 捻挫等에도 使用된다. 照海穴은 陰蹻脈의 發하는 곳 以外에 一般的으로 要穴로서는 取扱되지는 않치만 實로 重要한 經穴이란 것은 臨床家들이 다같이 認定하는 事實이다.

6. 水　　　泉 (郄穴)

部　位：足內踝의 後下方約一指橫經, 太谿穴의 下1寸에 있다.
取　穴：太谿(內踝의 後 脈動部에 있음)의 下1寸으로 照海穴(內踝의 下 1寸)의 後方約1寸에 當하는 곳에 跟骨粗面上角의 前方에 取한다. 長拇屈筋鞘의 後線에 當한다.

「筋肉」長母屈筋鞘
「血管」後脛骨動脈, 內踝靜脈
「神經」脛骨神經

【主治症】

主로 婦人病에 効가있고 月經이 늦어지며 또는 閉止, 子宮下垂와 같이 比較的 慢性症에 應用하나 郄穴인 故로 子宮經攣, 子宮出血 其他 膀胱痙攣等에도 使用된다. 局所的으로는 跟骨의 捻挫에 壓痛이 表現되는 場所이기도 하다.

7. 腹　　　溜 (別名, 伏白, 胃陽, 外命) (經金)

部　位：足內踝의 上方2寸 跟骨腱의 前緣에 있다.

取 穴：內踝上緣에서 2寸으로 跟骨腱前緣에 取한다. 長趾屈筋의 上에
　　　當한다.

「筋肉」長趾屈筋, 長拇屈筋
「血管」後脛骨動脈, 小伏在靜脈
「神經」脛骨神經

【主治症】

　經絡說에서 보면 腎水經의 經金穴이다. 即 水經의 母穴인 關係上 腎
經의 虛를 補하는데 가장 適合한 穴이다. 手의 尺澤(肺經의 水穴—子穴)
이나 兪穴의 腎兪等과 같이 便用하여 가장 좋은 穴이란것은 認定받고있
는바와같다. 腎經의 虛症이란 體重, 身冷, 足腰寒하고 小便赤黃, 盜汗,
陰虛火動의 熱, 건망증, 精力減退, 耳鳴, 眩暈, 耳聾, 手足痺, 食慾不
振等症을 倂發하는것 等이다. 이것을 現代醫學的으로 말할것 같으면 다
음과 같은것이 있다.

　(1) 生殖器 特히 婦人病 精力減退
　(2) 泌尿器(腎臟, 膀胱)의 病
　(3) 肺結核, 其他의 結核性疾患, 心臟病
　(4) 高血壓, 腦溢血, 半身不隨, 中樞性의 運動筋麻痺, 痿弱
　(5) 腰痛, 脚氣, 耳病

　以上의 諸症은 腎虛症이 많음으로 復溜의 施術이 適當하다고 본다.

8. 交　　信

部 取：足內踝의 上方2寸 復溜穴의 前5分에 있다.
取 穴：內踝上緣의 上方2寸으로 復溜穴(跟骨腱의 前緣)의 약간 5分前
　　　에 取한다. 長趾屈筋上에 當하며 此1寸上이 三陰交(脾經)이며
　　　交信에서 약간 前方으로 長趾屈筋과 後 脛骨筋과의 境界에 있
　　　다.

「筋肉」長趾屈筋

「血管」後脛骨動脈, 小伏在靜脈

「脈神」脛骨神經

【主治症】

大體로 復溜와 類似하다. 婦人病으로 出血, 月經不順, 男子의 疝氣 淋疾等에 效果가 있고 又 盜汗에도 效果가 있다고 하고있다.

9. 築 賓

部 位:足內踝의 上方5寸跟骨腱의 前緣에 있다.

取 穴:交信의 上方3寸 跟骨腱(아키래스 腱)의 前緣으로 長趾屈筋上에 取한다.

「筋肉」長趾屈筋

「血管」後脛骨動脈, 小伏在靜脈

「神經」脛骨神經

【主治症】

脫腸, 疝氣, 癲狂, 腓腹筋痛 又 澤田流에서는 微毒, 淋毒, 小兒胎毒 等의 解毒作用이 있다고 하나 그 根據는 分明치않다. 勿論 어데까지나 澤田先生의 臨床體驗에 基因한 것이라고 본다.

10. 陰 谷 (合水穴)

部 位:膝關節의 後內側 脛骨內踝의 上方 筋間에 있다.

取 穴:膝을 半屈하여 膝의 後內側에 강하게 뻗쳐있는 腱을 指端으로 찾아보면 內側의 一群(半腱樣筋, 薄股筋, 縫匠筋等의 腱)은 굵고 後側(半膜樣筋腱)의 가느른 것과 두個의 腱이 있다. 그 間에 指一本을 넣을수 있다. 陰谷穴은 膝橫紋線이 지나며 此의 腱間 으로 委中의 內側에 當하는 곳에 取한다.

「筋肉」半膜樣筋腱과 半腱樣筋腱의 間

「血管」內側膝動脈, 小伏在靜脈

「神經」脛骨神經

【主治症】

本穴은 水經의 水穴로써 腎經의 主穴인 故로 水性으로서 가장 性格이 뚜렷한 穴이다. 故로 原穴同樣으로 補法이나 瀉法에 腎經中의 代表穴로서 取穴되는 穴이다. 此穴의 主治症으로서의 特徵은 亦是 婦人病中에서도 出血로서 止血이 않된다든가 腹部張滿時 숨을 쉴수도 없는 等의 症에 取穴된다. 又 男子에 있어서는 陰痿症, 慢性淋疾에도 治効가있고 局部的으로는 여러가지 原因으로 因한 膝病에 使用하는 穴이다.

11. 橫　　骨 (別名, 下極, 屈骨)

部　位：下腹部 恥骨軟骨連合의 上際 正中線의 外方5分에 있다.

取　穴：腎經의 腹部諸穴은 모두 正中線의 5分傍에 取한다. 又 暗下寸法은 臍와 恥骨上際의 間을 5寸으로 定하고 取한다. 橫骨穴이란 옛날에는 恥骨을 橫骨이라고 말하였음으로 나온 名稱으로 恥骨上際의 正中은 任脈의 曲骨穴로 其5分傍에 取하는 것이다.

「筋肉」腹直筋, 三稜筋

「血管」下腹壁動脈, 淺腹壁靜脈

「神經」肋間神經前皮枝, 腸骨下腹神經前皮枝

【主治症】

此에서 以下穴은 腹部로 가는 것이나 臍의 兩傍5分의 盲兪까지는 他의 任脈, 胃經, 脾經과같이 下腹部라 하지만 生殖器, 泌尿器等에 治効가 있다. 橫骨은 曲骨(任脈)과 같이 婦人病 外에 膀胱炎, 淋病, 內臟의 諸虛弱失精에 効果가 있다.

12. 大　　赫 (別名, 陰維, 陰關)

部　位：下腹部 盲兪의 下4寸에 있다.

取　穴：腹部正中線의 兩傍5分으로 臍의 外方5分에 盲兪穴에서 下4寸에

取한다. 任脈의 中極穴(臍下4寸)의 兩傍5分에 當한다.

「筋肉」腹直筋, 三稜筋

「血管」下腹壁動脈, 淺腹壁靜脈

「神經」筋間神經(腹直筋)의 前皮枝(皮膚)

【主治症】

橫骨同樣, 虛勞失精 即 衰弱한 男子로서 身體나 精神的인 약간의 희戟으로 因해 起하는 射精現象에 效果가 있다. 叉 陰痿縮에도 效果가 있다.

13. 氣　　穴 (別名, 胞門, 子戶)

部　位 : 下腹部 盲兪 下方3寸에 있다.

取　穴 : 腹部正中線의 兩傍5分으로 臍의 外方5分의 盲兪穴에서 下3寸에 取한다. 任脈의 關元穴(臍下3寸)의 兩傍5分에 當한다.

「筋肉」腹直筋, 三稜筋

「血管」下腹壁動脈, 淺腹壁靜脈

「神經」肋間神經及 그 前皮枝

【主治症】

婦人月經不調, 臍下의 積이 上下에 往來하며 苦痛이 甚할 時에 治効가 있는 穴이다.

14. 四　　滿 (別名, 髓府, 髓中)

部　位 : 下腹部 盲兪의 下2寸에 있다.

取　穴 : 腹部正中線의 兩傍5分으로 濟의 外方의 盲兪穴의 下2寸에 取한다. 任脈의 石門穴(臍下2寸)의 兩傍5分에 當한다.

「筋肉」腹直筋

「血管」下腹壁動脈, 淺腹壁靜脈

「神經」肋間神經及, 其前皮枝

【主治症】

婦人月經不調, 臍下의 積의 上下로 往來하며 苦痛할때 其外 大腸加答兒, 臍下冷, 痛症에 置鍼 또는 多壯灸를 施灸하면 大端히 좋은 治効를 보는 穴이다.

15. 中 注

部 位：腹部 盲兪의 下1寸에 있다,

取 穴：腹部正中線의 兩傍5分으로 臍外方5分의 盲兪穴의 下1寸에 取한다, 任脈의 陰交穴(臍下1寸)의 兩傍5分에 當함.

「筋肉」腹直筋

「血管」下腹壁動脈, 淺腹壁靜脈

「神經」肋間神經及 그 前皮枝

【主治症】

月經不順, 子宮周圍炎, 結締織炎等의 小骨盤內의 炎症에 効果가 있다

16. 盲 兪

部 位：腹部 臍의 兩傍5分에 있다.

取 穴：腹部正中線의 兩傍5分으로 臍의 中心에서 兩傍5分 臍輪의 外方에 當한다.

「筋肉」腹直筋

「血管」下腹壁動脈, 淺腹壁靜脈

「神經」肋間神經及其前皮枝

【主治症】

經의 流注에서 본다면 腎經은 盲兪穴에서 腎에 屬하며 腎病과 關係가 깊게 되여있는 것이다. 古典에서는 腎病에 効果가 있다고 記錄되여있지않고 胃痛, 腸症痛, 便秘等만이 記載되여 있다. 然이나 實際에 있어서 復溜, 腎兪等와 같이 腎經의 虛 或은 實證에 使用하여 大端히 좋은 効

果가 있다는 것을 알수있다. 나는 腹部의 募穴인 京門穴과 같은 것으로 생각하고 呼吸器病, 精力減退, 婦人病等에 恒常 愛用하고 있다.

17. 商　　曲

部　位：上腹部 肓兪의 上方2寸에 있다.

取　穴：腹部正中線의 兩傍5分 肓兪穴)臍傍5分)의　上方2寸에 取한다.
　　　　任脈의 下脘(臍上2寸)의 兩傍5分에 當한다.

「筋肉」腹直筋

「血管」上腹壁動脈, 淺腹壁靜脈

「神經」肋間神經, 及 其前皮枝

【主治症】

胃痙攣, 其他胃病, 婦人病에서 오는 上腹痛, 膀胱의 病에도 간혹 使用된다.

18. 石　　關

部　位：上腹部, 肓兪의 上方 3寸에 있다.

取　穴：腹部正中線의 兩傍 5分, 肓兪穴의　上方 3寸에 取한다. 任脈의
　　　　建里穴의 兩傍5分에 當한다.

「筋肉」腹直筋

「血管」上腹壁動脈 淺腹壁靜脉

「神經」肋門神經及 其前皮枝

【主治症】

胃痙攣, 其他胃病 婦人病에서오는 上腹痛. 膀胱病에는 때때로 取穴된다.

19. 陰　　都　(別名, 食呂, 通關)

部　位：上腹部 肓兪의 上方4寸에 있다.

取　穴：腹部正中線의 兩傍5分 盲兪穴(臍의 傍5分)의 上方4寸에 取한다
　　　　任脈의 中院(臍上4寸)의 兩傍5分에 當한다. 又 胸骨下端과 臍
　　　　의 約中央外方에 取한다.

「筋肉」腹直筋

「血管」上腹壁動脈, 淺腹壁靜脈

「神經」肋間神經及 其前皮枝

【主治症】

心窩部膨滿, 胃病의 外 喘息에 效果가 있다.

20. 通　　穀

部　位：上腹部, 盲兪의 上方5寸에 있다.

取　穴：腹部正中線의 兩傍5分 盲兪穴(臍의 傍5分)의 上方5寸 任脈 上
　　　　脘穴(臍上5寸)의 兩傍5分에 取한다.

「筋肉」腹直筋

「血管」上腹壁動脈, 淺腹壁靜脈

「神經」肋間神經及其前皮枝

【主治症】

胃의 諸症에 效果가 있고 又 心窩部와 關連이되는 心臟病, 呼吸器病
에서 오는 喘息, 咳嗽에도 治効가 있다. 此部에 刺鍼하여 胸部가 편해지
고 咳가 鎭靜되는 때가 많이 있다.

21. 幽　　門 (別名, 上門)

部　位：上腹部 盲兪의 上方6寸에 있다.

取　穴：腹部正中線의 兩傍5分 盲兪穴(臍의 兩傍5分)의 上方6寸. 任脈
　　　　의 巨闕穴(臍上6寸)의 兩傍5分에 取한다. 第7肋軟骨附着部의
　　　　下際에 가까운 곳에 있다.

「筋肉」腹直筋

「血管」上腹壁動脈, 淺腹壁靜脈
「神經」肋間神經及 其前皮枝
【主治症】

嘔吐를 끝이게하는 效果에 있어서는 任脈의 鳩尾 巨闕과 같다. 又 胃의 劇痛을 鎭靜시키며 이때에 腹中에 아즉 飮食物이 殘留하여 腹이 膨滿되여 있을때에는 이곳에 吐鍼을 施術하므로서 催嘔하게 된다.

其他 健忘症에도 應用되며 通殺과 같이 止咳에 効가있고 吃逆을 끝이게 하는등 많이 常用되는 穴이다. 聚英에 依하면 腎經이 足으로 부터 上行하여 腹中의 橫骨에서 나와 다시 上行하여 幽門까지의 11穴은 모두「目赤痛하는 것은 內眥에서 始作함을 主로함」이렇게 記하였으나 이것은 解釋에도 困難하며 實際臨床的으로도 此의 一線이 特別히 特徵이 있다는 것은 아즉 硏究하지 못하였다.

22. 步　廊

部　位 : 前胸部 第5肋間 胸骨正中線의 外方約2寸에 있다.

取　穴 : 步廊穴에서 上腎經의 6穴은 正中線에서 2寸傍으로 上行하여 鎖骨下에 終한다. 肋間의 說에 있어서는 여러 異說이 있다. 여기에서는 乳中을 第5肋骨의 上 卽 第4肋間에 있다고 定하고 있다 步廊穴은 乳根穴(乳中의 下1寸6分)과 任脈의 中庭穴(膻中의 下1寸6分)의 中間에 있으며 第5肋間에 取한다.

「筋肉」大胸筋, 外肋間筋, 內肋間筋
「血管」內乳動脈, 及肋間枝, 肋間靜脈, 內乳靜脈皮枝
「神經」肋間神經及 其前皮枝
【主治症】

局所的 內部臟器的으로 생각해서 心臟病이나 肺氣管支, 肋間神經等에 起하는 病症에 效果가 있게되여 있는것을 此에서 胸部諸穴의 特質로서 其範圍外에는 及하지 않는것 같다. 聚英本文에도「胸脇支滿, 痛症, 胸部

- 167 -

에 引하고 鼻塞으로 不通, 息不得, 呼吸少氣咳逆, 嘔吐, 食을 嗜하지않
고 臂를 上擧치 못함을 主한다」라고 한다. 前述의 病外막국질 또는 大
胸筋의 關係로서 手를 上擧치 못할때에 效果가 있다고 記載하고있다.
又 消化器, 食道, 其他의 原因으로 食物의 攝取가 잘않될경우 又 肋骨
가리에스 에도 使用한다.

23. 神   封

部 位：前胸部 第4肋間 胸骨正中線의 外方2寸에 있다. ˥
取 穴：仰臥하여 乳嘴의 位置를 定하고 此肋間을 內方으로 向하여 찾
　　　　어 正中線과의 中間에 神封穴을 取하는 것이다. 通常 乳嘴는 男
　　　　子는 第肋5骨의 上際에 있다. 女子는 定하기 難하나 此處에 求
　　　　한다. 乳中는 正中에서 4寸이므로 神封穴은 其中間2寸에 取한
　　　　다. 正中線에는 膻中穴이 있다.

「筋肉」大胸筋, 外肋間筋, 內肋間筋
「血管」內乳動脈及, 肋間枝, 肋間靜脈, 內乳靜脈皮枝
「神經」肋間神經及, 前皮枝
【主治症】
　步廊穴과 同함.

24. 靈   墟

部 位：前胸部 第3肋間 胸腎正中線의 外方2寸에 있다.
取 穴：仰臥 或은 首를 仰向하여 第3肋間을 하여 正中線에서 2寸에 取
　　　　한다.
「筋肉」大胸筋, 外肋間筋, 內肋間筋
「血管」內乳動脈及肋間枝, 肋間靜脈
「神經」肋間神經及前皮枝
【主治症】

步廊과 같음.

25. 神　　藏

部　位：前胸部 第2肋間 胸骨正中線의 外方2寸에 있다.

取　穴：第2肋間 卽 第2肋骨과 第3肋骨의 間으로 正中線에서 2寸떠러진 곳에 이 穴을 取한다.

「筋肉」大胸筋, 外肋間筋. 內肋間筋

「血管」內乳動脈及 肋間枝, 肋間靜脈

「神經」肋間神經及 前皮枝

【主 治 症】

步廊穴과 같음.

26. 或　　中

部　位：前胸部 第1肋間 胸骨正中線의 外方2寸에 있다.

取　穴：第1肋間 卽 第1肋骨과 第2肋骨과의 間으로 正中線에서 2寸떠러 진곳에 取한다.

「筋肉」大胸筋, 外肋間筋, 內肋間筋

「血管」內乳動脈及 肋間枝, 肋間靜脈

「神經」肋間神經及 前皮枝

【主 治 症】

步廊穴과 같음.

27. 兪　　府 (別名, 輸府)

部　位：前胸部 鎖骨의 下 胸骨正中線에서 2寸 第1肋骨의 直上으로 陷凹部에 取한다.

取　穴：鎖骨의 下線으로 正中線에서 2寸 隔한곳에 第1肋骨의 鎖骨下에 沒하는곳에 가까운 陷凹部에 取한다.

「筋肉」大胸筋

「血管」內乳動脈肋間枝, 肋間靜脈

「神經」肋間神經의 前皮枝

【主 治 症】

大略前과 같은 穴이나. 最上部에 있어서 特히 咳嗽일때 甲狀腺肥大等
에도 效果가 있다.

腎 經 總 論

1. 腎臟과 腎經

水는 自然發生의 根源이란 東洋的인 考察은 希臘哲學의 鼻祖라고하는
다—래스 Thales(紀元前 600年頃의 人)에 說에 가깝고 水는 宇宙의 組
인 物의 原이다. 又 個體發生上에서 보아서 父母의 精은 水다.

其精의 妙合으로 因하여 受胎現象이 이러난다. 그래서 水臟인 腎이가
장 먼저 形成된다. 생각에 도달하였던 것이다. 그래서 次代生成의 根元
이될 精에는 先天 後天의 2種이 있다. 即 父母에서 부터 稟受하였던것
은 腎에 자리잡고(先天) 이것이 다시 腎에 있어서 增殖作用을 行한다.
(後天) 此腎에 있는 精氣는 以上의 生殖作用을 行하는것뿐만 않느라 又
個體生存의 原動力도 되는 것이다. 即 其精의 一部는 氣血中에 入하여
三焦의 原氣로되어 全身에 生命體로서 維持 시키는 것이다. 이러한 考
察는 素朴的인 것인지는 몰라도 腎臟이 그 얼마나 重要한 器管인 것을
알수 있다. 即 種族維持와 個體維持의 根源體이다. 此腎臟과의 當接關
連臟器란 무엇인가 할것으면 男女生殖器와 泌尿器(古典으로서는 主로
小腸과 膀胱)이다. 又 耳, 骨과 毛髮인 것이며 又 肛門도 여기에 屬한
다. 따라서 腎의 消長은 모두 이것들과 關係가 쉬우며 就中 우리는 其
疾病現象으로서의 把握이 重要하게 된다.

一例를 들어서 말하자면 腎이 衰하면 意慾이 減退하고 耳聾이되며 白
髮이 된다 經路에 있어서 以上의 生殖器, 泌尿器에 流注하여 關連되여

있는 것이 있어나 이것 以外 咽喉나 心臟, 肺를 循 하고 있으므로 肺, 心臟, 咽喉의 病에도 많은 臨床的價值를 가지고 있다.

· 2. 經穴의 配列

足少陰腎經은 膀胱經의 終端인 足 第5指端 至陰穴에서 起始, 足心, 湧泉穴을 經하여 內踝의 下 跟部를 通하여 內踝의 後에서 上行 下腿의 內側 膝膕의 裏 上腿의 內側을 循하여 腹에 入한다. 經穴은 膝의 裏의 陰谷의 穴에서 上方腹中에 入할때까지는 없다.

恥骨上際에 있어서 橫骨에서 上方 任脈의 左右5分의 縱線約1寸(同身寸) 마다 1穴식 配列하여 肋骨의 部 幽門穴까지 열지여 있다. 此로부터 胸部에 上하여 任脈과 乳線上의 胃經의 間 4寸의 中間을 通하여 第1胸骨兪府穴에서 經하고 있다. 左右27穴 있다. 經穴의 配列을 主治病的으로 볼것같으면 다음과 같다.

1. 足部(足心—足蹠—跟部) 湧泉에서 水泉까지 6穴 婦人病 咽喉의 炎症, 心臟病

2. 下腿及, 上腿의 內側, 復溜, 陰谷, 橫骨에까지의 4穴 婦人病 眼部와 같이 膀胱의 病에도 亦是 效果가 있는 穴이다.

3. 腹部

㉠ 下腹部 橫骨에서 中注까지 5穴 婦人病, 積聚, 泌尿器病

㉡ 上腹部 盲兪에서 幽門까지 6穴은 主로 胃의 虛症, 及 痛症

4. 胸部 步廊에서 兪府까지의 6穴은 呼吸器病, 肋間神經痛, 肋骨가리에스, 食道의 病.

8. 足少陰腎經 主治症一覽表 27穴

穴　名	部位	第 1 症 (共　通　症)	第 2 症 (特　效　症)
1. 湧 泉	足　心	滞(積不姙症) 候(痺周圍炎)心(亢進衰弱)	腎炎，呼(身熱咳)
2. 然 谷	足　部	婦(子宮炎不姙症) 喉(腫) 心(喘息，唾血，衰弱)	膀胱炎
3. 太 谿	〃	喉(加答兒) 心(十一、狹心)	胃痛，手足厥冷
4. 太 鍾	〃	喉(加答兒) 心(衰弱)	身冷，腰脊痛
5. 照 海	〃	婦(十一子宮痙) 心(衰弱)	中風不隱，腸症痛
6. 水 泉	〃	婦(月不順宮脫) 宮痙	疝氣，淋病
7. 復 溜	下　腿		膀胱炎，腎炎，淋，盜汗 腹水，腸腰脊痛
8. 交 信	〃	婦(月不順，內膜炎出血)	
9. 築 賓	〃		小兒疝，癲狂
10. 陰 谷	膝 膕	婦(出血，男子陰痿)	疝氣又㆑ 慢性淋疾
11. 橫 骨	腹		五臟虛喝虛勞，失精， 膀胱炎，淋，腹痛
12. 大 赫	〃	婦(滯下)	莖中痛，失精
13. 氣 穴	〃	婦(月不順)	積賁豚，腰脊痛
14. 四 滿	復	婦(腸加答兒，月不順)	積
15. 中 注	〃	婦(子宮周圍炎月不順)	
16. 盲 俞	〃	胃腸(胃痛 痛腸,疝便秘)	

17. 商 曲	〃	胃腸(痛，膽腸痛)	目赤
18. 石 關	〃	婦，胃(--)	
19. 陰 都	〃	胃(一)	目(＋)肺氣,腫
20. 通 穀	腹		目(＋)健忘咳
21. 幽 門	〃	胃腸(痛，吐寒)	目(＋)健忘,咳
22. 步 廊	胸	呼(炎氣，管支炎 / 神經痛)	心(喘)
23. 神 封	〃	呼(肋膜炎，氣管支炎 / 神經痛)	乳腺炎
24. 靈 墟	〃	呼(上同)	食道(膈症)
25. 神 臟	胸	呼(肋膜，氣管支炎 / 神經痛上同)	食道(膈症)
26. 或 中	〃	呼(上同)盜汗	
27. 兪 府	〃	呼(上同)	膈症(癌，瘟)

1. 足部……婦人病，咽喉의 炎症，心藏病

1. 下胸의 內側……婦人病

1. 腹部……婦人病，泌尿器病，消化器病

1. 胸部……呼吸器，肋間神經痛，食道의 病

9. 手厥陰心包經 9穴
MERIDIEK Du MAITRE Du CCEUR

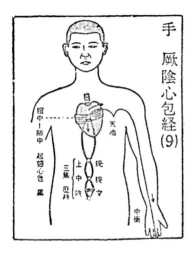

流 注 心包의 脈은 腎經의 終인 心包洛으로 나와 此處에 屬會하여 膈을 貫通하고 下하여 上脘, 中脘, 陰交의 部에서 三焦의 部를 歷絡한다. 支脈은 心包에 屬令하는 곳에서 別하여 胸部를 循하고 側脇에 出하여 乳頭의 外方1寸쯤에 있는 天地穴에 온다. 經穴은 此處에서 始作하여 9穴을 經하는 것이나 實은 支脈으로 되여있다. 腋下에 出하여 上膊의 內側肺經과 心經의 間을 下行하여 肘를 經過하여 前膊에 下行 掌中을 經하여 中指爪甲根部拇指側의 中衝穴에 至하여 手의 三焦經의 起始部에 交하는 것이다.

1. 天　　池 (別名, 天令)

部　位 : 前胸部 第4肋間 乳腺의 外方1寸에 있다.

取　穴 : 乳中穴을 第5肋間으로 하는 說이 있으나 여기에서는 第4肋骨과 第5肋骨과의 間에 있는 說에 準하여 第4肋間으로 定한다. 天池穴은 乳中穴의 外方1寸 即 正中線膻中穴의 外方5寸에 取한다.

「筋肉」大胸筋, 外肋間筋, 內肋間筋, 前鋸筋

「血管」外側胸勇脈, 內乳動脈肋間枝, 肋間靜脈, 內乳靜脈皮枝

「神經」肋間神經及 其外側枝

【主治症】

乳中의 外側에 있으나 局所的으로는 氣管支炎, 胸筋痛, 肋間神經痛等

에 使用한다. 叉 心臟性의 病일때에도 散針하는데 此附近의 經穴이 使
用된다.

2. 天   泉 (別名, 天温, 天濕)

部 位：上膊(上腕)의 內面, 前腋窩線頭에서 時窩의 內側을 下하는 2寸
　　　에 있다.

取 穴：手를 上擧하여 腋窩前面紋의 頭에서 2寸下한 곳으로 三角筋의
　　　前綠에서 약간 下한 곳으로 三頭膊筋(上腕二頭筋)의 筋肉中에
　　　壓하면 大端한 壓痛이 나오는 곳이 天泉穴이다.

「筋肉」二頭膊筋, 烏喙膊筋
「血管」上膊動脈의 分枝, 頭靜脈
「神經」正中神經, 內側上膊皮神經

【主治症】

　上症痛 特히 正中神經에 痛症이 있을때 此部에 壓痛이 出現한다. 叉
心臟性或은 肺 氣管에서 오는 胸苦症等에 效果있는 穴이다.

3. 曲   澤 (合水穴)

部 位：肘關節前面, 肘窩의 內側 二頭膊筋腱의 內側에 있다.

取 穴：肘窩의 約中央에 强한 腱은 二頭膊筋腱이 있으나 此內部에 動
　　　脈이 있다. 天澤穴은 이곳에 取한다. 此內端의 骨은 內上髁로
　　　此上의 橫紋의 頭에 心經의 少海穴을 取한다. 此尺澤과 小海間
　　　의 筋肉은 上膊筋이다. 此上의 肘를 半屈하여 尺澤과 少海穴의
　　　中間部에 橫紋의 中間을 按하면 痛症이있는곳 卽 曲澤穴을 이
　　　곳에 取한다.

「筋肉」上膊筋
「血管」上膊動脈의 分枝인 尺骨側 反回動脈, 前膊正中靜脈
「神經」尺骨神經, 內側前膊皮神經

【主治症】

相火의 經 水穴로서 水經의 虛하여 火實이 되여 熱이 있다. 苦痛스럽고 精神이 不安할때 使用한다. 心臟病으로 陰證, 陽證 모두 使用되는 穴이다.

4. 郄　　門 (郄穴)

部　位 : 前膊前側의 中央, 腕關節前面의 上方5寸에 있다.

取　穴 : 骨交法으로서는 肘窩橫紋에서 腕關節까지를 1尺2寸5分으로하고 있으나 取穴法으로서는 1尺로 定하여 取한다. 故로 郄門穴은 前膊의 中央에 있다. 腕關節의 約中央部에 比較的 굵은 그 本의 腱이 平行하여 上行하고 있다. 即 拇指側이 撓腕屈筋, 其尺側이 長掌筋의 腱이다. 心包經은 이 中間을 經過한다. 郄門穴은 이 間으로 前膊의 中央 腕關節에서 5寸上에 取한다.

「筋肉」撓腕屈筋, 長掌筋, 淺指屈筋

「血管」尺骨動脈의 分枝, 前膊正中靜脈

「神經」正中神經, 內側前膊皮神經

【主 治 症】

「吐血, 衄血, 心痛」으로 逆氣하여 上에서 出血할때에 效果가 있다. 心, 肺, 鼻, 胃等의 病에서 오는 止血法으로서 此穴에 灸或은 鍼을 施術한다. 即 生殖器, 大腸, 肛門等의 出血을 말한다. 又 動悸에 使用된다. 澤田流에서는 郄門穴을 肋膜炎과 喀血心悸亢進의 特效穴로 定하고 있는것도 모두 여기에 根據를 두고하는 말이다. 又 神經衰弱에도 效果가 있다.

5. 間　　使 (別名, 鬼路) (經金穴)

部　位 : 前膊의 前側腕關節前面의 中央의 上方3寸에 있다.

取　穴 : 肘關節에서 腕關節까지를 1尺으로하고 腕關節의 中央에서 上方 3寸 撓腕屈筋과 長掌筋과의 間에 取한다.

「筋肉」撓腕屈筋과 長掌筋과의 間, 淺指屈筋

「血管」尺骨動脈의 分枝, 前膊正中靜脈

「神經」正中神經, 內側前膊皮神經

【主治症】

郄門穴과 같이 心痛, 狹心症에 效果가있고 叉 熱病이나 中風 其他의 原因으로 精神에 異常이 있을를 使用한다. 婦人月經不順에도 效果가 있다고하나 아직 使用못해 봤다.

6. 內 關 (絡穴)

部 位 : 前膊(前腕)의 前側, 腕關節前面의 中央의 上方2寸에 있다.

取 穴 : 腕關節의 中央에서 上方2 으로 撓腕屈筋과 長掌筋의 兩腱의 間에 取한다. 이곳에 强按하면 撓骨과 尺骨과의 關節(遠側撓尺關節)의 上緣에 當하고 二骨이 交叉되여 있는것을 알수 있다.

「骨肉」撓腕屈筋과 長掌筋과의 間, 淺指屈筋

「血管」尺骨動脈의 分枝前, 膊正中靜脈

「神經」正中神經, 內側前膊皮神經

【主治症】

心悸亢進, 其他心臟疾患에 使用되나 失神에도 效果가 있다. 經絡的으로 보아서 他經의 虛實을 治療할 目的으로 火經을 補 或은 瀉할때가 있다. 이러한때에 心包經의 經穴인 內關 或은 三焦經의 外關이 取穴되는 重寶한 穴이다.

7. 太 陵 (別名, 心主, 鬼心)(兪土穴)

部 位 : 腕關節前面 橫紋의 약 中央部에 있다.

取 穴 : 腕關節에는 數本의 橫紋이 있으나 關節을 움직여 보아서 撓骨 及尺骨과 腕骨과의 關節을 만드는 곳을 定하고 撓腕屈筋腱과 長掌腱과의 間에 太陵穴을 取한다. 腕關節의 約中央에 當하는 곳

이나 嚴密히 말하면 多少 撓側에 있는것이 常例이다.

「筋肉」 撓腕屈筋腱과 長掌筋腱의間, 掌側腕靭帶

「血管」 掌側手足動脈網, 前膊正中靜脈

「神經」 正中神經

【主 治 症】

本穴은 大端히 많은 用度가 있는 곳 로서 다음과같이 分類할수 있다

(1) 熱病, 心包徑은 火徑이다 身熱頭痛

(2) 心臟疾患, 呼吸困難, 胸痛等이 있을 경우

(3) 精神病, 神徑衰弱, 히스테라, 狂等

(4) 胃腸病, 經給的으로 脾土의 母經中의 子穴인 故로 脾胃經의 虛에 補穴로서 좋은 效果가 있는 穴이다.

(5) 腕關節痛, 루마치스

太陵 心經의 神門穴과 같이 火經中의 土穴이며 그 主治症도 많이 닮은 穴이다. 어느것이든 卓效를보는 重要한 穴이라는 것은 臨床的으로 누구나 認定하는 穴이다. 그러면 어떠한 使用의 相違點이 있는가 하면 心臟이나 小腸經에 直接病이 있어 上述한 症을 裏할때에는 神門을 使用하고 反對로 他經에 病이 있어 그로 故 因하여 火經에 旺氣實이라든가 虛를 表하고 있을 때에는 太陵을 使用하는 것이다.

例를들면 脾胃의 經에 虛하여 있고 其母인 火經을 補할려 할때 虛熱이 있다든가 할때에 太陵을 使用하는 것이다.

8. 勞   宮 (別名, 五里, 鬼路, 掌中) (榮火穴)

部 位：手掌部의 約中央, 中指와 無名指의 間을 通하여 橫紋이 當하는 陷中에 있다.

取 穴：此穴의 取穴法에 異說이 있으나 여기서는 十四經發揮滑氏說에 따라서 取하기로 한다. 中指와 無名指를 屈히어 橫紋에 取할 時에 第3. 4掌骨에 當함. 又 資生經說에 依하여 中指를 屈한

端에 取할때는 第3掌骨及 中指의 深部 또 淺指屈筋의 腱上
에 當한다.

「筋肉」虫樣筋, 掌測骨間筋

「血管」總掌測指動脈

「神經」尺骨神經, 正中神經

【主治症】

比穴은 局處的으로 掌의 筋腱의 痛症 掌中熱等그 以外는 많이 使用되
지 않는것 같다.

9. 中 衝 (井木穴)

部 位：中指橈測 瓜甲根部 瓜甲을 隔한 1分에 있다.

取 穴：第3指拇指測의 瓜甲根部로 瓜의 先에서 押上하여 停止되는곳에
取한다.

「筋肉」總指伸筋腱

「血管」固有掌測指動脈, 固有背測靜脈

「神經」橈骨神經의 分技인 背測指神經

【主治症】

指端으로 感受性이 强한 곳이다. 心包의 病으로 劇症, 急性일때에 使
用하여 效果가 있다. 即 熱性病으로 因하여 心悶하고 苦痛스러울때 心臟
性 疾患으로 大端한 胸苦症이 있을때에 좋은 效을가 있다. 熱性病일때에
는 瀉血이 좋다.

心 包 經 總 論

1. 經穴의 配列은 胸部의 肠에서 始作하여 上肢陰測의 약 中央을 下
하여 掌中, 中指端에 終한 經穴도 不過 9穴이다. 少陰心經의 9穴과같이
經絡으로서 가장 적은것에 屬한다. 然亦나 胸部에 天池의 1穴上膊의 天

泉의 1穴肘關節에 1穴로 되여있다.

2. 臟腑로서의 心包는 他臟과 같이 獨立되어있는 것이 않이고 心臟의 被膜이다. 어찌하여 一臟으로 獨立을 하고 있는가하면 心의 機能上에서 보나. 哲學的理念에서라고 하였다. 即 心은 君立의 官이며 全身에 諸器官을 主權者로서 統率을 하는것이나 **心 그 自體**는 그 任務를 다 하지않고 他臟即 心包에 實務를 주었다.

全身各部의 個體로서의 統一的機能은 即 心包의 機能이라고 하였다. 古代中國哲學에서는 水는 모든 物質의 始初이다. 他의 物質은 水에서 生成變化된 것이라고 생각했다. 然而나 其活動은 其物質에 內在하는 火의 運動이라고 하였다. 火의 變化처럼 甚한것은 없다. 즉 生殖作用도 모두 火의 運動이다. 此火는 萬物中에 內在하고 있는 것으로서 이것을 相火라고하나 하나의 法則에 따라서 變化가 行하여진다. 人身中에 있어서의 法則 即 心包外는없다. 心包는 活動 元締의 法則이다 따라서 이러한 意味에서 心包를 內臟 其他의 諸器官의 機能을 總率하는 것이라하겠다.

3, 心包와 三焦와의 關係 三焦는 心包와 같이 相火되어 陰陽一府로 되어 있다. 即 心包는 陰이며 三焦는 陽이다. 然而나 心, 小腸의 君火에 對해서의 相火이다. 相火는 五行中에 內在하는 火다. 即 「物」의 中에 存在하는 機能이다. 腎臟의 機能, 膀胱의 機能, 肺臟의 機能, 모두가 火의 活動이며 此 애내지는 內在하는 火의 變化된것이다.

此機能은 生物에서는 生命的 有機的活動을 營爲하고 있는 것이며 그 生命의 根源은 三焦의 原氣가 하는것이라 하겠다. 即 腎中에 存在하는 生命力이 榮術에 混入되여 三焦의 原氣는 命名되여 全身各部로 보내저서 有機的活動을 行하게 되는 것이다. 三焦란 榮養의 消化吸收와 其殘滓物의 排泄系統에까지 廣範하게 말하고 있으나 狹義로서는 消化器系統이며 榮養分의 섭취 部를 말한다. 又한 脾胃가 存在한 部位이기도 하다

即 榮衛의 生產部이다.

此處에 生產된 榮衛에 다시 腎中에서 生命力(精이라한다)을 取하여 여기에 混入하여 全身에 分配한다고하는 榮養과 生命力分配의 元締이다· 그러면 心包는 如何한 役割을 가졌나 하면 心包는 心臟의 一部이며 其 代行器官이다. 心은 마음의 臟이다. 今日에 말하는 意識現象이 行하여 지는곳 即 大腦가 活動하는 곳이다. 知覺, 記憶, 思考, 隨意運動, 感情 意志 모두가 心의 機能으로 되여 있으며 이렇게 心包는 高級된 作用을 하는것이 않이고 即 生物體의 生理作用 또한 生理的機能에 關與하여 지 금의 廷髓, 脊髓의 下等下樞의 依하여 營爲되는 反射運動(瞳孔開縮, 瞬 目, 膝蓋腱反射等)이나 自律神經系에 依하여 營爲되는 諸種의 生理作用 에 위한것이라고 생각한다. 即 個個의 器官이 分散하여 活動하는것이 않 이니라 1個體로서 環境에 順應되게 統括的으로 活動하게끔 하는것은 心 包가 司하는 곳이라 한다. 以上을 圖示하면 다음과 같다.

$$
\begin{array}{l}
\text{(相火)} \\
\text{生理機能}
\end{array}
\left\{
\begin{array}{l}
\text{機能의 繼續} \left\{
\begin{array}{l}
\text{榮偉(脾胃의 穀氣＋氣血)} \\
\text{三焦의 原氣(腎中의 精의 化)}
\end{array}
\right. \\
\text{機能의 統括→心包(心의 代行)}
\end{array}
\right.
$$

榮衛가 生하는곳 原氣와 化하는곳이 三焦部다. 따라서 三焦의 作用이 心包와 같이 힘을 相合하여 生命體가 存續된다고하는 意味로 重大한 關 連性이 生한다고 하는 까닭이다.

4. 心包經의 臨床以上 말한바와 같이 心包는 心의 代行機關으로서 生 理機能을 主宰하는 것이다. 其變調는 諸器官에의 變調를 誘發하는 것으 로되는 것이다. 따라서 舟滑平調한 活動을 持續시키기 위하여는 恒常心 包의 過不及이 없는 狀態에 두지않으면 안된다고 말한다. 又 心包는 心 臟이 保護器官이기도 하므로 邪氣가 心臟으 直行하지 못하게 恒常 保護 하고 있다. 心에 邪가 들어가면 死亡이다. 又 他邪에 對해서도 保護한 다. 即 腎에서 오는 邪肝에서오는 邪 때로는 肺邪, 脾에서 오는 邪等을

모두를 心包가 받아 心에는 보내지 않는다. 따라서 他臟他經의 補瀉도 역시 心包經에서 行한다는 理論이 되기도 한다. 但 臟病이 아닌 經絡病으로서 心經에 病이 있을 때에는 그 經絡을 使用하는 것은 勿論이다. 따라서 火經인 關係上 熱性病일 때에는 火實로서 瀉法으로 使用되는 때가 많이 있다. 下記表中에 있는 症도 熱性痛에 表할때가 많이 있다.

9. 手厥陰心包經 主治症一覽表 9穴

穴 名	部 位	第 1 症 (共 通 症)	第 2 症 (特 效 症)
1. 天 池	胸	心	氣管支炎
2. 天 泉	上 膊	心	
3. 曲 澤	心	心＋一	熱性病
4. 郄 門	前 膊	心(痛)	嘔血
5. 間 使	〃	心	胃痛, 腋下淋巴腺腫
6. 內 關	〃	心＋	
7. 太 陵	腕 關	心	喉痺. 瘡, 癬, 熱病
8. 勞 宮	掌	心	中風(精神亢奮), 黃疸, 便血
9. 中 衝	指 端	心	精神薄弱
1. 心臟性疾患			

10. 手少陽三焦經 23穴
MERIDIEN DES TROIS RECHAUFFEURS

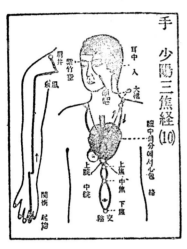

流 注 三焦經은 心包經의 支脈終端인 第4指尺側爪根部 關衝穴에서 起하여 上으로 腕關節의 背面에 至하여 前膊上膊의 背面을 上行 肩에 上하여 天髎穴에 가서 秉風, 肩井을 經하여 缺盆에 入한다. 여기에서 前面으로 下하여 膻中穴에서 心包를 絡繞하여 胃上口에서 上焦와 屬會한다. 中脘에 있어서 中焦에 屬會하고 臍下1寸에서 下焦와 屬會한다. 支脈은 膻中에서 別하고 上하여 頂上으로 가서 後面을 廻하여 督脈의 大椎을 通過耳後를 循하여 上으로 나와 顳顬部에와서 額의 陽白, 內眥의 晴明穴, 頟骨의 下線인 小腸經의 顴髎에서 終함 其支脈은 耳後의 翳風穴에서 別하여 耳前의 諸穴을 經하여 小腸經, 三焦經에 交한다. 瞳子髎, 絲竹空에서 終함. 瞳子髎는 膽經의 起始部에 當한다.

1. 關　　衝 (井金穴)

部　位：環指尺側 爪甲根部를 1分隔한곳에 있다.

取　穴：無各指의 爪甲根部의 外端(小指側)의 1分程度爪, 先方에서 押上하여 停止되는 곳에 取한다.

「筋肉」總指伸筋腱

「血管」背側指動脈 背側指靜脈

「神經」尺骨神經의 分枝인 背側指神經

【主治症】

本穴은 三焦의 主治症의 代表的인 治効를 갖은 穴이다. 即 頭部의 疾患인 目, 咽喉, 舌에서 起하는 充血, 腫脹, 發熱等의 症. 又 頭痛, 眩暈等을 隨伴하는 腦充血性의 症劇甚한 風熱等에 卓効한 穴이다. 然而나 井穴로서 反應의 敏感한 곳이므로 急性症이나 劇症에 用하게 되는 것은 他井穴과 같은 것이다.

2. 液　　門　(別名, 腋門)　(滎水穴)

部　位：手背 第4第5指基底의 間 赤白肉의 境에 있다.

取　穴：第4第5指의 交叉되 여있는 곳에 取한다. 即 陰과 陽의 肌目으로 境에 取한다.

「筋肉」背側骨間筋, 指背腱膜

「血管」背側指動脈, 小頭間靜脈

「神經」尺骨神經의 分枝인 背側指神經

【主治症】

本穴도 關衝과 같이 頭部의 耳目齒病의 治効는 같으며 頭部의 充血陽症性의 疾患이다. 本穴은 10指間의 하나뿐인 發汗穴이며 그治効도 좋은 곳이다. 表病陽症의 適穴이다. 發汗法은 合谷穴等도 많이 使用되는 것이다. 徐刺入하여 補法을 行하고 拔鍼後는 閉하지않는다. 即 正氣를 補하고 邪氣를 出한다는 方式이다.

3. 中　　渚　(兪木穴)

部　位：手背 第4第5의 掌指關節의 後陷中에 있다.

取　穴：第4第5掌(中手骨) 指關節의間 腕을 向하여 약간 지난곳으로 兩掌骨의間液門의 後1寸의 陷中에 取한다.

「筋肉」背側骨間筋

「血管」橈骨動脈의 分枝인 背側中手動脈, 背側中手靜脈

「神經」尺骨神經의 分枝인 背側指神經

【主治症】

目, 咽喉, 耳等 頭部의 實症性疾患에 效果가 있다는것은 前穴과 同一
하다, 又 熱病汗出이 않될때에는 中渚에 鍼이 效果있다. 又 三焦經의
經絡인 肩, 上膊, 前膊의 神經痛에도 效果가 있는 穴이다.

4. 陽 池 (別名, 別陽) (原穴)

部 位：腕關節背面의 中央陷凹部에 있다.

取 穴：五指를 伸하여 腕關節에 힘을 주어 腱을 張하게하면 中央에 總
指伸筋腱이 堅하게 露出된다. 其外側에 또 固有小指伸筋의 腱
이 觸할수있다. 이 兩腱의 間陷凹部에 穴을 取한다. 따라서 中
央에서 약간 小指側에 當하는 곳이다.

「筋肉」 總指伸筋腱과 固有小伸筋의 間 背側腕靭帶

「血管」 撓骨動脈의 分枝인 背側, 手根動脈網,

「神經」 尺骨神經의 分枝

【主治症】

陽池는 三焦 即 消化吸收及 其殘渣의 排泄系統의 總括名稱으로 生命
保存上 가장 重要한 部다. 다시 原氣와 깊은 關係로 되여있다는 것은다
음의 總說에서 述한것과 같다. 이 生命保存의 重要한 三焦의 氣가 通하
고 있는곳이 原穴이다. 그러므로 陽池는 三焦經의 原穴인 故로 其特質
도 가장 顯著한 部位라는것은 두말할 必要가 없다.

여기에서 故澤田先生은 이러한 意味에서 모든 病人에 게는 꼭左側의
陽池穴에 施灸하여 三焦의 原氣를 높혀 自然治癒力의 增强을 다 하였다
그리고 澤田流에서는 陽池는 子宮의 位置異常에도 治効있다하여 使用하
였고 또 古典에서는 消渴 即 糖尿病에도 使用한다고 말한다. 三焦經은
相火의 經으로서 水虛火實의 症에 瀉法으로서 外關等과 같이 使用되고
있으나 脈을 調整하는데 좋은 穴이다.

5. 外　　　關 (絡穴)

部　位：腕關節背面의 中央에서 上方2寸에 있다.

取　穴：腕關節背面의 中央 即 陽池穴의 上方2寸쯤으로　撓骨과 尺骨과
　　　의 關節의 上緣에 取한다. 心包經의 內關穴과 表裏로 되어있는
　　　穴이다.

「筋肉」總指伸筋腱

「血管」背側骨動脈, 貴要靜脈

「神經」撓骨神經의 枝, 背側前膊皮神經

【主 治 症】

　上肢痛에 使用되며 又 絡穴인 故로 本治法으로서　火實에는 瀉法, 土
虛(脾虛)에는 補法으로서 陽池와 같이使用하여 治効가 좋은 穴이다.

6. 支　　　溝 (別名, 飛虎) (經火穴)

部　位：腕關節背面의 中央에서 上方3寸에 있다.

取　穴：腕關節의 背面中央 即 陽池穴에서 上方3寸 尺骨과 撓骨의 間으
　　　로 總指伸筋의 外緣에 當하는 곳에 取한다.

「筋肉」總指伸筋, 固有小指伸筋

「血管」背側骨動脈, 貴要靜脈

「神經」撓骨神經의 枝, 背側前膊皮神經

【主 治 症】

　目, 面의 充血이있으며 又咽喉에 腫物이 있고 聲音發聲이 困難할때에
使用한다. 呼吸困難으로 胸苦症, 或은 熱病으로 汗不出時等에 使用하여
좋은 治効가 있는 穴이다.

7. 會　　　宗 (郄穴)

部　位：腕關節背面의 中央에서 上方3寸 支溝穴의 外方1寸에 있다.

取　穴：腕關節背面의 中央 即 陽池穴에서 上方3寸에 支溝穴이 있다.
　　　　이것은 總指伸筋의 外緣에 取하였으나 이 筋과 固有小指伸筋을
　　　　外側으로 지나면 骨로서는 尺骨, 筋肉으로는 尺腕伸筋의 內緣
　　　　에 谷이있다. 此處가 會宗穴이다.

「筋肉」尺腕伸筋

「血管」背側骨間動脈, 貴要靜脈

「神經」撓骨神經의 枝, 背側前膊皮神經

【主 治 症】

　三焦經은 耳를 循하고있는 곳으로 耳의 疾患에 大端히 많이 使用되고
耳聾에도 効가있고 又 癎 霍亂等의 腦神經症狀에도 効果가 있으며 이것
은 筆者自身의 體驗으로서 어떤 地方의 虫垂炎秘傳灸의 取穴法에 恒常
會宗附近을 使用한다. 左右會宗穴에 30分 乃至 1時間을 施灸하여서 消
炎이 된다. 언제나 應用하고 있으나 모두가 좋은 成績을 보고있는 穴이
다. 大體로 前膊의 背面은 炎症性疾患에 効果가 있고 特히 大腸經의 曲
池三里에서 三焦經의 會宗, 支溝까지의 一帶는 化膿性疾患에 効果가 있
는곳이다. 化膿性炎症일때에 治療는 灸로서는 患部에 小壯 遠隔部에는
多壯炎을 施術하는 것이 一般原則으로 되여 있다.

8. 三 陽 絡 (別名, 通間, 通門)

部　位：腕關節背面의 中央에서 上方4寸에 있다.

取　穴：腕關節背面의 中央 陽池穴의 上方 4寸 即 支溝穴의 上1寸에 取
　　　　한다. 이곳에 筋肉의 溝가 있어서 總指伸筋과 尺腕伸筋의 間
　　　　으로 그 下層에 固有小指伸筋이 있다. 이곳 三陽絡을 取한다.

「筋肉」固有小指伸筋

「血管」背側骨間動脈, 貴要靜脈

「神經」撓骨神經의 枝, 背側前膊皮神經

【主 治 症】

耳, 齒에 病에 效果가 있으나 又 突然, 發熱, 疼痛 或은 麻痺等 中風에 治効가 있다.

9. 四　　　　瀆

部　位：前膊(前腕)의 背面, 肘尖의 下方5寸 尺骨과 橈骨과의 間에 있다.

取　穴：取穴法으로서는 肘와 腕關節의　間을 1尺으로하고 其中間에 四瀆穴의 있게된다. 即 腕上4寸의 三陽絡穴의　上方1寸으로 總指伸筋과 尺腕伸筋의間 固有小指伸筋上에 取한다.

「筋肉」固有小指伸筋

「血管」背側骨間動脈, 貴要靜脈

「神經」背背側前膊皮神經, 橈骨神經後枝

【主治症】

三陽絡과 같이 耳, 齒病外 三焦經의 神經痛 又는 咽喉의 病에도 使用된다.

10. 天　　　　井　(合土穴)

部　位：上膊(上腕) 後面, 尺骨頭의 上方1寸陷中에 있다.

取　穴：肘를 약간 屈하여 三頭膊筋(上腕三頭筋)을　느추어 尺骨頭의 1寸上을 按하여보면 陷凹部가 된다. 其中央部를 强按하면 內部에 痛點이 있는곳이 있다. 穴은 이곳에 取한다.

「筋肉」三頭膊筋腱

「血管」肘關節動脈綱

「神經」內側上膊皮神經

【主治症】

耳, 齒의 外에 本穴은 火經의 土穴인 關係上　脾土의 虛로 因한 症, 癲癎, 腦神經症인 狂症等에 卓効가 있는 穴이다, 又 옛날에 大風이라고

말하든 腦脊髓膜炎과 같은 症狀에 한번 本治法으로서 試驗해 볼만한 穴이다. 其外 肘關節의 病으로 關節炎 루—마치스等에 直接患部의 病으로서 此穴에 施術한다는 것은 두말할 必要가 없다.

11. 淸 冷 淵

部 位 : 上膊後面 尺骨頭의 上方2寸에 있다.

取 穴 : 肘를 약간 屈하여 掌을 胸部에 대고 肘에 힘을 빼고, 三頭膊筋
　　　을 늦추어 尺骨頭의 上方2寸쯤을 찾아보면 筋肉의 割目이 있다
　　　이곳에 取한다. 天井의 上方1寸에 當한다.

「筋肉」三頭膊筋
「血管」中側副動脈
「神經」內側上膊皮神經
【主 治 症】
此穴은 上膊의 痛 以外에 脇痛, 頭痛 等에 效果가 있다고 한다.

12. 消　　　濼 (別名, 消瀝)

部 位 : 上膊外面의 中央 三角筋停止部의 약간 後下方에 있다.

取 穴 : 上膊의 約中央部로 尺骨頭의 上方에 當하여 三角筋의 停止部에
　　　서 後下方에 當하는곳 三頭膊筋(上腕三頭筋)部에 强壓하면 筋
　　　溝가 있다. 其下에 上膊骨이 觸하게 된다. 即 按骨神經溝인 이
　　　곳에 取穴한다.

「筋肉」三頭膊筋
「血管」撓骨側副動脈
「神經」撓骨神經, 後上膊及神經
【主 治 症】
本穴은 上膊骨의 撓骨神經溝에 있는 穴인 故로 上膊의 神經痛은 勿論
神經麻痺에 大端히 反應이 좋은 곳인 故로 다음의 臑會穴과 같이 施術

되는 穴이다. 其外, 頭痛, 頸項의 强直과 같은 症에도 效果가 있다고한
다.

13. 臑　　會 (別名, 臑髎, 臑交)

部　位：上膊의 後面 肩峰突起의 後端 下方3寸 三角筋上에 있다.

取　穴：肩峰突起의 後端인 陷凹部가 肩髎穴이며 여기에서 消爍穴(三角
　　　　筋停止部의 약간 後下方)로 向하여 下約3寸. 三角筋上의 筋溝
도 按하여 痛하는곳에 取한다.

「筋肉」三角筋, 三頭膊筋

「血管」腋窩動脈의 分枝인 後上 膊回施動脈, 頭靜脈

「神經」撓骨神經, 腋窩神經, 外上膊皮神經

【主治症】

　三角筋의 後線近處에 있는 穴인 故로 肩胛關節痛, 三角筋, 루ー마치
스, 上膊神經痛에 疼痛이 出現되는 곳이다. 又 壓痛點이기도 하다. 이
러한 때에는 勿論 使用되나, 咽喉腫으로 發熱, 疼痛이 있을때 瘰癧等에
도 取穴된다.

14. 肩　　髎

部　位：肩峰突起外端의 後綠下際의 陷中에 있다.

取　穴：手를 背의 方向으로 비틀어서 陷凹되는 곳으로 肩峰突起의 약
　　　　간의 陷部가 있다. 이곳에 取穴한다. 肩髃穴(肩峰突起의 直外
　　　　方 上膊骨의 上端, 臂를 上擧하여 空이 생긴 곳)의 後方約一指
　　　　를 隔한 곳에 取한다.

「筋肉」三角筋

「血管」腋窩動脈의 肩峰枝, 頭靜脈

「神經」腋窩神經, 肩胛上神經, 外上膊皮神經、

【主治症】

肩胛關節部에 있는 關係에서 肩胛關節의 病인 關節炎, 루―마치스에 直接으로 施術되는때도 많다. 又 中風, 半身不隨 其他 上肢의 運動筋의 麻痺에도 때때로 使用되는 重要한 穴이다.

15. 天 髎

部 位：肩胛骨內角의 上方 肩井穴의 後1寸에 있다.

取 穴：肩胛骨內角의 上方으로 肩井(肩上 僧帽筋의 前緣, 鎖骨의 上1寸5分乳線의 部)의 後方1寸의 部에 當한다. 按하여 肉이 陷한 곳이며 內部에는 骨이않이지만 硬한것이 正中에서 左右로 나와 있다. 其點에 取穴한다. 硬한것을 옛날에는 秘骨이라고 하였다 此의 長短으로 인하여 肩井의 直後에서 5分前後 外方에 나오는 것도 있다.

「筋肉」僧帽筋, 肩胛擧筋

「血管」肩胛橫動脈, 肩胛橫靜脈

「神經」肩胛上神經, 副神經

【主 治 症】

天髎穴은 肩凝症, 頭痛, 偏頭痛 或은 耳, 鼻, 目等의 充血性의 病에 不可欠한 重要穴이다. 又 心悸亢進, 狹心症等에 使用하여 卓効한 穴이다. 그리고 大端히 應用範圍가 많은 穴의 하나이다.

16. 天 牖

部 位：乳樣突起의 直後下部 胸鎖乳樣(突) 筋의 附着部의 後緣에 있다

取 穴：耳後의 突起하고있는 乳(樣) 突起를 옛날에는 完骨이라 하였으나 其後下緣으로 胸鎖乳樣(突) 筋의 附着部의 後緣에 取한다.

「筋肉」胸鎖乳樣(突) 筋, 夾板筋

「血管」後頭靜脈

「神經」小後頭神經, 副神經

【主治症】

乳樣突起의 直後下部에 있어서 胸鎖乳樣(突) 筋의 附着部에있는 關係上 局部的으로는 斜頸, 頸痛等 使用되는 外에 此部一帶(風池, 完骨, 天容, 翳風)의 諸穴은 頭顔面의 充血性 乃至는 熱性疾患에 卓効가 있는곳이다. 此 天牖穴의 1鍼으로서 鼻塞이 通하게되고, 又 歐氏管塞症이 治療된 때가 있다. 古典諸書中에는 耳鳴, 目中痛하고 面瞳 齒痛等의 諸症이 모두 이러한 理致에서 治効가 있다고 본다.

17. 翳　　風

部　位 : 耳垂와 乳(樣) 突起와의 間의 陷凹部에 있다.

取　穴 : 下顎骨隅의 上方으로 耳垂와 乳樣突起와의 間此處를 按하면 痛覺이 耳中까지 뻐치는 곳이다. 胸鎖乳樣(突) 筋의 前緣 耳下腺部에 當한다.

「筋肉」莖狀舌骨筋, 二腹(顎) 筋

「血管」後耳介動脈, 後耳(介) 靜脈

「神經」大耳介神經

【主治症】

前의 天牖穴에서 말한바와 같이 頭面部諸器管의 充血性諸症에 効果가 있다는 것은 鼻塞, 歐氏管閉塞에 實驗하여보면 分明한 穴이다. 耳의 周圍에는 많은 經穴이 있다. 即 翳風, 顱息, 角孫(以上 三焦經) 曲鬢(膽經) 和髎, 耳門(三焦經) 聽宮(小腸經) 聽會(膽經) 等으로 三焦經, 膽經 小腸經의 三經이다. 그래서 어느 것이든 耳의 疾患에 治効가 있다는 것은 勿論이거니와 그 中에서도 翳風穴은 他穴과 같이 骨이 없는 關係上 鍼術治療에 가장 使用하기 좋은 穴로서 深刺나 淺刺를 自由로 할수있다

天牖穴은 耳의 疾患에 直接効가 있다는것은 慢性中 耳炎으로 恒常 分秘物이나 올때에 此穴에 半米粒大一壯 單1回의 施灸로서 다음날 分秘物이 半減또는 完全히 끝인다. 이러한 때에 反應은 耳門이나 聽宮에서도

불수 있다. 勿論 이것으로서 全治했다는 것은 않이고 이 反應은 二, 三
日間의 持續性에 지나지 않고, 耳疾患의 反應이 있다는 事實만은 明確
히 認定된다. 따라서 急性 或은 慢性에 對해서 治癒期間의 差는 있으나
어느 期間持續的으로 施術함으로 效果가 認定되는 것이다.

18. 瘈 脈 (別名, 資脈)

部　位：耳後部 乳突起前側의 中央 骨의 陷凹部에 있다.
取　穴：耳輪을 앞으로 접어서 其上角에 當하는 角孫穴을 取하고, 角孫
　　　　과 前의 翳風과의 間을 3等分하여 翳風에서 瘈脈, 顱息 角孫
　　　　으로 定한다. 瘈脈穴은 骨의 陷凹되는 곳에 取한다.

「筋肉」後耳筋

「血管」後耳介動脈, 後耳(介) 靜脈

「神經」大耳介神經

【主治症】

耳의 病에 使用되는 外에 此穴은 耳의 靑脈 即 後耳靜脈上에 取穴되
며 腦充血, 耳鳴, 頭痛等에 瀉血로 應用되는 곳이다.

19. 顱 息 (別名 顱顖)

部　位：耳後部 乳樣突起基底의 前側 骨陷凹되는 곳에 있다.
取　穴：耳의 後骨의 前綠部에 있어서 骨의 陷凹되는 곳에 取한다.

「筋肉」上耳筋

「血管」後耳介動脈, 後耳(介) 靜脈

「神經」小後頭神經

【主治症】

瘈脈과 同樣, 後耳靜脈上에 取하여진다. 腦充血, 頭痛, 耳鳴, 腦膜炎
等에 瀉血할때 使用한다.

20. 角　　孫

部　位：側頭骨部로 上耳角이 當하는곳 髮際陷中에 있다.

取　穴：耳輪을 앞으로 접어서 其上角에 當하며 髮際部에 取한다. 此處
　　　　를 按하며 開口하면 側頭筋이 움직이고 空所가 된다.
　　　　口를 閉하면 窒하여지는 곳이다.

「筋肉」上耳筋, 側頭筋

「血管」後耳介動脈, 後耳(介) 靜脈

「神經」小後頭神經

【主治症】

　耳病外에 齒痛, 口內病에 治効있고 又 여기에서 三焦經으로서 角孫以
下 耳門, 和膠, 絲竹空의 4穴은 目의 疾患과 關連되여 있고 모두 잘 使
用되는 穴이다. 角孫은 角膜實質炎, 結膜炎等에도 効果가 있다.

21. 耳　　門

部　位：側頭部 耳珠의 약간 前上部, 下顎骨髁狀突起의 後上綠에 있다.

取　穴：下顎關節과 外耳道와의 間에 位置하고있고 顴(頰) 骨弓의 下
　　　　髁狀突起의 後綠 耳珠의 上部의 陷凹部에 取한다.

「筋肉」下顎關節囊

「血管」淺側頭動脈, 深耳動脈, 前耳(介) 靜脈

「神經」三叉神經의 耳介側頭神經, 顔面神經前耳枝

【主治症】

　耳門穴은 急性中耳炎, 外聽道炎等의 耳의 諸疾患의 外에 目에도 治効
하다는 것은 前述한바와 같다. 其外에 顔面筋痲痺, 齒痛, 三叉神經痛等
에도 大端히 좋은 穴이며 利用價値가 높은 穴이기도 하다.

22. 和　　　髎 (別名, 禾髎)

部　位: 側頭部 顴(頬) 骨弓의 上綠, 耳輪의 前部 銳髪의　後下際 脈動
　　　　하는 部에 있다.

取　穴: 顴(頬) 骨弓의 上綠으로　鬢髪의 後下際에 當하는 陷凹部로 輕
　　　　觸하여 보면 淺側頭動脈의 脈動이 感하여진다. 耳門穴에서　顴
　　　　骨弓을 隔한 上에 있다.

「筋肉」側頭筋, 前耳筋

「血管」淺側頭動脈, 前耳(介) 靜脈

「神經」三叉神經 第2枝의 分枝 耳介側頭神經, 顔面神經의 前耳枝

【主治症】

和髎는 眼科疾患의 特効穴이다.　又 耳鼻에도 使用되고 其外頭重, 頭
痛, 顔面神經痙攣이나 痲痺와 같은 神經系疾患에 卓効가 있다.

23. 絲 竹 空 (別名 巨髎, 目髎)

部　位: 眉毛外端의 陷凹部에 있다.

取　穴: 眉毛外端部를 약간 가운데로 들어간곳의 骨이 陷凹된 곳이있다
　　　　이곳을 强押하면 痛感이 深部에 까지 미치는곳에 取한다.

「筋肉」眼輪筋

「血管」淺側頭動脈, 淺側頭靜脈

「神經」眼窩上神經

【主治症】

和髎와 同樣 眼의 病에 効가있고 角膜實質炎, 虹彩炎, 結膜炎, 도라호
口等의 陽證性일때에 此穴에서 徵量의 瀉血을 行하면　速効를 본다. 又
强한 風邪에 의하여 犯한 目眩, 頭痛, 又 人事不省이 되였을때에도 此
處로부터 瀉血하라고 鍼灸說約에 記載되여 있다. 絲竹穴은 以上과 같이

眼科疾患과 顔面의 神經病 即 三叉神經痛, 顔面痲痺에도 效果가있고 頭痛, 眩暈, 小兒搐搦等 腦神經의 病等에 重要한 穴이다.

三 焦 經 總 論

1. 流注와 主治症

三焦經은 經의 流注로서는 環指의 端에서 手背로 나와 上肢의 背側의 中央을 上하여 肩을 循하고 頸을 經하여 耳의 後에서 그 周圍를 循하면서 上角에 下하여 耳前의 上方에서 眉端으로 가서 終한다. 本經은 陽經인 故로 陽의 部分만을 循하고 있다. 以上은 三焦經에 所屬하는 經穴이 있는 部分만의 流注이나 此外의 胸部에 가서 膻中穴에서 心包를 循하고 下行하여 三焦 即 上焦(胃의 上口) 上脘, 中焦(胃의 中央) 中脘 下焦(膀胱의 上際) 陰交穴의 部分까지 循하고 있다. 이것으로 三焦經으로서의 本分을 다하고 있는 것이다. 三焦經은 心包經에서 論한바와 같이 相火의 經이다.

人身各器官에 內在하는 火 即 애내루기 機能의 元締인 것이다. 그리하여 이 애내루기는 三焦經에 있어서 飮食物로서 外界에서 부디 攝取된 物質中에서 消化吸收한 胃의 氣와 先天的으로 가지고있는 氣血과 融合하여 된 榮術에 其因하는 것이다. 故로 三焦의 氣나 三焦 活動의 強함은 그사람의 活動的이다라는 것과 가장 重大한 條件이 되는 것이다. 따라서 本治法으로서는 三焦經의 經氣의 調節이라고 하는것이 大端히 重要하게 되는것이다. 三焦經은 陽氣의 經인것으로도 實하기 쉽다. 即 水虛(腎虛)에서도 오며 木實에서 오기도 한다. 又 實로 因하여 肺虛를 起히기 쉬운 傾向이 있다. 本治法으로서는 恒常調整한다는 마음이 있어야 한다.

標治法의 立場에서 본다면 陽經인 故로 主로 熱性乃至는 充血性 疾患에 治効가 있는 穴이 많이 있다. 勿論 大腸經이나 小腸經 모두 共通한 때가 많다. 特히 經穴所在部位가 三焦經이나, 小腸經이 大體로 一

致하고 있는곳으로 보아서 그 主治症도 類似하다는 것이다. 又 같은 火經이며 君火 相火 相對인 關係上, 大體로 一致하고 있다고 말할수 있다. 即 上肢의 手部 前膊部는 頭顔面部의 熱性, 充血性의 疾患. 特히 目, 耳, 鼻, 喉의 病, 頭痛, 等으로 因한 腦神經系疾患에도 效能이 있다고 하는 部位다. 又 耳의 周圍를 循하고 있는 곳으로 翳風에서 耳門까지의 諸穴은 耳病에 效가 있고, 角孫에서 絲竹空까지는 目病에 效果가 있고, 特히 和膠, 絲竹空은 特効穴이다. 天牖, 翳風穴은 風池等과 같이 頭部의 鬱血을 除去하여 諸種의 充血性疾患에 轉機를 주는 點에 있어서도 注目할 일이다.

2. 三焦小論

三焦란것은 무엇인가 하는 問題에 對하여는 옛부터 많은 論說이 있고 又 近世에 있어서는 現代醫學的으로 여러가지로 附會說이 行하여진일도 있었다. 然而나 東西兩醫學의 根本的으로 相違한 組織體系에 憶側 附合한다는 것이 어딘가 無理가 있다. 우리들은 古典을 古典으로서 그대로 率直하게 受取할 마음의 準備가 必要하다고 생각한다.

○ 素問靈樞蘭秘曲論에 「三焦는 決瀆之官, 水道出也」

○ 難經三十一難 「三焦는 水穀之道路, 氣의 終始하는 所也」

	所　　在	主	治
上　焦	心下口隔胃의 上口	內하여 不出	膻中
中　焦	胃의 中央不上不下	水穀을 腐熟함	臍의 傍(天樞)
下　焦	膀胱의 上口	淸濁을 分別하여 出하고 納之傳道也	臍下 1寸(陰交)

以上과 같이 三焦는 治水의 官이고 又 飮食物의 通路 即 口에서 二便로되여서 出하는 二陰까지의 通路이다. 然而나 이 中間에 있어서 消化吸收가 行하여지고 殘滓는 大小便으로되여 排泄된다.

其行路 即 口腔에서 食道, 胃, 小腸, 大腸, 肛門과 膀胱을 指稱하고 있다. 勿論 三焦의 所在에 對하여는 그 範圍는 多小달리 取扱되고 있는 때가 있다. 前文의 難經에는 腹部를 上中下의 三部로 區分하고 있고 又 때에 따라서는 胸廓以上을 上焦(心肺 頭部) 臍以上의 腹部를 中焦(脾胃) 臍以下를 下焦(腎, 膀胱) 等과 區分하고 있으나 以下 論하는 三焦의 機能方面에서 考察할것 같으면 腹腔을 取扱하는 것이 論하기 쉽다고 생각 한다.

焦란 食物을 腐熱한다. 即 消化시키는 일이며 榮養採取의 第1過程이나 同時에 吸收의 意味를 兼하고 있는 것이다. 勿論 古代이므로 消化作用은 一定의 溫度 PH 其他의 條件下에 있어서의 酵素의 活動에 依한다는 생각까지는 미치지 못하였다. 手足을 움지거서 生하는 熱 即 體溫에 依해서 自然히 문드러진다고 하는 생각으로 一般으로 夏季氣溫이 높은 時期에는 物質이 잘 腐敗하고 다시 煮沸함으로서 一層더 軟하게 된다. 이와같이 水分과 溫熱로 因하여 녹는다고 하는 經驗을 率直히 받아드린 動物의 消化作用의 解釋이 였으며 그래서 胃에 들어간 食物은 脾臟(지금의 膵臟)이 外部에서 熱心히 揉하여 주므로서 一層더 빨리 消化吸收가 行하여 진다고 생각하였던 것이다. 그것은 煮沸할때 때때로 저어 주는 것과같은 意味인 것이다.

三焦의 病

三焦의 病에는 經病과 臟病이 있으나 經病으로서는 十四經發揮나 靈樞經脈篇에 있는 것과 같이 耳, 咽, 喉, 目等의 顏面部에 오는 病이다 三焦經의 流注部에 起하는 神經痛이나 루—마치스 痛等이 있다. 臟病으로서는 腹部脹滿하는 것이 一般의 症인 것이나 여기에 三焦咳(久咳로 續發, 咳하여 腹滿하고 食慾이 없다) 三焦約(大小便 共히 閉) 三焦熱(上焦…熱…肺病. 中焦…熱…腹堅. 下焦…熱…尿血)等의 症이 있다. 모두 裏病이므로 一發速治 治療는 되지않는다.

三焦와 脈位

五臟六腑는 6部定位에 있어서 左寸關尺과 右寸關의 5部에 配位되어 있으나 右尺中은 옛부터 諸說이 있어서 一致하지 않다. 或者는 左尺과 같이 腎膀胱이다하며 或者는 三焦, 心包라고도 하며, 或者는 三焦命門이라고도 한다. 命門이란 生命의 門戶라고 하는 意味로 腎中에 存在하는 精이며 生命力의 根源의 힘이다.

草木에 비유할것같으면 根이다. 人體에서는 四肢形態의 枝葉에 對하는 生命의 根源體를 意味한다. 또 全身各部를 活動시키는 根源體이다. 이것은 活力體인 故로 火이며 即 腎中에 存在하는 相火이며 精은 即相火이다. 이 精이 活動하여 種族保存에 使用되며 또 或一部는 血이 되며 或一部는 三焦의 原氣로되어 個體保存의 目的에 消費된다는 것은 前述한바와 같다. 여기에서 命門은 生命力이고 보다 많은 先天의 意味가 强하고 三焦는 榮養分生成의 部이고 보다 많은 後天의 意味가 强하다. 보다 强하게 生活하기 위한 生命力과 榮養分은 實로 命門三焦의 氣의 虛實에 달려있는 것이라고하는 點에서 같이 相存하여 右尺中에 脈位의 配置가 定하여 진다는데 妥當性이 있는 것이다.

宗　氣(上焦)

消化吸收된 것에는 3種의 榮養素가 있고, 上, 中, 下 3部에 依하여 서로 다른 特質이 있다. 이것이 宗, 榮, 衛인 것이다. 榮. 衛의 그榮養素는 脈中 脈外를 通하는 重要한 것이므로 많은 解釋이 되고 있으나, 宗氣에 對하여서는 名稱만이 있어서 實質이나 機能的說明이 別로 없기때문에 後代의 사람들이 解釋에 困難한 說明을 하는 길밖에 없게된 것이다.

杉山和市代는 榮衛 아직 解釋을 할 時期가 못된다고 말하고, 또 別說에서는 榮衛를 1日 50度 循環되는 原動力인 것이다라고 한다. 即 中焦에 있어서 가장 빨리 된 宗氣는 上焦心肺의 部에 上하여 太陰肺經에 沿하여 循하였다가 大腸, 胃經, 脾經과 차츰 12經을 循하여 榮衛를 引導하여 全身各部를 榮養하는 것이라 생각해 왔다. (靈樞榮衛生會篇…難經本義診解에서) 又 岡本一抱子는 彼三臟猫解에 있으서 「宗氣란 飮食이 胃

－ 199 －

에 入하여 처음으로 蒸하는 곳의 氣는 升하여 膻中에 있고 呼吸出入의 氣를 助하는 것을 말하여 宗氣라고 한다. …宗氣는 飮食이 胃에 入하여 穀이 아즉 消되기 前에 蒸하여 升하는 곳의 氣이다」라 하는 것과 宗氣는 飮食物이 胃에 下하여 消化作用을 受하는 以前에 吸收된 養分으로서 이것이 上焦에 升하여 呼吸作用의 補助를 하는 것이라는 說이다. 以上 宗氣의 1說은 榮衛未分의 것 2說은 榮衛에 앞서서 吸收되여 經絡을 循하여 榮衛의 循環을 行하는것, 第3說은 呼吸作用을 助力하는것 等의 說이 있다.

榮　氣 (中焦)

飮食物이 胃에 入하여 消化되여 呼吸된 榮養分은 心臟에 가서 先天의 血과 合하여 붉게되며 後天的榮이 된다.「心은 血을 生한다」그래서 太陰肺經에 注入 12經을 循하여 全身을 榮養한다는 것이나. 이 說에는 問題가되지 않는다. 只 榮과 血의 相異에 지나지 않는다. 血은 先天의 血로서 父母에게서 받은 것이다. 이것이 끊임없이 胃에서 養分을 받아 榮을 만들고 있다. 故로 榮은 元來血인 것이다. 胃의 氣十血＝榮이란 이것 以上의 嚴密한 成分의 檢討는 許하지 않는다.

東洋學의 分析的인 思辯은 여기가 限界이다. 그래서 東洋學은 上의 思辯이 行하여진다. 即 이것이 先天의 血은 어떻게 해서 된것인가 하는 것이다. 이 宇宙는 元來一氣 이것이 陰의 氣--과 陽의 氣一로 分하고 차차로 여러가지로 變化하는 것이나, 天地에 있어서는 陰氣는 地가되고 陽의氣는 天으로 되였다. 다시 時間的發展의 後에는 人間이 生기게된것이다. 그 地의 氣가 人體에 있어서는 精으로 되여서 腎臟中에 宿하여있고 그 精은 精液으로서 次代의 子孫을 만든다. 即 種屬保存에도 1部는 使用이 된다. 又 1部는 自己의 個體保存을 爲하여 血이 되여서 活動하는 것이다.

換言하면 宇宙는 陰의 氣가 地의 氣로되고 人體에서는 精으로 化하고 其1部는 血이 되여서 子子孫孫 傳하여진 것이다. 이와같이 陰陽二元論의

演繹的 說明을 施하여본 것이다.

衛　氣(下焦)

胃에 있어서 水穀精微의 氣로서 飮食物에서　吸收된 殘滓糟粕은 小腸 大腸에 下하나. 胃와 小腸의 境에 있어서 不必要한 水分은 吸收되여 膀胱에 滲透한다고 생각 하였다. 이것이 小便이다. 下焦에 가서 糟粕은 다시 下焦相火의 火에 依해서 蒸하여지며 이곳에서 發生된 氣가 先天의 氣와 合하여 所謂 衛로 되는것이다. 이 先天의 氣란것은 先天의 血과같이 天地陰陽의 氣가 變化된 것이며 即 陽의 氣가 化하여서 天이 된다. 이것이 또 人體의 生成發展時 氣가 되여서 心臟에 있게 된다. 其 1部가 變化하여 氣血이란 意味의 氣가되는 것이다. 이렇게 하여 生한 榮衛는 榮은 脈中 衛는 脈外를 循하여 全身의 榮養과 衛를 行한다고 생각한 것이다. 脈에는 굵은 經脈支脈이 있어서 이것을 絡하는 絡이 있다. 다시 毛細의 孫絡이 있고 이것들은 生理現象으로서 血을 運搬하는 原動力은 衛의 機能으로 생각한 것이다.

三焦의 原氣

三焦의 原氣에 對하여서는 前記心包의 項에 있어서 論한바와 같이 腎中에 在하는 精의 1部의 變化한것으로 先天의 原氣라고 불리워지는1種의 生命의 根源體가 되는 것이 있다. 이것이 其1部少量식 榮衛의 中에 恒常注入되여 全身에 榮養分과 같이 運搬된다. 生命體는 이것이 있으므로 하여 有機的機能이 營爲되고있는 것이다라고 하였다. 이 注入된 先天의 原氣를 三焦의 原氣라고 한다. 即 三焦部에 있어서 된 榮養分에 注入된 原氣腎中에 貯藏되여 있던 原氣가 活動面에 있는 原氣라고 하는 意味다

此三焦의 原氣가 있기 때문에 生物體는 모든 環境에 無意識中에 順應하여 身體의 保持가 可能하게 된것으로 다시 이러한것 等의 機能을 統括하는 機能은 心包인것은 心包經總論에서 證하고 있다.

10. 手少陽三焦經 主治症一 覽表 23穴

穴　名	部位	第　1　症 (共　通　症)	第　2　症 (特　效　症)
1. 關　衝	指端	頭(目＋咽－舌－)	頭痛，眩，風熱
2. 液　門	指　間	頭(熱－＋翳，齒 耳－目－)	頭痛，眩
3. 中　渚	手　背	頭(＋咽＋耳)	熱汗不出
4. 陽　池	腕		消渴，熱汗不出
5. 外　關	前膊背	耳鳴	
6. 支　溝	〃	頭(目＋面赤 咽＋) 心(煩 心)	暴瘖，熱汗不出
7. 會　宗	〃	耳－	癇，霍亂
8. 三陽絡	〃	耳－齒＋	暴瘖
9. 四　瀆	〃	齒－耳	
10. 天　井	肘	耳齒	脚氣衝心，癲狂，大風
11. 清冷淵	上　膊		頭痛，胠痛
12. 消　濼	〃		頭痛，頸項強直
13. 臑　會	〃	咽腫(寒熱)	瘰癧
14. 肩　髎	肩　胛		肩臑痛，腫
15. 天　髎	肩	心(狹心)	肩頸臂痛
16. 天　牖	頸	頭(耳－目－面浮腫)	

17. 翳風	耳　後	頭(耳－目斜 口＋)		
18. 瘈脈	〃	⌣	腦充血, 耳鳴	
19. 顱息	〃	耳	頭重, 胘	
20. 角孫	耳　上	頭(耳－齒目－)		
21. 耳門	耳　前	頭(耳＋齒＋面疏痺)		
22. 和髎	〃	頭(面腫, 鼻－耳鳴)	頭重	
23. 絲竹空	肩　端	目	頭重 說約曰, 目眩, 頭痛, 風病, 人事不省, 見不 明, 絲竹穴瀉血	

1. 熱性病

1. 頭面의 病(耳, 目, 咽咽, 齒)

1. 腦充血症(耳鳴, 胘, 頭痛)

11. 足少陽膽經 34穴
MERIDIEN DE LA VESICULE BILIAIRE

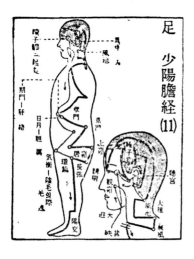

流注 膽經은 手三焦經의 瞳子髎에 至하는 곳에서 始하여 耳後完骨穴에 至한다. 其後線에 있는 經穴인 故로 完骨이라고 불렀다. 여기에서 다시 前面으로 되돌아와서 額에서 目의 內眥의 膀胱經의 晴明에 來하고 又 反轉하여 側頭部에 向하여 後頸部의 風池穴에 至하고 여기에서 肩에 下하고 後에 向하여 任脈의 大椎穴에 達한다 大杼, 秉風穴을 지나서 鎖骨窩의 缺盆의 外部에 入한다. 支脈은 後頸部의 風池에서 前으로 走하여 耳中에 入한다. 여기에서 나와 다시 起始部인 瞳子髎에 되돌아 온다. 다시 下顎骨下線의 大迎, 顴骨下線의 額, 髎下顎骨의 後下線의 頰車穴等을 經하여 앞의 缺盆에 오는 것과 合한다. 이와 같이 膽經은 側頭部 顔面部를 몇번이고 往復하는 經이다. 缺盆에서 下하여 期門穴이 있는 곳에서 肝臟을 絡하고 日月의 分에서 膽에 屬會한다 여기에서 脇下章門穴(第11肋骨端)을 經하여 恥骨의 上에서 股關節內에 入한다.

本經은 缺盆에서 脇下로가서 斜前下方으로 向하여 日月에서 肋骨下線을 通하여 第12肋骨端의 京門穴을 經, 側腹部를 下行하여 支脈과 같이 股關節의 中에 入하여 兩脈이 合한다. 여기에서 大腿와 下腿의 側面을 下行하여 足의 第4趾端의 臨泣穴에서 踇趾端에 出하여 肝經에 交하는것이 있다. 이와같이 膽經은 側頭部, 側胸部 足의 外側과 體의 側面을 循하는 特徵을 가지는 經脈이다.

1. 瞳 子 髎 (別名, 太陽前關, 後曲)

部 位：外眥의 外方約5分 骨陷部에 있다.

取 穴：目의 外眥의 外方5分쯤의 骨上으로 指端으로 찾으보면 骨이 약
간 陷凹되는 部가 있다. 이곳에 取穴한다.

「筋肉」眼輪筋

「血管」淺側頭動脈의 分枝인 顴(頰) 骨眼窩動脈淺側頭靜脈

「神經」三叉神經第 1分枝, 顔面神經의 顴(頰) 骨枝

【主 治 症】

頭部疾患이라고 하나 主로 眼疾에 效果가 있다. 各種 炎症性 即 實症
性의 것에서 虛症性의것 視力減退, 靑盲, 翳等에 까지 效果가 있다. 鍼
刺入은 直針할 때에는 1, 2分으로 하고, 斜針할 경우에는 5分쯤. 又 灸
治로 實症일 때에도 小炷 一壯程度로서도 充分한 效果가 있고 灸痕을
남기지 않는다.

虛症의 경우에도 溫熱灸로서 小指頭大의 艾을 使用하여 知熱灸로서
施術하여도 充分한 治效를 볼수있다. 顔面에는 一般으로 灸治를 하지않
으나 前記, 知熱灸를 함으로서 灸痕이없고 또한 灸治의 特質을 充分히
活用할수 있다고 생각한다.

2. 聽 會 (別名, 聽呵, 後關, 機關)

部 位：耳珠下 약각 前方 下顎骨의 線으로 口開하면 陷하는 곳에 있다

取 穴：耳珠의 下部로 下顎骨의 後線陷中에 取한다.

「血管」淺側頭動脈, 淺側頭靜脈

「神經」顔面神經의 分枝, 三叉神經의 分枝인 耳介側頭神經

【主 治 症】

主로 耳, 齒痛, 下顎脫臼等에 使用된다. 耳病에는 聽宮, 耳門에서 角
孫以下 翳風等의 耳의 周圍의 諸穴과 같이 治效가 좋은 穴이다.

3. 客 主 人 (別名, 上關, 客主)

部　位：顴(頰) 骨弓의 中央 上際의 部에 있다.

取　穴：顴骨弓의 上際로 鬢髮前髮際에 약간 入한곳으로 强壓하면 痛한 곳에 取한다. 이 穴은 顴骨弓을 隔한 下方은 胃經의 下關穴로 髁狀突起와 鳥啄突起의 間에 位置하고 있다. ,

「筋肉」側頭筋, 側頭筋膜

「血管」淺側頭靜脈

「神經」三叉神經, 第3枝의 分枝, 顔面神經의 分枝인 耳側頭

【主 治 症】

客主人은 耳, 目, 口病, 偏頭痛等에 治効가 있으나, 顔面神經麻痺에 鍼灸 모두 不可缺의 要穴의 하나이다. 又 三叉神經痛, 特히 上齒痛에 는 特効穴이다. 顴(頰) 骨弓의 下를 넘어서 1寸 5分쯤에 刺針하여 數分乃 至 數10分 置針하면 대개의 齒痛은 鎭靜되는 곳이다. 下齒痛의 깅우에 는 胃經의 大迎 或은 頰車에 置針하여도 鎭痛이 된다.

4. 頷　厭

部　位：前額部의 兩傍, 額角髮際의 後部, 頭維穴의 下約 1寸에 있다.

取　穴：神庭의 外方4寸5分에 頭維穴이 있다. 此約下1寸으로 俗으로 米 嚙라고 하는 곳이 있다. 頭維에서 下方客主人으로 向하여 側頭 筋을 按할것 같으면 痛覺이 있는 線이 있다. 此線上에 頷厭, 懸顱, ◼◼의 三穴을 取한다. (神庭) 鼻上髮際에 5分入한곳에 있다.

「筋肉」側頭筋, 側頭筋膜

「血管」淺側頭動靜脈

「神經」三又神經 第3枝의 分枝, 顔面神經의 分枝

다음의 懸顱, 懸釐와 같이 모두 米嚙部에 있어서 偏頭痛의 痛症이 있

는 곳이다. 又 風邪에도 잘 痛症이 나타나는 곳이며 이러한 實症일때에
는 局部的으로 强한 治療보다 極히 輕한 治療로 本治法에 主力을 傾注하
는 것이 좋은 方法이라 생각 한다. 勿論 慢性虛證일때에는 局部治療도
效果가 있다.

5. 懸　　顱 (別名, 髓中)

部　位 : 前額部의 兩傍, 額髮際의 後部, 頷厭의 下1寸에 있다.
取　穴 : 頭維(神庭의 傍에서 4寸5分)의 下2寸으로 米嚙部에 있다. 飮食
　　　　을 먹을때에 筋肉이 움직이는곳 强壓하면 痛하는곳에 取한다.
「筋肉」側頭筋, 側頭筋膜
「血管」淺側頭動靜脈
「神經」三叉神經 第3枝의 分枝, 顏面神經의 分枝
【主 治 症】
　感冒, 其他發熱로 因한 顏面部의 充血로 因한　面熱, 目赤, 齒痛, 頭
의 劇痛에도 效果가 있다,

6. 懸　　釐

部　位 : 前額部의 兩傍, 額髮의 後部 懸顱의 下1寸에 있다.
取　穴 : 頭維(神庭의 傍에서 4寸5分)의 下3寸 米嚙의 部에 있다. 飮食을
　　　　먹을때에 筋肉이 움직이는곳 强壓하여 痛하는 곳에 取한다.
「筋肉」側頭筋, 側頭筋膜
「血管」淺側頭動靜脈
「神經」三叉神經 第3枝의 分枝, 顏面神經의 分枝
【主 治 症】
　上과 같음.

7. 曲   髮 （別名, 曲髮）

部 位：側頭部 顴(顬) 骨弓의 上方1寸. 耳輪脚의 前上方의 髮際에 있다,

取 穴：顴骨弓의 上方1寸으로 後部의 前髮際 和髎穴（顴骨弓의 上線 銳髮의 後下際）에서 角孫穴（上耳角이 當하는곳 髮際陷中）으로 向하는 髮際의 約5分쯤의 後上方에 取한다.

「筋肉」 側頭筋, 前耳筋

「血管」 淺側頭動脈, 前耳介靜脈

「神經」 三叉神經 第2枝의 分枝, 顏面神經의 前耳枝

【主 治 症】

前穴과 같음 頭顏面部 特히 眼疾이나 齒痛에 治効있다.

8. 率   谷 （別名, 率骨）

部 位：側頭部 耳上髮際에 入하기 1寸5分陷中에 있다.

取 穴：角孫穴（上耳角의 當하는곳 髮際陷中）의 直上 1寸5分의 點 약간 前方에 陷하는 곳에 取한다.

「筋肉」 側頭筋, 上耳筋, 側頭筋膜

「血管」 淺側頭動靜脈

「神經」 三叉神經 第3枝의 淺側頭枝, 顏面神經의 分枝인 側頭枝

【主 治 症】

이穴은 胃症狀에 効果가 있는 特質이 있어서 高血壓, 熱性疾患, 飮酒 等으로 原因이되는 食欲不振, 嘔吐, 目眩, 胃冷等에 治効가 있는 穴이다.

9. 天   衝

部 位：側頭部 耳上 髮際에서 上方2寸의 點의 약간 前方에 있다.

取　穴：耳後의 髮際란 耳輪을 後로 밀어서 髮際에 當하는 곳의 下方에
　　　　交叉點을 말하는 것으로 穴은 前方3分쯤에 取한다.

「筋肉」側頭筋　上耳筋, 側頭筋膜

「血管」後耳介動靜脈

「神經」三叉神經 第3枝의 淺側, 頭
　　　　枝, 顔面神經의分枝인 側頭
　　　　枝

【主 治 症】

癲癎, 偏頭痛, 齒齦炎等에　效果가
있다.

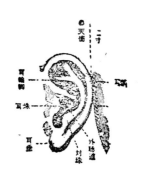

10. 浮　　白

部　位：側頭部 天衝의 下方1寸에 있다.

取　穴：天衝(耳後髮際의 上方2寸의 3分前)의 下1寸點에 取한다.

「筋肉」側頭筋, 後耳筋

「血管」後耳介動靜脈

「神經」三又神經의 第3枝의 淺側頭枝, 顔面神經의 分枝인 側頭枝

【主 治 症】

頭部의 病으로서 耳, 齒痛에 治效가 있고, 熱性病이나 高血壓 또한
低血壓等에도 여기에서 부터 下方에 恒常, 壓痛이 있다. 充血性의 不快
感, 冷感이 表現되는 곳이다.

11. 竅　　陰 (別名, 枕骨)

部　位：乳樣突起基底의 陷凹部에 있다. 强壓하면 痛하는곳에 取한다.

「筋肉」後頭筋

「血管」後頭動脈, 後頭靜脈

「神經」小後頭神經, 後耳介神經

前穴과 同樣으로 耳病에 效果가 있고, 腦充血性의 諸症狀에도 効가있고 鍼灸 모두 治療後에 氣分이 좋아지는 穴이다.

12. 完　　骨

部　位 : 乳(樣)後突起緣, 突起尖端에서 後上線으로 上하여 一指橫經정도의 陷凹部에 있다.

取　穴 : 乳樣突起端一指經經上方의 陷凹部로 髮際에서 納4分쯤에 있다.

「筋肉」 後頭筋

「血管」 後頭動靜脈

「神經」 小後頭神經, 後耳介神經

【主治症】

天柱 風池와 同樣, 腦神經系의 諸疾患에 治効가 좋은 곳이다. 三叉神經痛, 顏面神經痲痺는 勿論 神經衰弱, 偏頭痛, 又血壓異常으로 因한 後頭部, 後頸部의 凝固 또는 違和感에 針灸 모두 좋은 效果가 있고 또 直時氣分이 좋아지는 곳이기도 하다. 針은 斜刺1寸쯤으로 頭中이 直時氣分이 爽快하게 된다. 따라서 不眠症에도 實로 名穴이다.

13. 本　　神

部　位 : 前額髮際 神庭의 外方3寸에 있다.

取　穴 : 神庭(鼻上髮際에서 5分入함)의 外方3寸의 點으로 外眥의 約直上, 髮際에 5分入한 곳에 取한다. 髮際는 眉間의 上2寸5分을 髮際로하여 上方을 側定한다.

「筋肉」 前頭筋

「血管」 眼窩上方靜脈

「神經」 三叉神經 第1枝의 枝

【主治症】

이 穴은 腦神經系의 病에 效果가있고 頭痛, 眩暈, 後頭部의 强直, 癲癇, 小兒驚等 失神症에 効가있다.」

14. 陽　　白

部　位：眉毛中央의 上方約寸에 있다.

取　穴：眉毛의 約中央部의 上方1寸으로 만저보면　骨上에 陷凹部가 있다. 이곳을 强壓하면 痛覺이 頭中에까지 뻐치는 곳이 있다. 이곳에 取穴한다.

「筋肉」前頭筋

「血管」眼窩動靜脈

「神經」眼窩上神經

【主治症】

目의 瞳子直上에 있으므로 眼窩上神經에 當하는 곳인 關係上 主로 眼病에 治療하고 赤腫痛 等의 實症性의 것으로부터 夜盲等의 虛症性에 이르기까지 效果가있는 穴이다.　左右陽白穴을 指頭로서 强按하면 痛覺이 腦의 內部까지 爽快하게되는 곳이다.　나는 夏季 學校나 講習會의 講義時 잠이올때에 이곳에 刺鍼하여 좋은 結果를 보았다.

15. 臨　　泣

部　位：前頭部 瞳子의 直上 髮際5分入한 곳에 있다.

取　穴：眼을 正視하여 其瞳子의 直上으로 髮際에 5分入한 곳에 取한다 髮際로 外眥直上의 本神穴과 內眥直上의 曲差穴과의 間에 있다

「筋肉」前頭筋

「血管」眼窩上動靜脈

「神經」眼窩上神經

【主治症】

많은 目病에 取穴하나. 又 鼻病, 蓄膿症에도 效果가 있는것은 事實이

- 211 -

다. 印堂(兩眉의 間)에서 下方으로 5, 6分刺針하며 臨泣穴에 施灸하여
도 直時鼻粘膜의 査血의 除去되며 鼻通이 좋아진다. 鼻病에는 肩背部가
重要하다는 것을 잊어서는 안된다. 又 腦溢血이나 人事不省에 使用하여
效果가 좋은 穴이다.

16. 目　　窓 (別名, 至榮)

部　位：前頭部 臨泣穴의 後方1寸에 있다.
取　穴：臨泣(瞳子直上髮際에 5分入함)의 後1寸 髮際에서 1寸5分의 곳
　　　　에 取한다.

「筋肉」帽狀腱膜

「血管」眼窩動靜脈

「神經」眼窩上神經

【主 治 症】

諸種의 眼疾, 顔面浮瞳, 頭痛에도 使用한다.〕

17. 正　　營

部　位：頭頂部 瞳子直上의 線, 目窓의 後方1寸에 있다.
取　穴：目窓(瞳子直上髮際에서 1寸5分)의 後方1寸으로 瞳子直上髮際에
　　　　서 2寸5分의 곳에 取한다.

「筋肉」帽狀腱膜

「血管」淺側頭動膝前頭枝, 淺側頭靜脈의 分枝

「神經」三叉神經의 眼窩上神經

【主 治 症】

齒痛이나 偏頭痛과 같은 痛症에 效果가 있다.

18. 承　　靈

部　位：頭頂部 瞳子直上의 線, 正營의 後方 1寸5分에 있다.

取　穴：正營(瞳子直上 髮際에서 2寸5分)의 後方1寸5分, 瞳子의 直上線 髮際에서 4寸이 되는곳에 取한다. 百會穴의 약간 後方에 當한다.

「筋肉」帽狀腱膜

「血管」淺側頭動脈後頭枝, 淺側頭靜脈分枝

「神經」大後頭神經

【主治症】

腦나 脊髓의 炎症에서 오는 發病, 麻痺, 痙攣, 眩暈, 頭痛等에 應用되며. 又 鼻出血, 喘息에도 使用된다.

19. 腦　　空 (別名, 顳顬)

部　位：後頭部 承靈의 後1寸5分 上頂線의 直上部 있다.

取　穴：後頭骨, 外後頭結節의 外方으로 上頂線의 上際, 頭正中線의 外方 2橫指徑半 程度의 陷凹部에 取한다. 按壓하여 痛하는곳이다

「筋肉」帽狀腱膜

「血管」後頭動脈, 後頭靜脈

「神經」大後頭神經

【主治症】

腦脊髓性疾患으로 後頭部의 强直, 後頭部의 劇痛, 耳鳴等에 使用된다

20. 風　　池

部　位：後頭部 腦空의 下方의 髮際, 僧帽筋과 胸鎖乳樣(突) 筋과의 間의 陷凹部에 있다.

取　穴：後頸部髮際로 腦空(外方頭結節의 外方上頂線의 直上, 正中線의 外方二橫指徑半쯤되는곳)의 下方 乳樣突起의 內方陷凹部로 僧帽筋과 胸鎖乳樣筋의 間에 取한다. 天柱穴(項窩의 傍에서 二指橫徑)의 外方7, 8分의 곳에 當한다.

「筋肉」僧帽筋과 胸鎖乳樣(突) 筋의 間

「血管」後頭動靜脈

「神經」小後頭神經, 大後頭神經

【主治症】

此穴은 膀胱經의 天柱穴과 같이 頭部에 있는 諸器官 目이나 耳, 鼻, 腦神經系統의 病, 一般에 治効가있어서 恒常重要한 經穴이 란것은 두말할 여지가 없다. 特히 顯著한 治効는 이곳에 刺針으로 因하여 頭部의 充血이 除去되는 것이며, 腦充血, 腦溢血의 豫防, 充血性頭痛, 耳鳴, 肥厚性鼻炎, 蓄膿症等에 刺針 또는 施灸한다. 又 肩部에서 後頸部에까지의 凝固症等에도 使用된다.

21. 肩　　　井 (別名, 膊井)

部 位：肩胛部 僧帽筋의 前線, 乳頭直上의 部에 있다.

取 穴：僧帽筋의 前緣의 部로 乳頭를 上한 線, 卽 缺盆穴의 直上에 當하고 强壓하면 痛한곳이며 옛날부터 第2, 第3, 第4指의 三本指를 肩上에 대고 第3指端이 當하는 곳에 取한다고 記載하고있다.

「筋肉」僧帽筋, 棘上筋

「血管」肩胛橫動脈, 頸橫動靜脈

「神經」肩胛上神經

【主治症】

이 穴은 肩凝症이란 症狀이 가장 顯著히 나타나는 部位로 筋肉, 精神의 疲勞, 胃疾患, 婦人科疾患, 腦神經系疾患, 上肢의 病 齒, 目, 耳等의 疾患 感冒等에서 主로 肩凝症이 생긴다. 肩凝症이란 것은 過般來朝한 獨逸의 슈밑博士의 말로서는 獨逸에서는 別로 없는 病이라고 한다.

中國의 古典을 보아도 別로 重要視하지 않고있다. 그러나 日本人에있어서는 中年以後가 뇌면 殆半이 肩凝症이 있고 特히 病人으로서는 肩凝

症이 없는 사람은 없을 程度로 많다. 이 理由는 體質이나 生活樣式 또는 風土 어데서 基因되고 있는가를 研究해 볼 必要가 있다. 이 많은 肩凝症의 症狀은 肩井穴을 中心으로하여 上은 風池, 天柱 下는 巨骨을 連한 僧帽筋의 前緣部와 肩井에서 後下方으로 向하여 天膠, 膏肓穴에 이르는 線을 따라 가장 著明하게 나타나며 壓痛點도 이 附近에 많이 나온다.

肩井穴은 어떻한 病에 效果가 있는가 하는것은 前記肩凝症의 原因이되는 疾患이 列擧된 것에는 모두 該當이 되나 肩凝症을 治療하므로서 그 原因이되는 모든 疾患이 直時에 治効가 있다는 생각은 千萬뜻밖이다. 勿論, 肩凝症을 除去하여도 齒痛, 頭痛, 耳,眼病이 治療되는 때도 때로는 볼수 있는 現狀이다. 肩井穴은 又 腦神經系와 子宮의 收縮에 直接關係가 있는것 같다. 나에게는 이러한 治驗이 있다.

55歲의 婦人이 오랫동안 히스테리로 苦生하며 여러 가지의 治療를 해 보았으나 效果가없고 鍼灸를하는 學友로부터 依賴를 받아서 診斷하여 經絡治療를 하였드니 一個月程度로서 많은 效果가 있었다. 그래서 肩을 보니 別로 肩凝症을 말하지 않으나 右側의 肩井穴部의 僧帽筋의 前緣에 筈같은것이 橫으로 뻐쳐있었다. 여기에 1寸以上刺鍼하여 2, 3分 間撚鍼하여 다음날 부터 本治法의 外에 此의 刺針을 하였드니 直時로 全快된 일이 있었다. 又 37歲의 農家의 婦人으로 7, 8年間 家庭問題로 히스테리로서 苦生하다 經絡治療로서 約 7, 8分程度의 治療가 되였으나 더 進展을 보지못하고 있다가 이 婦人에게 앞의 經驗에서 肩井의 久撚法을 施術하였드니 直時로 全快되고 其後4年이 지났으나 元氣旺盛히 일하고 있었다.

肩井穴은 古典을 보면 姙婦에는 刺鍼을 禁하였으며 別書에는 難産에 効가 있다고 記載되어있는 것으로보아 子宮收縮에 關係가 있는것같다. 나는 姙婦에게 2, 3實驗해 보았으나 別症狀은 없었다. 然而나 流産癖이 있는 者 또 流産을 할 우려가 있을때는 避하는것이 좋다고 생각한다.

一般으로 肩凝症은 肩井穴, 天髎穴, 膏肓의 附近에 皮內置針이 좋다

22. 淵　　腋 (別名, 腋門, 泉腋)

部　位：腋下3寸의 肋間에 있다.

取　穴：臂을 上擧하여 極泉穴의 下3寸의 肋間, 乳頭의　肋間을 斜外方
　　　으로 나간 4寸에 있어서 보통 第4肋間에 當한다. 此線에는 乳中
　　　穴과 淵腋穴과의 間에 輒筋(膽) 天谿(脾) 天池(心包)의 三穴이
　　　있고 各各 1寸식의 間隔으로 열지어 있다. 著者는 神封(腎) 膻
　　　中(任)과 같이 乳中線이라고 이름을 붙였다.

「筋肉」前鋸筋, 內外肋間筋

「血管」胸背動脈, 肋間動靜脈

「神經」長胸神經, 肋間神經의 枝

【主治症】

　淵腋穴은 呼吸器症患에 效果가있는 곳으로 肋膜炎, 肺炎, 氣管支炎等
에 使用된다. 又 肋間神經痛에는 壓痛點이 表現되는 곳으로 乳根 膻中穴
과 같이 壓痛點이 하나의 線으로 되어있다. 又 腋下淋巴腺腫에도 使用
되는 곳이다.

23. 輒　　筋

部　位：腋下3寸 淵腋의 前1寸에 있다.

取　穴：腋의 極泉穴의 下3寸 卽 乳中線으로 淵腋의 前1寸의 곳에 取한
　　　다.

「筋肉」前鋸筋, 內外肋間筋

「血管」胸背動脈, 肋間動靜脈

「神經」長胸神經, 肋間神經의 枝

【主治症】

前의 淵腋과같이 呼吸器 肋間神經痛에도 效力이 있는 곳이다. 壓痛點

은 淵腋穴程度는 아니지만 弱한 壓痛點이 있다.

24. 日　　月 (別名, 神光)　(膽募穴)

部　位：第9肋軟骨附着部의 下際 期門穴의 下5分에 있다.

取　穴：心下에서 肋骨의 端을 押上하면 第8肋軟骨附着部의 凹部가있고
다음에있는 凹部가 第9肋軟骨附着部다. 이곳에 期門穴을 取하
고 그 약간 斜下로 5分에 日月穴을 取한다. 乳線에서 약간 內
側으로 位置하고 있다.

「筋肉」 腹橫筋, 內外腹斜筋

「血管」 上腹壁動脈, 淺腹壁靜脈

「神經」 肋間神經前皮枝

【主 治 症】

膽經의 募穴 即 膽經의 氣가 腹部를 通하는 곳인 故로 感情이나 意表
에 異狀이있는 病. 神經衰弱, 히스테리. 又 胃疾患이나 肝臟疾患에도
때때로 使用된다. 又 橫隔膜의 附着部에 가까운 理由에서 針을 上斜方
으로 向하여 深刺入하여 橫隔膜의 痙攣을 끝이게 한다.

25. 京　　門 (別名, 氣府, 氣兪) (腎募穴)

部　位：側腹部 第12肋骨端의 下際에 있다.

取　穴：伏臥하여 第12肋骨을 脊柱에서 부터 그 下緣을 押하여 가면 그
端이 나온다 .第2胸椎棘狀突起外方의 腎兪及 志室穴의 斜上方
에 當한다. 又 第11肋骨端의 章門穴의 後方에 있다.

「筋肉」 濶背筋, 腹橫筋, 內外腹斜筋

「血管」 後肋間動脈, 上腹壁動脈의 分枝

「神經」 肋間神經前皮枝

【主 治 症】

腎의 募穴, 即 腎氣가 通하는 곳으로서 經絡治療로서는 腎經의 虛實

에 本治法으로서 常時 使用하는 穴이다. 標治法으로서는 膀胱病으로서
膀胱加答兒, 小便赤濁等에 使用하고 又 腸加答兒, 腸疝痛 腰痛, 薦棘筋
痙攣等에도 恒常 使用하여 效果가 좋은 穴이다.

26. 帶　　脈

部　位 : 側腹部 第11肋骨端, 章門의 下方 1寸8分에 있다.

取　穴 : 側臥하여 第11肋骨端을 取하고 其下1寸8分에　帶脈을 取한다.
　　　　 帶의 締하는 곳에 當하고 正常의 腹으로 서는 大略 臍傍에 當하
　　　　 는 곳이다.

「筋肉」闊背筋, 腹横筋, 內外腹斜筋

「血管」後肋間動脈, 外側腹壁動脈

「神經」第12肋間神經前皮枝

【主治症】

　帶脈穴은 婦人病의 專用穴이라고 할 程度로 急性의 婦人病에 效果가
있는 穴이다. 子宮, 卵巢, 나팔管 等의 病에는 帶脈에 壓痛이 出現한다
又 此等의 器管들이 腸이나 腹膜에 瘀着하여 起하는 痛症은 帶脈에서
五樞, 維道에 主로 發生하며 이러한 症狀에 取穴하여 좋은 效果가 있는
穴이다. 古典에 婦人小腹痛, 裏急, 月事不調, 赤白帶下를 主한다 함.
即 모두 以上의 病에서 오는 症狀이다.

27. 五　　樞

部　位 : 側腹部 帶脈의 下3寸에 있다.

取　穴 : 第11肋骨端의 下 1寸8分이 帶脈穴 其下 3寸이　五樞穴이다. 이
　　　　 것은 腸骨節에 따라서 內方으로 斜下部에 取한다.

「筋肉」腹横筋, 內外腹斜筋

「血管」外側腹壁動脈

「神經」腸骨下腹神經의 外側皮枝

【主治症】

前記帶脈과 同樣, 婦人科諸疾患에 効가있으나 又 男子生殖器疾患에 使用하여도 効果가있는 穴이다. 睪丸炎, 副睪丸炎에 取穴되며 此等의 慢性病에는 五樞, 維道 그리고 下腹部下腿의 內側에 견인통이 생기고 몸을 차갑게 하다든가 過勞時에 腰部에서 下腹部 側腹部에 連해서 견인 통이 있는 사람이 있다. 이러한 때에 五樞 友는 帶脈穴이 治効가있다.

28. 維 道 (別名, 外樞)

部 位: 章門(第11肋骨端)의 下5寸3分에 있다.

取 穴: 章門에서 5寸3分 即 5.3−(1.8+3.0)=0.5 五樞의 下5分에 取한다.

「筋肉」腹橫筋, 內外腹斜筋

「血管」外側腹壁動脈

「神經」第12肋間神經의 皮枝

【主治症】

鍼灸聚英에 「嘔吐, 不止하고 水腫, 三焦不調 食을 嗜하지 않는데 主함이라한다. 三焦不調란 上中下의 三焦로 嘔吐, 不止하고 食欲不振等으로 보아서 主로 腸疾患으로 그 機能이 衰하여 水穀의 傳導가 不充分한 까닭에 胃內의 食物이 下하지않고 吐하는 것을 말하는것 같다.

盲腸部나 S字狀部에 恒常 膨滿되여 있는 者에게 볼수있는 症으로 이것이 劇甚하여 ㅣ면 嘔吐한다. 그렇다고 腸閉塞나 虫垂炎에 까지의 症狀은 아닌 病에 維道穴은 効果가 있다. (三焦約은 大小便閉의 症인것으로 이것은 進展된 病이다)

29. 居 髎

部 位: 章門(第11肋骨端)의 下8寸3分에 있다.

取 穴: 本穴에는 異說이 있다. 十四經發揮 其他古典을 따를것 같으면

「章門의 下8寸3分 監骨의 上陷中에 在함」이라고 하는 故로 維道의 下3寸이되고 8寸3分－5寸3分＝3寸 「監骨의 上」이란 上方이란 意味가 아니고 上層 即 腸骨上의 陷凹部를 가르킨 것이라고 解釋한 것이고, 腸骨前上棘의 縫匠筋附着部의 後方 股筋膜張筋의 附着部의 陷凹部 按壓하여 痛하는곳에 取한다.

「筋肉」股筋膜張筋

「血管」淺腸骨回旋動脈, 淺腸骨回旋靜脈

「神經」外側股皮神經, 第12肋間神經의 皮枝

【主治症】

腰痛, 小腹痛에 使用된다. 胸과 手가 攣急할때에 取穴된다.

30. 環　　跳 (別名, 脾樞, 脾厭, 樞中, 臗骨)

部　位：股關節 大轉子의 前方에 있다.

取　穴：側臥하여 下足을 伸하고 上足을
　　　　屈하여 股의 曲部 橫紋頭에 取한다.

「筋肉」大臀筋, 中小臀筋의 前緣

「血管」下臀動靜脈

「神經」下臀神經, 外側股皮神經

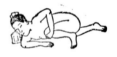

困学穴法

【主治症】

股關節部에 있는 關係로 股關節의 루―마치스 神經痛性의 痛症. 中風性의 屈伸不隨에 局所的으로 使用된다. 又下腿外側 膽經路의 神經痛에도 卓越한 效果가 있다. 又 때에 따라서는 肋膜炎에도 卓越한 效를 볼때가 있는 穴이다.

大體 肋膜炎은 半表半裏의 病일 때가 많다. 膽經은 半表半裏의 經인故로 主治症과 合致하는때가 많이 있효. 陽陵泉에서 以下諸穴이 呼吸器疾患에 效가있다고 하는것은 이러한 意味에서 이다.

31. 中　瀆

部　位：大腿外側 膝上5寸 分肉의 間 陷中에 있다.

取　穴：大轉子의 下 股(廣) 筋膜張筋과 外股筋(腓腹廣筋)과의 間이 膽經의 通路인것으로 此筋溝로 膝關節의 上方5寸部에 取한다.

「筋肉」股筋膜張筋과 外股筋과의 間

「血管」股動脈의 分枝

「神經」外側股皮神經, 股神經의 **分枝**

【主治症】

主로 足病으로 半身不隨 脚氣 或은 神經痛에 **使用한다**

32. 陽　關 (別名, 寒府, 關陽)

部　位：陽陵泉의 上3寸 大腿骨外 上髁의 上의 陷凹中에 있다.

取　穴：陽陵泉(腓骨小頭의 前下部)에서 3寸 上方으로 外股筋의 外緣에 中瀆穴을 지나서 下方에 大腿骨外上髎의 높은 곳에 當한다. 其 3, 4分上의 陷凹部로 按하여 痛하는 곳에 取한다.

「筋肉」大腿筋膜腱

「血管」上外側膝動脈

「神經」外股皮下神經, 股神經의 **分枝**

【主治症】

膝關節의 病에 取하고 루―마치스, 膝關節炎, 又는 其後遺症으로서 運動時에 있어서의 關節痛은 主로 外上髁의 下로 脛骨과의 關節部에 있는 것이다. 陽關穴은 其5, 6分上에 있어나 臨床的으로는 其下關節部에 治療點을 求할때가 많이 있는것 같다. 淺置針은 熱을 除하고 痛症을 鎭靜시키는데 大端히 效果가 좋은 穴이다.

33. 陽 陵 泉

部 位：下腿外側 膝下1寸外廉陷中, 腓骨小頭의 前下部에 있다.

取 穴：下腿의 外側으로 膝關節의 下1寸 程度에 腓骨小頭인 骨의 突起
가 있다. 其下에 長腓骨筋의 腱이 뻐쳐있다. 그 腱의 前, 小頭
의 前下部에 取한다. 三里의 약간 斜上方에 當한다.

「筋肉」長腓骨筋腱, 長跳伸筋
「血管」前脛骨動脈의 枝, 大伏在靜脈의 枝
「神經」腓骨神經分枝, 外側腓腸皮神神의 前枝

【主治症】

筋會란 筋即 腱의 病的症狀으로 腱이 緩하여 運動이 不如意하며 又反
對症狀일 때에 筋會를 使用한다는 意味이다. 又 陽陵泉은 膽經의 合土
穴로 膽病이 脾에 영향을 주었을때 或은 發病即前의 防止策으로 補瀉를
行할수 있는 重要한 穴이다. 又 陽陵泉은 標治法으로서 大端히 좋은 効
果를보는 穴로 足病一般에 效果가 있다는 것은 三里와 類似한 點이있다
但 三里는 足의 前側과 前外側의 病에 陽陵泉은 外側에 表하여지는 病
에 效果가 있다. 때에 따라서는 半表半裏의 症인 肋膜炎에 使用되기도
하고, 膽實症으로서 高血壓症에 應用하기도 한다.

34. 陽　　交 (別名, 足髎, 別陽)

部 位：下腿外側 足外踝의 上方7寸에 있다.

取 穴：下腿를 伸하여 趾先에 힘을 주어 足關節을 左右或은 前後로 움
직여보면 附圖와 같이 筋肉의 狀態를 잘 알수 있다.
　　陽陵泉(腓骨小頭의 前下部)에서 下方으로 指로서 押下하여
外踝의 上7寸(承山線)의 長腓骨筋의 上에 取한다. 男子는 足을
伸하여 힘을주며 腓骨小頭에서 外踝의 上에 이르러 腱이 張하
여 外觀上으로 溝를 볼수 있다. 此中에 取한다.

「筋肉」 長趾骨筋, 長趾伸筋

「血管」 前脛骨動脈의 枝, 大伏在靜脈

「神經」 腓骨神經分枝, 外側腓腸皮神經의 前枝

【主治症】

　陽陵泉과 大略같음 肋膜炎, 面腫, 扁桃腺炎, 膝痛, 又 膽의 病으로서 驚, 狂, 神經衰弱等에 效가 있다.

35. 外　　丘 (郄穴)

部　位 : 下腿外側 外踝의 上7寸 陽交의 前3分에 있다.

取　穴 : 長腓骨筋의 前緣으로 陽交(外踝上 7寸)의 前3分쯤에 取한다.
　　　　膀胱經의 承山穴(下腿後側外踝上 7寸)을 定하여 取하는것이 便
　　　　利하다. 外直의 前方에 胃經의 巨虛下廉이 있다.

「筋肉」 長腓骨筋, 長跳伸筋

「血管」 前脛骨動脈의 枝, 大, 小伏在靜脈

「神經」 淺腓骨神經, 外側腓腸皮神經의 前枝

【主治症】

　頸項痛과 犬毒에 治効가있는 特徵이있는 外에 此部는 陽陵泉穴以下의 腓骨神經痛에 効果가 있는 穴이다.

36. 光　　明 (絡穴)

部　位 : 下腿外側 外踝의 上5寸에 있다.

取　穴 : 腓骨小頭에서 外踝로 連하는 長腓骨筋의 前緣에 取한다, 陽陵
　　　　泉 陽交의 直下線에 當한다.

「筋肉」 長腓骨筋, 短腓骨筋

「血管」 前脛骨動脈分枝, 大, 小伏在靜脈

「神經」 淺腓骨神經, 外側腓腸皮神經의 前枝

【主治症】

膽經에서 發生한 熱로 發汗이 되지않고 熱이 陰으로되여 腦症狀을 發하였을 時에 强瀉法으로 施術한다. 又 足外側이 痛하고 或은 麻痺等에 效가 있다.

37. 陽　　輔 (別名, 絕骨, 分肉)

部　位：下腿外側 外踝上4寸에 있다.

取　穴：外踝의 上4寸이나 陽陵泉의 直下線上이 않이고 前方으로 3分나 와서 取한다. 即 外丘의 通路이다. 長腓骨筋의 前綠에　當한다 이곳에서 直下로는 筋肉이 없으므로 十四經發揮 其他에서는 「絕骨의 端에 있음」으로 되어있다.　絕骨이란 腓骨을 말하는 것이다.

「筋肉」 短腓骨筋

「血管」 前脛骨動脈의 枝, 大, 小伏在靜脈

「神經」 淺腓骨神經

【主治症】

扁桃腺炎이나 腋下淋巴腺腫에 效果있고　又 全身의 關節痛에 足의 病 膽經의 通路等의 痛症에 使用하여 效가 있는 곳이다.

38. 懸　　鍾 (別名, 絕骨, 髓會)

部　位：下腿外側 外踝의 上3寸에 있다.

取　穴：陽陵泉의 線으로 長腓骨筋腱의 前綠에 取한다.　腓骨의 直上으로 筋肉이 없는 곳이다.

「筋肉」 長腓骨筋腱

「血管」 前脛骨動脈의 枝, 大, 小伏在靜脈

「神經」 淺腓骨神經

【主治症】

이 穴의 効果는 大端히 좋다. 痔出血, 衄血,　項頸强直等의 症狀에는

主로 高血壓, 動脈硬化症等에 原因일때가 많다. 高血壓에는 確實히 效果가 있다. 又 腦溢血로 因한 半身不隨에도 效果가있고 或은 胃加答兒에도 使用하여 좋다.

39. 丘   墟 (原穴)

部 位 : 足外踝의 下端에서 3分前陷凹部, 第4趾의 줄기 臨泣의 3上寸에 있다

取 穴 : 足跗를 약간 仰向하여 趾先을 앞으로 꼬부리면 가장 많이 陷凹 데는 곳에 取한다, 强押하여 痛覺이 있는곳.

「筋肉」下腿十字靭帶, 短趾伸筋

「血管」前外踝動脈, 腓骨動脈腺穿通枝, 小, 伏左靜脈

「神經」淺腓骨神經

【主 治 症】

12原穴의 하나로서 經의 虛實 모두 效果가 있는 穴이다. 이部에는 胃經의 原穴인 衝陽, 膀胱經의 京骨과 나란히있고 모두가 治療가 좋은 穴이다. 丘墟는 膽經의 特質로서 目, 肋膜炎(寒熱, 咳嗽, 半表半裏) 疝氣에 顯著한 效果가 있다. 或은 肝實脾虛症으로서 胃加答兒의 疼痛, 胃痙攣等에 奇效를 볼때도 있다. 又 足痛, 足關節의 루--마치스, 捻挫等에 壓痛이 있는 곳이며 局所的으로 많이 便用되는 곳이다.

40. 臨   泣 (兪木穴)

部 位 : 足背, 第4趾와 第5趾와의 基底間의 陷中 第4第5蹠骨接合部에 있다.

取 穴 : 第4蹠骨과 第5蹠骨 間의 先方에서 指先으로 押上하여 停止 되는 곳에 取한다.

「筋肉」長趾伸筋腱, 短趾伸筋

「血管」外側足根動脈, 背側靜脈網

「神經」腓骨神經의 分枝

【主 治 症】

婦人病으로서 月經不順 月經痛에 效果가 있고, 腋下淋巴腺腫, 乳腺炎.
又는 心臟病의 諸症에 效果가 있다. 又 胃痛이나 膽石疝痛에도 効가 있
으니 子宮, 胃, 膽等의 痛症에 對하여 敏感한 作用을 보이는 穴이라 하
겠다.

41. 地 五 會 (別名, 地五)

部 位 : 足背, 第4趾와 第5趾와의 間 陷凹部, 俠谿의 後1寸에 있다

取 穴 : 第4趾와 第5趾와의 交叉되여있는 곳으로 俠谿穴의 後1寸의 陷
凹部로 趾先을 올리면 長趾伸筋腱이 表하는곳에 取한다.

「筋肉」長趾伸筋腱, 背側骨間筋

「血管」背側中足動脈, 足背靜脈網

「神經」腓骨神經의 分枝

【主 治 症】

呼吸器病으로서 胸痛, 喀血의 症에 使用된다. 又 乳腺炎에도 治効가
있다.

42. 俠 谿 (別名, 夾谿) (榮水穴)

部 位 : 足背, 第4趾 第1基底와의 間에 있다.

取 穴 : 第4 第5趾가 交叉되여있는 間, 皮膚의 肌目의 陽面과 陰面과의
境에 取한다.

「血管」背側中足動脈, 背側趾靜脈

「神經」腓骨神經의 分枝

【主 治 症】

呼吸器疾患으로서 肋膜炎이나 肺結核에 使用된다. 又 發熱性疾患으로
汗不出로 熱이 內에 있을때에 發汗鍼으로서 使用된다. 大體 十指間이라

- 226 -

고하는 手足의 指間은 發汗作用이 顯著한곳으로 但 應用하는데에는 充
分한 注意를 하여야 한다. 即 感冒, 急性胃加答兒와같이 病이 淺하고 體
實이면서 熱이 內部에 있을메에 適應한다. 又 痲疹으로 아직 發疹이되
지않을 경우에도 發汗法을 行하면 熱이 빨리 陽으로 떠서 陰으로 內攻
되지 않겠금하고 發疹을 逗하게하여 빨리 全快 시킬수 있다. 肋膜炎이
나 肺結核等에 無理하게 發汗을 시키면 一時的으로는 下熱이되나 陰虛
內熱은 다시 陽虛에 까지 유인하여 점차 虛하여 危險하게된다. 俠谿는
又 眼病에도 效果가 있다.

43. 竅 陰

部 位：第4趾外側 爪甲根部를 1分隔하여 있다.
取 穴：第4趾의 小趾側의 爪의 元際에 取한다.
「血管」背側趾動脈, 背側趾靜脈
「神經」脛骨神經의 分枝

【主治症】
目病, 胸痛, 咳嗽, 發熱을 兼한 呼吸器疾患에 用하여 效果가 있는 穴
이다. 又 頭痛, 手足의 煩熱, 心煩等 熱그 因하여 起하는 痛症, 胸苦等
에 效果가 있다.

膽 經 總 論

膽은 肝에 對한府이며 陽이다. 五行으로서는 木에 當한다. 經은 目一
側頭─耳─後頭 ─缺盆─側胸─季肋─股關節─足外側─第4趾端
위와 같이 流注하여 此等에 起하는 病에 關係한다. 又 目, 筋(腱) 爪
를 主하고 있다. 又 感情이나 意志等의 精神機能도 肝과같이 主하는 곳
이다. 以下와 같은 病的症狀도 膽經의 諸穴에 依하여 治療되는것이다.

1. 頭部疾患
流注關係에 依하여 眼疾과 耳病에 效果가 있고, 瞳子髎에서 風池까지

의 頭部面部의 諸穴은 齒 咽喉의 疾 頭痛, 偏頭痛의 效果에 對해서는 두말할 必要가 없다. 膝以下의 陽陵泉, 陽交, 陽輔, 俠谿, 竅陰等의 穴도 目咽喉, 面腫等에도 效果가 있게 되어있다,

2. 腦神經系疾患

前述한 바와 같이 膽은 感情이나 意志와의 關係가 있는것으로 神經衰弱, 癲癎에 또는 高血壓症, 頭痛, 偏頭痛, 衄血眩暈等에 效果있는 穴이 많다. 就中風池, 陽陵泉, 懸鍾等의 穴은 治効가 顯著한故로 古來로 名穴로 되여있다.

後頭部의 竅陰, 完骨은 頭의 異常이 있을 時에 效果가 있고 不眠症의 名穴이기도 하다.

3. 呼吸器系疾患

肺結核까지는 되지않는 即 半表半裏라고 하며 寒熱往來하는 肋膜炎이나 氣管支炎程度에 가장 좋고 結核으로서도 初期일때는 效果를 보는 일이 때때로 있다. 又 腋下淋巴腺腫에도 使用된다. 肩井, 淵腋, 輒筋等의 局處의 穴의 外에 股關節以下의 足의 諸穴로 依하여 治療가 되는것이다 나는 陽陵泉이나 丘墟를 經絡關係에서 使用하기로 한다.

4. 其　他

足腰의 神經痛에 使用되는 때나 脚氣나 半身不隨에 使用되는 重要한 穴도 大端히 많다는 것은 上記와 같다. 婦人病으로서는 帶脈, 五樞, 維道, 居髎等 側腹에 이르는 穴로 痛症이 나오는 곳으로 診察治療 共히 重要한 穴이다. 下로는 足의 臨泣穴도 婦人病에 效果가 있다.

最後로 消化器病으로서는 日月, 京門, 維道, 懸鍾, 丘墟, 臨泣, 地五會等과 많이 取穴되는 穴이 存在한다.

11. 足少陽膽經 主治症一覽表 43穴

穴　名	部　位	第　1　症 (共　通　症)	第　2　症 (特　效　症)
1. 瞳子髎	外　眥	頭(目十一青盲，翳)	
2. 聽　會	耳　前	頭(耳，齒痛，牙車脫臼)	
3. 客主人	〃	頭(耳鳴，聾，目青盲， 齒痛，口斜，口閉， 偏頭痛)	顏面神經麻痺
4. 頷　厭	側　頭	頭(耳鳴，青盲，偏正頭痛)	
5. 懸　顱	側　頭	頭(面熱，目赤，齒痛， 頭風)	
6. 懸　釐	〃	頭(面熱，目赤，偏頭痛)	熱病汗不出
7. 曲　鬢	〃	頭(頰腫，虫齒)	
8. 率　谷	〃	頭(飲酒後頭面痛二日 吐酸)	
9. 天　衝	〃	頭(齒齦痛，頭痛癲)	
10. 浮　白	後　頭	頭(耳，齒痛，頭痛)	頸肩腫物
11. 竅　陰	〃	頭(耳十目－腦風)	
12. 完　骨	〃	頭(耳，目，鼻，口等의 炎症，喎斜，癲)	
13. 本　神	前　頭	腦(癲，頭痛，眩， 偏風，驚，頸項强)	
14. 陽　白	額	腦(目十一)	脊寒
15. 臨　泣	前　頂	腦(目一，鼻) 卒中風	
16. 目　窓	〃	腦(面腫，目十頭痛)	

17. 正 營	〃	腦(齒痛，偏頭痛)		
18. 承 靈	後 頭	腦風，衄		喘息
19. 腦 空	〃	腦風，頭風，頸項，强直		心悸
20. 風 池	項	頭(一般)腦神經疾患一般		
21. 肩 井	肩	腦十一 肺結核		婦人難產，腰痛
22. 淵 腋	脇		呼(肺，氣管 肋炎)	肋間神經痛，腋下瘰癧
23. 輒 筋	〃		呼(肺，氣管 肋炎)	
24. 日 月	季 肋			胃，神經衰弱(肝募)
25. 京 門	腰			(膀募)小便赤濁，小腹腫痛，腸加答兒，腰痛，反析
26. 帶 脈	側 腹	婦(子宮內膜炎，帶下 痙攣，月不順)		
27. 五 樞	〃	婦(上同)		睾丸炎，疝氣，肩背痛
28. 維 道	〃			三焦不調(吐，食欲不振)
29. 居 髎	〃			腰小腹痛，胸手攣急
30. 環 跳	股 關		呼(肋膜炎)	膽經의 痙痛(류마치스性中風性，腰脚의痛，運動不隨意
31. 中 瀆	大 腿			胸氣，足部의痛，麻痺
32. 陽 關	膝			膝痛
33. 陽陵泉	下 腿	頭(面腫) 呼(肋膜炎)		足病一般，足冷，高血壓
34. 陽 交	〃	頭(面腫 喉痺) 呼(肋膜炎)		膝痛，爲狂，神衰

35. 外 丘	下 腿		呼(寒熱)	頸項痛，犬毒
36. 光 明	〃			熱病汗不出，卒狂，足痛
37. 陽 輔	〃	頭(喉痺) 瘰癧		百節痛，足病，膽經痛
38. 懸 鍾	〃	頭(高血壓，痔出血，衂 項頸强直，便濁)		消(胃擴 胃炎) 足(中風性 麻痺痛)
39. 丘 墟	足 跗	頭(目翳) 呼(肋胸痛)		消(胃加答兒) 脚氣，疝 氣，腋下瘰癧
40. 臨 泣	〃			婦人(月不順) 乳腺炎， 胃痛，膽石痛
41. 地五會	〃		呼(肺)	乳腺炎
42. 俠 谿	趾 間		呼(肺肋)	熱病汗下出
43. 竅 陰	趾 端		呼(胸痛 咳熱)	頭痛，手足煩熱，心煩

1. 頭部症患(目，耳，鼻，喉)

1. 腦神經系疾患(癲，頭痛，衂一高血壓)

1. 呼吸器疾患(肋膜炎，肺結核，結核性瘰癧)

1. 其他(足腰痛，婦人病，消化器疾患)(半表半裏의 病)

12. 足厥陰肝經 13穴 MERIDIEN DU FOIE

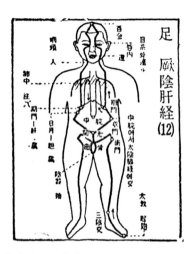

流　注　肝經의 起始點은 蹞趾端의 太敦穴로서 여기에서　第1蹠骨과 第2 蹠骨의 間을 上하여 內踝의 앞으로 出하여 三陰交에서 脾腎의 經과 交하 고, 여기에서 別하여 脛骨의 面을 上 行한다.

膝關節에 至하여 內側의　曲泉穴을 經하여서 大腿의 內側을 上行하여 股 動脈에서 腹으로 出하여 陰毛의 곳에 서 陰器卽 外陰部를 循하는 것이다.

故로 交接器는 肝經의 作用하는 곳 이라하고 있다.

여기에서 下腹部를 上하여 任脈인 腹部 正中線의　關元에 至하고, 左 右로 別하여 第11肋骨端의 章門穴을 循하여 期門에서 胃를 挾하여 肝에 屬會하고 日月에서 膽을 絡하는 것이다.

所屬徑穴은 이곳에서 終하는 것이다.

經脈은 다시 上行하여 腦部를 通하여 氣管, 그리고 喉頭에 入하고, 目을 通하여 額에서 頭頂의 百會에 至하여 督脈과 會한다.

支脈은 目에서 別하는 것이나 脣에 까지와서 循環한다.

又支別의 支脈는 肝所屬의 期門穴에서 別하여 上하고, 腦部에 入하여 肺中에 入하였다가 下行하여 中焦胃의 中脘穴에서 止한다.

이곳은 手太陰肺經의 起始點으로 12經을 經하여 다시　肝經에서 肺經 에　連續되는 곳이다.

榮衛는 以上의 12經을 間斷없이 循環하여 生體로서의 여러가지로　營

- 232 -

爲를 繼續하고 있는 것이다.

1. 太 敦 (別名 太順, 水泉) (井木穴)

部 位: 蹠趾外側爪甲根部를 去하는 1分에 있다.

取 穴: 蹠趾의 小趾側의 爪의元의 角을 1分 隅한곳에 **取한다.**

「筋肉」 趾背腱膜 (十四經說에 依하면 短蹠伸筋腱)

「血管」 前脛骨動脈의 分枝 背側趾動脈, 背側趾靜

「神經」 第1背側趾神經.

【主治症】

趾端에 있는 敏感한 곳으로 一說에 依하면 蹠趾爪甲根部外端에서 1分 쯤 떠러저서 取하는것과 爪甲根部의 中央에서 약간 後方에 取하는 것이 있으나 어느것이든 經의 流注上에 있어서 效果에 對하여는 別般 差異는없다.

特히 肝經은 後述한것과 같이 性器를 循하고, 感情, 意志에 깊은 關係가 있는 故로 生殖器에 起하는 痙攣이나 劇痛 神經性의 强衝激等에 對하여 應急的인 治療의 可能한 點으로 重要한 穴이다.

即. 側腹部에서 下腹部, 下腿內側에 있어서의 疝痛, 子宮出血, 睾丸炎, 子宮脫出, 陰莖神經痛, 腹部의 痙攣性疾患에 效果가 있고,

又, 히스테리―發作 人事不省, 頓死等에 强한 施術로서 救할 수 있다.

肝經의 流注는 又 蹠趾의 尖端을 通하고 있어므로 이곳에 灸도 應用된다. 其中에도 가장 재미있는 것은 陰莖勃起不能으로 옛날에는 陽不起라고 하였다.

그 原因은 여러가지 있으나,

나는 그 原因治療의 外에 恒常 이곳에 即 蹠趾端에 陽不起의 灸를 倂用하고 있다. 昨年에도 25歲의 男子敎員으로 結婚 2個年이 되나 그 理由로 離婚말이 있어서 治療를 하게되였다.

主로 大敦穴을 많이 使用하였다.

얼마후 懷姙하여 지금은 團欒한 살림을 하고 있다는 것을 잊을수 없다.

다음에 男子의 所謂, 更年期症에도 좋은 것 같다.

即肝虛에 基因하는 것이다. 老年으로 갈수록 보통 50歲에서 肝虛하고, 陽不起로 苦惱하게 되고, 60歲를 지나서는 腎이 虛하여 精不足이 된다.

故로 肝經과 腎經의 使用別을 여기에 두지 않으면 않된다.

太敦은 又膀胱의 病에도 效果가 있고,

筋肉의 弛緩으로 因한 遺溺할때에도 效果가 있고,

眼病일때에는 瀉血할수도 있다.

2. 行　間 (滎火穴)

部　位 : 蹠趾基底와 第2趾基底와의 間에 있다.

取　穴 : 蹠趾와 第2趾의 交叉되여 있는 곳으로 赤白의 際, (陰側의 肌肉과 陽側의 肌肉의 境에)取한다.

「血管」 前脛骨動脈의 分枝, 背側趾動脈, 背側趾靜脈.

「神經」 第1背側趾神經,

【主 治 症】

行間穴도 生殖器 (陰部臭, 月經不順, 子宮出血) 遺溺, 膽石疝痛, 嘔吐, 肋膜炎 肋間神經痛等에 大端한 效果가 있는 穴이다.

經絡治療의 本治療法으로서는 肝實證일때, 恒常 使用되는 穴이다.

3. 太　衝 (別名 太沖, 趺陽之脈) (原 兪土穴)

部　位 : 第1蹠骨 (中足骨)과 第2蹠骨과의 間으로 行間의 後2寸, 動脈이 손에 感應되는 곳에 있다.

取　穴 : 蹠趾와 次趾와의 間을 行間穴에서 骨間을 治하여 上하면 蹠骨의 基底의 높은 곳으로 指의 停止部에 있고.

動脈을 觸할수 있는 곳에 取한다.

「筋肉」 背側骨間筋, 短蹠伸筋腱.

「血管」 前脛骨動脈, 深足蹠動脈, 足背靜脈弓

「神經」 第1背側趾神經

【主 治 症】

原穴이므로, 肝經疾患一切에 應用하나 生殖器方面으로서는 子宮病, 睾丸炎, 又는上記諸病의 慢性症과 倂發하는 腰痛下腹部의 삐철림, 足冷 等을 治療하고 消化器病으로서는 腸疝痛, 腸加答兒를 治療함,

呼吸器病으로서는 肋膜炎, 肋間神經痛을 治療하고

又 眼病에 使用하여 效果가 있는 곳이다.

4. 中　　封 (別名 懸泉) (經金穴)

部　位：足內踝의 前方 5分, 陷中에 있다.

取　穴：足關節의 背面에는 3本의 굵은 腱이 있다.

　　　　內側에서 前脛骨筋, 長蹈伸筋, 長趾伸筋의 腱이 있다.

　　　　中封穴은 前脛骨筋腱의 內線에 取한다.

　　　　商丘穴 (內踝와 丹狀骨과의 陷凹部)과 解谿穴 (足關節長蹈伸筋 腱의 上)의 中間部에 當한다.

「筋肉」 長蹈伸筋腱.

「血管」 前內踝動脈, 大伏在靜脈

「神經」 經深脈骨神經, 大伏在神經.

【主 治 症】

生殖器方面으로서는 睾丸炎, 失精, 即. 遺精, 陰囊縮하여 腹中에 入 하는 症等에 效果가 있고,

泌尿器病으로서는 膀胱炎, 尿道炎에 使用된다.

5. 蠡　　溝 (別名 交儀) (絡穴)

部　位：下腿內側, 足의 內踝의 上方5寸, 脛骨의 內側面에 있다.

取　穴：內踝의 가장 높은 곳을 基點으로 하여 이곳에서 上5寸으로　脛
骨의 內側面으로 骨線에서 2.3分前方에 取한다.
筋肉이 없는 骨面이다.

「血管」 前脛骨動脈의 分枝, 大伏在靜脈.

「神經」 伏在神經.

【主治症】

婦人病으로 赤白帶下, 月經不順, 膀胱炎或은 同痲痺, 疝氣를 治療한다

6. 中　　都 (別名　大陰, 中都) (郄穴)

部　位：下腿內側, 足內踝의 上方7寸, 脛骨의 內側面에 있다.

取　穴：內踝의 最尖端을 基點으로 하여 7寸上으로 脛骨의　內側面, 骨
의 線에서 2.3分前方에 取한다.
强按하면 痛하는 곳이다.
即. 承山線上에 있다.

「血管」 前脛骨動脈의 分枝, 大伏在靜脈.

「神經」 伏在神經.

【主治症】

主로 男女生殖器病에 效果있는 穴로 産後의 出血.
又는 子宮大出血의 止血穴로서 取한다.
又 陰囊水腫에도 效果가 있다.
又는 疝氣痛에 止痛穴로서도 使用되는 穴이다.

7. 膝　　關

部　位：犢鼻의 下2寸點에서 下腿內方으로 行하고, 曲泉의 下에 取한다.

取　穴：直立姿勢로 犢鼻穴 (膝蓋骨과 脛骨結節과의 中央膝蓋腱中에 있
다)의 下方2寸點에서 後方으로 線을 끄어서 다음의　曲泉穴의
直下에 取한다.

脛骨內關節髁의 下際에 當함.

十四經發揮에 犢鼻의 下2寸이란 것은 足을 床面에 伸한 姿勢로
下2寸의 意味이다.

「筋肉」 腓腸筋, 比目魚筋.

「血管」 下內側膝動脈, 大伏在靜脈.

「神經」 脛骨神經, 伏在神經.

【主 治 症】

咽喉가 腫痛하는데 使用된다.

又 루―마치스, 關節炎으로 膝關節의 內部가 痛할때에 使用된다.

此內部의 痛에는 脾經의 陰陵泉도 効果있고 膝關도 역시 効果가 있는
것같다.

8. 曲 線 (合水穴)

部 位 : 膝關節內側陷中, 膝을 屈하여 橫紋의 頭에 있다.

取 穴 : 膝을 屈하여 第1長橫紋의 頭에 當한곳에 取한다.

又 膝을 똑바로 뻗치면 膝蓋骨의 後方에 縫匠(工)筋과 薄股筋.
半膜樣筋, 半腱樣筋의 端이 모여서 肉이 불숙나오게 된다.
此中央部로 膝蓋骨의 中央點에서 後에 當하는 곳에 取하는 것이
좋다. 縫匠筋과 薄股筋腱의 間에 當한다. 膝을 屈하면 薄股筋其
他의 腱이 强하게 張하여서 附圖와 같은 狀態가 된다.

「筋肉」 縫匠筋, 薄股筋腱.

「血管」 下內側膝動脈, 大伏在靜脈.

「神經」 伏在神經,

【主 治 症】

此穴은 大端히 많이 使用되는 곳이 많으며 生殖器病方面으로는 子宮脫
陰囊水腫, 尿道炎, 淋疾에 効果가 있고, 肝虛證이라고 하는 視力減退,
眩暈, 神經衰弱, 遺精等의 症에 妙穴이다. 肝과 腎의 虛에 兩用되는 重

寶한 取이다.

又 膝關節의 루ー마치스, 關節炎일때에 壓痛이 表해지는 部位로서 **좋**은 效果가 있는 穴이다.

9. 陰　　包 (別名 陰胞)

部　位：大腿內側, 大腿骨內上髁의　上方4寸, 縫匠(工)筋과　薄股筋과의　間에 있다.

取　穴：內上髁의 上, 縫匠筋과 薄股筋과의　間으로 指로서　按上하여가면 4寸쯤으로 兩筋의　別目이 있다.

強按하면 痛한다. 陰乞穴을 이곳에 取한다.

脾經의 箕門 (膝上6寸)과 血海 (膝上2寸)의　中間의　後方에　當한다.

「筋肉」 縫匠筋과 薄股筋의間, 股四頭筋.

「血管」 股動脈의分枝, 大伏在靜脈.

「神經」 伏在神經, 閉鎖神經의 枝.

【主治症】

婦人月經不順, 膀胱에서나 腎臟에서　오는 小便難, **遺溺等에**　卓効가 있고, 腰足痛, 小腹痛에도 効가 있고,

又 閉鎖神經痛에도 欠할 수 없는 要穴이다.

10. 五　　里

部　位：大腿內側　上部　氣衝穴 (天樞의 下5寸, 恥骨上線의　外端)의 下3寸에 있다.

取　穴：內股의 上部, 恥骨下에 強하게 뻗쳐있는 腱이 있다.

長內轉筋, 短內轉筋, 薄股筋, 大內轉筋等의　腱束이다.

이러한 腱束의 前線, 即. 長內轉筋의　前線部에 五里, **陰廉의** 2穴이 있다.

五里穴은 恥骨의 上線에서 下3寸의 點에 取한다.

「筋肉」 長內轉筋, 短內轉筋.

「血管」 股動脈의 枝, 內側大腿回旋動脈靜脈.

「神經」 閉鎖神經.

【主治症】

膀胱炎, 或은 腎臟炎으로 因한 小便淋溺 又는 腎臟結核으로 因한 病에도 效果가 있는 일도 있다.

陰包同樣 閉鎖神經痛에 大端히 좋은 穴이며 婦人의 경우에는 布上에서 刺入하는 것이 좋다.

이部는 下腿筋이 많이 뻗쳐있는 곳으로 中風 半身不隨患者는 大端히 强直되여 있는 때가있으나, 다음의 陰廉穴과 같이 治療效果가 있는 穴이다.

11. 陰　　　廉

部 位 : 大腿內側의 上部, 氣衝穴 (天樞의 下5寸恥骨上線의 外端)의
　　　　　下2寸에 있다.

取 穴 : 內股의 上部, 恥骨의 下에 强張하고 있는 腱의 前線
　　　　　卽. 長內轉筋의 前線으로 氣衝穴의 下2寸의 點에 取한다.
　　　　　此邊에는 鼠經淋巴腺이 많이 있는 곳이다.
　　　　　又 脈動을 感하는 곳이다.

「筋肉」 長內轉筋, 短內轉筋.

「血管」 股動脈의 枝, 內側大腿回旋動靜脈.

「神經」 閉鎖神經,

【主治症】

婦人病의 效가 이고,

恥骨의 附近에 있는 穴의 하나로서 恥骨上線의 曲骨, 歸來, 氣衝, 横骨等과 같이 性器에 關連이 많고,

마라서 効能도 **좋은곳이다.**

古典에는 陰廉은 流産癖이 있는者, 又는 不姙症에는 灸三壯實妙也 라고 記하여있다.

筆者는 아직 **實驗**해보지 않았으나 다음에 試驗의 價値가 있는 穴이라 생각한다.

閉鎖神經痛, 精系神經痛에는 大端히 좋은 穴이다.

12. 章　　門 (別名 季肋, 示肐, 肐膠) (脾募穴)

部　位: 季肋部 第11肋骨端의 下際에 있다.

取　穴: 側臥하여 肋骨線을 按하여 第11浮肋骨端을 찾아서 其下에 穴을 求한다.

「筋肉」 濶背筋, 內外腹斜筋, 腹橫筋.

「血管」 肋間動脈의 分枝, 胸腹壁靜脈.

「神經」 肋間神經의 外側枝.

【主治症】

章門穴은 肝經에 있는 脾經의 **募穴**이며 脾經病에서 効果있는 것으로 되여 있다.

即. 肝經으로서는 子宮痙攣, 肋間神經痛 脾經으로서는,

胃痙攣, 腸疝痛, 腸雷鳴, 腹膜炎, 食慾不振, 四肢倦怠等이 있다.

又 中風에 恒常 使用하고 있으나 半身不隨에도 좋은 効果가 있다.

13. 期　　門 (肝募穴)

部　位: 季肋部 第9肋軟骨附着部의 不際에 있다.

取　穴: 心下部에서 肋骨線을 斜押下하여 가면 第8肋軟骨附着部의 凹가 있다. 다음에 第9肋軟骨附着部의 凹가있다 此下際에 期門穴을 取한다.

十四經發揮其他의 古典으로서는 乳線의 部에 取하는 것이나.

此第9肋軟骨附着部는 乳腺部에서 약간 內側으로 붙은곳에 取

한다.

「筋肉」 腹横筋, 內外腹斜筋.

「血管」 上腹壁動脈, 淺腹壁靜脈.

「神經」 肋間神經前皮枝.

【主治症】

婦人病으로서는 月經不順, 子宮內膜炎에 效果가 있고

又 肝臟病, 膽囊炎에 壓痛이 出現되는 곳이다.

膽石疝痛時에는 右期門穴과 右膽兪穴에 皮下置鍼을 行하여 鎭痛시킨 일이 있었다.

糖尿病, 肋膜炎, 神經衰弱等에 他穴과 併用하여 效果가 많은 것이다

又 橫隔膜痙攣時에 上方으로 向하여 刺鍼하여 끝이는 때가 많다.

다음의 奇穴篇에 記하는 急脈은 中國에서나 우리나라에서는 奇穴로서 取扱하고 있으나,

我國元綠年間의 岡本一抱씨는 著書 「鍼灸阿是要穴」에 있어서 急脈穴 은 足의 厥陰肝經의 正穴일것이라고 主張하고 있다.

그러나 불란서, 독일의 現代鍼灸書에서는 半矢穴을 肝經의 正穴로 取 扱하고 있는 故로.

다음에 記載하기로 한다.

14. 羊　　矢

部　位 : 恥骨上緣의端 股內約紋中에 있다.

胃經의 氣衝穴의 약간 下方에 當하는 곳이다.

【主治症】

脫腸, 睪丸炎, 子宮卵巢疾患.

肝 經 總 論

肝臟의 解剖學的인 知識은 古代醫學에 있어서 相當이 깊었으나,

그機能 病理에 있어서는 古代人으로서는 알바가 없었다는 것은 當然

하다.

그러나 어덴가 生理面에 있어서는 重要中의 最重要한 臟器라는 것은 推察하고 있었다.

肝要, 肝腎要, 肝心等의 重要하다는 意味에서 出發하여 肝字가 使用되였다. 肝은 重要한 臟器이며 그 機能은 腎과 같이 生命體로서의 深奧한 意義를 가지고 있다고, 하여왔다.

然而나 그 內容에 對해서는 想像도 못하였다고 하겠다.

靈樞에 「肝은 將軍之官, 決斷焉出」이라 한다.

이것은 肝臟直接의 機能을 말하는 것이 않이라. 肝이 實質的으로 機能上의 如何한 精神機能中의 意志活動과 密接한 關係가 있다는 것을 말하는 것으로 一國의 軍司令官이 熟考끝에 大軍에 號令을 내리는 것과 같은 大決斷도, 肝臟의 機能이 充實하지 않으면 않된다는 것이다.

三軍을 號令할 수 있는 大將軍은 모두 肝臟이 充實한 사람이란 것으로 생각된다.

軍에 限하지않고, 大事業을 敢行完遂하기에는 지금의 生理學的을 말하여 肝臟의 機能如何에 달렸다해도 過言이 않일것것이다.

肝經의 主治症은 다음과 같이 되여 있다.

i, 生殖器疾患

足의 厥陰肝經은 性器를 循하는 것으로 男女生殖器病에 效果가 있다는 것은 14經中 第1이라고 하겠다.

1의 太敦穴에서 13穴의 期門穴까지 膝關과 五里가 빠저있고 他穴의 全部는 婦人科, 男子睾丸等의 疾患에 効가 있게되여 있다.

特히 婦人病에 效果가 있게되여 있는 穴이다.

2. 泌尿器疾患

膀胱炎 膀胱麻痺, 或은 腎臟病時에 尿의 遺溺, 尿閉等에 效果었는 穴이 많고 太敦에서 시작하여 下腿와 陰包. 五里가 있다 .

3, 疝氣라 하는 性器의 病 或은 臟器의 癒着等에서 오는 慢性的인 疝

痛에 效果가 있고,

急性症으로서의 腸이나 子宮의 疝痛에도 治効가 있다.

太敦은 古來로 부터 名穴取扱을 하여왔다.

4. 膽囊炎, 膽石症, 肝臟病에는 行間, 太衝, 章門, 期門等이 使用된다.

5. 其他, 內股의 神經痛 (閉鎖神經)에는 陰包˝ 五里, 陰廉等이 局部的으로 効果絕大한 곳이다.

12. 足厥陰肝經治症一覽表13穴

穴　名	部　位	第 1 症 (共通症)	第 2 症 (特効症)
1. 太　敦	蹈趾端	尿道炎,睾丸 生 子宮出血,炎膀遺溺疝 子宮脫　　膀	頓死, 目
2. 行　間	趾　間	生(經不順,出)膀 疝 血,陰部臭	消(膽石) 呼(肋) 嘔吐　　胸痛
3. 太　衝	蹈	生(經過多)　　疝	消(膽石) 呼(肋) 嘔吐　　胸痛
4. 中　封	足關節	生(睾丸,)膀(炎尿) 失精淋　　道炎	
5. 蠡　溝	下腿內側	生(經不順.)膀(巓痛不) 赤白帶下　　疝利	
6. 中　都	〃	生(陰囊, 水腫産,) 後出血子宮出血	消(腸加答兒) 潰瘍
7. 膝　關	〃		咽喉痛, 膝中痛
8. 曲　泉	膝關節	生(尿道炎, 子宮脫) 陰囊水腫	肝虛(目不明, 眩 神衰, 遺) 精, 膝關節炎, 腸痛
9. 陰　包	內　股	生(經不)膀(尿) 順　　閉	腰痛, 小腹痛
10. 五　里	〃	膀 (炎)	(熱閉不得溺)
11. 陰　廉	〃	生(不姙症) 流産癖	
12. 章　門	季　肠	生(子宮痙攣)	消(心痛)腹膜 腸加答 兒炎中風
13. 期　門	〃	生(經不順)	消(膽囊炎)糖尿病 肝臟病 肋膜 炎

1. 生殖病(特히 婦人病)

1. 疝　氣

1. 泌尿器病

1. 膽囊, 肝臟病

13. 督　　脉　27穴

MERIDIEN DE TOU-MO OU VAISSEAU GOUVERNEUR

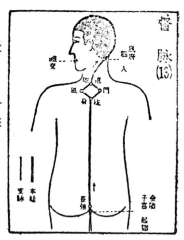

流　注　督脈은 (前陰)外 陰部과 後
陰(肛門)의 間 即 會陰部에서 起始하여
椎骨을 上하여 後頭에서 腦髓에 入하고
頭巓에 上하여 額에 出. 鼻莖端에서 唇
의 裏 齦交穴에서 終하는 正中線이다.
　此間 第3椎에서 別하여서 風門에 行
하고 第1椎의 下에서 合한다.

1. 長　　强 (別名, 龜尾, 尾骨下空, 尾閭, 骶骨, 窮骨)

部　位 : 尾閭骨尖端의 直下에 있다.

取　穴 : 尾(閭)骨端에서 肛門으로 肛

　　　　門尾靱帶가 있다. 穴은 此上에 取한다。)

　　　　其內部에는 擧肛筋이 있다.

「筋肉」肛門尾靱帶. 擧肛筋

「血管」下痔動脈 下痔靜脈

「神經」下痔神經. 肛門尾(閭)神經

【主治症】

　急性, 慢性의 淋病에 效果가 있고 失精, 即 遺精에 治効있는 穴이다
遺精에도 여러가지 原因이 있으나. 神經衰弱, 局部神經의 過敏 全身衰
弱에 基因하는 것으로 우리들의 立場에서 볼것같으면, 氣虛 ㅡ症이다
　治療로서는 全體的인 治療를 하지않으면 않되나 局部의 治療도 大端
히 效果的이다.

長强穴의 治驗例로서 數年前 42歲의 男子慢性腎臟炎, 血壓이 亢하여 全身衰弱이되여 약간의 刺戟으로서도 遺精을 하였다. 다음에 가서는 妻가 가까이만 와도 射精을 하게되였다.

여기에서 通常腎虛症의 治療以外에 長强穴에 灸五壯을 灸한 結果 2日쯤해서 遺精이 끝이고 其後, 한번도 失精하지 않았다.

다음에 男子患者에게 會陰穴에 施灸한 일이 있었으나, 역시 같이 治療된 治驗이 있었다. 痔에도 亦而特効穴이다 疣痔脫肛 모두가 治療되고 疣痔에는 長强의 外疣 周圍에 絲狀灸를 數個所施灸하여도 더좋은 治効가 있다. 急性症이면 一回로서 깨끗하게된다. 痔痛, 脫肛, 痔出血의 鍼는 側臥하여 兩膝을 前屈하여 長强穴에서 3寸或은 2寸의 鍼으로서 薦骨의 前面에 沿하여 深刺하면 速効가있다.

但, 第1回의 治療後 出血量이 增加되는 때도 있다. 이것은 그中에 査血이 있어서 査血이 풀려 나오는 것으로 豫後가 좋은것이라 생각한다.

이 刺鍼法은 婦人은 얇번 衣類上에서도 刺鍼할수있어 便利하다. 又 長强穴은 腦出血이나 腰痛에 小兒驚癎에 効果가 있게되여있으나, 구태여 싫어하는 治療點을 選定할 必要는 없다고 생각한다.

又 中老年以後가 되면 肛門 及 膀胱의 括約筋이 弛緩하여 약간의 蓄積에도 放屁하고 大便이 새기도하고, 或은 小便을 泄하는 일이 있을때에 長强穴을 使用하여 大端히 좋은 結果를 보게된일이 있다. 많이 試驗해볼穴이라 생각한다.

2. 腰兪 (別名. 腰柱. 髓孔. 髓府)

部　位 : 第4中薦骨櫛의 下部에 있다.

取　孔 : 伏臥하여, 尾(閭)骨의 端에서 押上하려면, 約 3寸쯤에 薦骨管裂孔의 陷凹部에 觸할수있다. 左右의 第4後薦骨孔 即, 下髎穴의 內下部에 當한다.

「筋肉」 後薦尾靱帶, 腰背筋膜

「血管」下臀動脈

「神經」脊髓(薦骨)神經의 後枝

【主 治 症】

婦人病, 月經閉止, 痔疾, 膀胱炎, 足腰의, 神經痛.

或은 筋의 弛緩에 效果가있다.

3. 陽　　關

部　位：腰部 第4腰椎棘狀突起의 下部에 있다.

取　穴：左右의 腸骨櫛을 連結하는線의 中央이 第3腰椎棘狀突起의 下에

　　　　當하는 故로 下의 一節을 지난 陷凹部가 陽關穴이다.

「筋肉」棘間靭帶. 棘起間筋, 腰背筋膜

「血管」腰動脈背側枝 腰靜脈

「神經」脊髓腰神經後枝

【主治症】

腸의 疝痛, 股膝痛 中風性運動筋麻痺에　効가있고 又 坐骨神經痛에도

使用된다.

4. 命門 (別名, 竹杖. 精宮)

部　位：腰部 第2腰椎棘狀突起의 下部에 있다.

取　穴：左右의 腸骨櫛을 連結하는 背部正中線이 第3腰椎棘狀突起의 下

　　　　에 當한다.

　　　　此一節을 上으로 지난 넘은 陷凹部가 命門穴이다.

　　　　左右의 腎兪의 中間에 當한다.

「筋肉」棘間靭帶, 棘起間筋, 腰背筋膜

「血管」腰動脈背側枝, 腰靜脈

「神經」脊髓(腰)神經後枝

【主治症】

腰椎第2節의 下 左右腎臟의 間에 當하고 男子는 精을 藏하고 女子는 子宮을 保護하는 곳이다하였다.

又, 先天的 生命力, 即, 父母에서 傳하여 받은 精.

先天의 原氣는 此兩腎의 間에 保持되여 一部는 經脈中의 榮衞에 注入되여 三焦의 原氣가되여서 個體維持의 作用을 맡으며, 一部로서는 女子는 子宮에 男子는 精道에 注入되여 種族維持의 作用 即, 生殖作用을 하는 것이다. 이것은 古代文化에 있어서 우수한 比喩的인 表現法인 것이다.

命門穴은 이 作用에 部位的으로 又는 治療的으로 關係가 있다는 것을 比喩한 것이다. 故로 精力減退에 使用되고 又 婦人子宮出血, 或은 帶下에 效果가 있다. 命門은 又 諸出血에 治効가 있다고 하며 子宮出血은 勿論, 腸出血 痔出血, 鼻出血에 止血灸로서 使用된다. 다음에 命門은 腰痛의 名穴로서 그 取穴法은 竹杖의 灸穴로서도 有名한 穴이다.

5. 懸 樞

部 位 : 腰部 第1腰椎棘狀突起의 下에 있다.

取 穴 : 左右의 腸骨櫛을 連한線의 中央을 第3腰椎棘狀突起의 下로하여 여기에서 上으로 二節을 지난곳에 懸柱穴을 取한다.

「筋肉」棘間靭帶, 棘起間筋, 腰背筋膜.

「血管」腰動脈背側枝, 腰靜脈

「神經」脊髓(胸)神經後枝

【主治症】

主로 消化不良이나 下痢等 胃腸病에 使用되고, 又 腰背痛에도 效果가 있다.

6. 脊中 (別名, 脊柱, 脊兪)

部 位 : 背部 第11胸椎棘狀突起의 下部에 있다.

取　穴：左右의 腸骨櫛을 連한 線의 中央에서 4節上方의 棘狀突起間에
　　　　取한다. 即, 第11과 第12胸椎棘狀突起의 間에 當한다.
　　　　但, 腰椎의 棘狀突起는 크고 胸椎의 棘狀突起는 적어진다.
「筋肉」棘間靭帶、棘起間筋, 潤背筋.
「血管」肋間動脈後枝, 肋間靜脈背側枝
「神經」脊髓(胸)神經後枝
【主治症】
痔疾腸出血, 黃疸積聚等에 使用한다.

7. 筋　縮 (別名, 筋束)

部　位：背部 第9胸椎棘狀突起의 下部에 있다.
取　穴：第1胸椎 或은 第3腰椎에서 棘狀突起를 해아려 第9胸椎의 棘狀
　　　　突起의 下에 取한다. 肝兪의 中間에 當한다.
「筋肉」棘間靭帶, 棘起間筋, 潤背筋.
「血管」肋間動脈後枝, 肋間靜脈背側枝
「神經」脊髓(胸)神經後枝
【主治症】
　　左右肝兪의 間에 있어서 肝은 筋을 主하는 곳으로 癲癎 히스테리 其他
腦脊髓性疾患으로 强直性痙攣을 起하였을때에 此穴의 鍼灸로서 活動있
는 곳에서 此穴의 名이 나온 所以이다.

8. 至　陽 (別名, 肺底)

部　位：背部 第7胸椎棘狀突起의 下部에 있다.
取　穴：第1胸椎棘狀突起에서 下로 第7의 節下에 取한다.
　　　　左右의 肩胛骨의 下端을 連한 線의 약간 上部에 當하는 때가
　　　　많이 있다. 然而이나 肩胛骨이 올라간 사람 或은 아래로 처져

있는 사람에 따라서 多少 差異가있는 故로사람에 따라서는 약
간 下部에 當하는 陷凹部에 取할때가 많이 있다.

「筋肉」 棘間靱帶, 棘起間筋, 濶背筋, 僧帽筋.

「血管」 肋間動脈後枝, 肋間靜脈背側枝.

「神經」 脊髓(胸)神經後枝

【主治症】

呼吸器疾患으로 因하여 차츰 羸瘦하여 又消化器管이 虛弱하여 發生하
는 食欲不振, 消化不良等에 效果가 있다. 即, 四花患門의 主治症과 類
似하다. 又脊髓性麻痺로 因한 手足이 痛할때에도 좋으며 試驗을 해볼 穴
이다.

9. 靈 台

部 位 : 背部 第6胸椎棘狀突起의 下部에 있다.

取 穴 : 第1胸椎6에서 第5胸椎의 棘狀突起를 定하고, 그下에 取한다.

「筋肉」 肋間靱帶, 棘起間筋, 濶背筋, 僧帽筋

「血管」 肋間動脈後枝

【主治症】

喘息에 效果가 있다.

10. 神 道 (臟兪)

部 位 : 背部 第5胸椎棘狀突起의 下部에 있다.

取 穴 : 背部의 諸穴은 坐하여 頭를 앞으로 꾸부리면 棘狀突起가 잘 나
타나서 헤아리는데 便利하다.

第5胸椎의 節下에 取한다. 心兪穴의 間에 當함.

「筋肉」 棘間靱幅, 棘起間筋, 僧帽筋

「血管」 肋間動脈後枝, 頸橫動脈背枝, 肋間靜脈側枝

「神經」 脊髓(胸)神經後枝

【主治症】　　左右心兪의　間에　있어서　頭痛，腦神經衰弱，히스테리等의 腦神經疾患과　又心悸亢進，健忘症等　心臟性疾患에　使用된다.

11. 身　柱 (名別, 智利毛, 塵氣)

部　位: 背部　第3胸椎棘狀突起의　下部에　있다.

取　穴: 頭를　앞으로　구부리고　大椎穴(第7頸椎와　第1胸椎의　棘狀突起 間)에서　三節下애　取한다.

「筋內」　棘間靭帶，棘起間筋，僧帽筋，菱形筋.

「血管」　肋間動脈後枝，頸橫動脈背枝，肋間靜脈背側枝.

「神經」　脊髓(胸)神經後枝

【主治症】

腦脊髓疾患一般에　使用되고，特히　히스테리　癲癎에　用하여　效果가　있 다.

又　小兒의　疳에　좋은　治効가　있다고　하며　小兒　保健의　目的으로서의 施灸는　널리　流行되고　있다.

12. 陶　道

部　位: 背部第1胸椎棘狀突起의　下部에　있다.

取　穴: 頭를　앞으로　구부리고　大椎穴(第7頸椎와　第1胸椎의　棘狀狀起 間)의　一節下에　取한다.

第1과　第2胸椎棘狀突起間에　當한다.

「筋肉」　棘間靭帶，棘起間節，僧帽筋，菱形筋.

「血管」　最上肋間動脈，最上肋間靜脈.

「神經」　脊髓胸神經後枝.

【主治症】

主로　腦神經系의　病으로　頭重，眩暈，頂强　이란　症狀으로　熱性病에서 오는　경우　又는　腦充血性，高血壓性에　基因된때에　使用하여　效果가있다.

陶道의　兩傍은　大杼穴로서　呼吸器系에　效果가　있게되어있으나　陶道穴

은 그렇게 使用하지 않는다.

13. 大　椎 (百勞)

部　位 : 第7頸椎棘狀突起와 第1胸椎棘突起의 間에 있다.

取　穴 : 頭를 약간 앞으로 꾸부리고 肩을 움직이지 않게 하고 頸을 左
右로 움직여 본다.

　　　　이에따라서 움직이는 突起가 頸椎突起이고 움직이지않는 突
起는 胸椎突起로 定한다.

　　　　그리하여 其움직이는 突起의 最下部의 것과 움직이지 않는 突
起의 最上部의 突起의 間에 大椎穴을 取하는 것이다.

「筋肉」棘間靱帶, 棘起間筋. 僧帽筋

「血管」淺頸動脈, 淺頸靜脈.

「神經」脊髓(頸)神經後枝

【主治症】

肺結核, 或은 結核性疾患의 發熱에 使用된다.

又 嘔吐나 鼻出血의 止血에 卓効가있는 穴이다.

急性鼻加答兒에 30壯의 施灸는 참으로 좋은 結果를 본다.

大椎는 학질의 名穴로서 되여 있는것은 너무나도 有名하며 5.60壯施
灸하면 좋은 効를 본다.

14. 瘂　門 (別名, 瘂門. 瘖門. 舌橫)

部　位 : 後頸部 項窩의 中髮際에서 5分上에 後髮際는 大椎에서 3寸5分
上에 있다.

取　穴 : 頸의 上部外後頭結節의 下部에는 左右兩側의 薦棘筋, 項棘筋,
僧帽筋等으로 依하여 項窩가 形成되어 있다. 그가장 陷凹部가
瘂門穴로 骨로서는 第1 第2頸椎棘狀突起間에 當한다.

【主治症】

腦脊髓性疾患에서 오는 頭痛, 背部나 項이 强張하고 反折 鼻出血, 後頭痛頭重等에 效果가 있다.

又는 痙라고 하는 名滅에서 言語障碍舌炎等에도 效果가 있다고 한다.

15. 風 府 (別名, 舌本. 鬼枕. 鬼穴)

部 位：後頭部, 外後頭結節의 直下 寸에 있다.

取 穴：後頭部의 正中線으로 外後頭結節直下1寸 項窩의 上部에 當하는 곳으로 按하면 痛하는곳에 取한다.

「筋肉」頭半棘筋, 僧帽筋.

「血管」後頭動脈, 後頭靜脈.

「神經」大後頭神經.

【主治症】

風이란 病의 原因이되는 外邪(風寒暑濕)中의 하나로서 輕한것은 感冒偏頭痛에서 各種急性運動神經麻痺, 言語障碍重症은 卒中風, 半身不隨, 人事不省을 가리키는 것이다.

此風症에는 많은 疾患이 包含되어있다. 即, 感冒, 半側運動筋麻痺, 知覺麻痺 言語澁滯等의 症을 가저오는 病에 效果가있는 穴이다.

같이 風字가 붙는 名稱의 穴로는 風門穴 第2棘狀突起下의 外方二橫指徑이 있다. 風府와 같이 風症에 效果가있고 大體로 此穴의 間에있는 後頸部에서 肩背部의 諸穴은 以上과 같은 風症에는 至極히 좋은 効力이 있다. 故로 散針은 此部分의 穴에 拘碍되지않고 刺針或은 施灸를 할때가 있다.

又 咽喉加答兒, 頸引痛에도 效果가 있는 穴이다.

16. 腦 戶 (別名, 匝風. 會額)

部 位：後頭部, 外後頭結節의 上陷中에 있다.

取 穴：仰臥하여 枕에 當하는곳으로 약간 나와 있는 骨을 옛날에는 枕

骨이라하 였으나 至今은外後頭結節이라 한다.이 結節의 上部의
陷凹部에 取한다. 强間穴은 此上1寸5分에 當한다.

「筋肉」帽狀腱膜

「血管」後頭動脈, 後頭靜脈

「神經」大後頭神經

主治症:面赤, 頸部腫 又는 面이나 頭가 痛할때를 말하는 것으로 充腦
血이나 三又神經痛에 依한 顔面部의 痛症等에 效果가 있다.

17, 强　　間 (別名, 大羽)

部　位:後頭部 後頂 (百會의 下1寸5分)의 下1寸5分에 있다.

取　穴:百會穴 頂上 兩耳를 結한 中央陷中의 後下方3寸에 取하는 것
이다.
又前記腦戶穴을 後頭結節의 上陷中에 定하여 其上1寸5分에 取
하여도 된다.

「筋肉」帽狀腱膜.

「血管」後頭動脈, 後頭靜脈

「神經」大後頭神經

【主 治 症】

癲癇이나 狂高血壓, 低血壓等에서 起하는 諸症
即 項强, 嘔吐, 涎沫, 頭痛, 眩暈等에 效果있는 穴이다.

18. 後　　頂 (別名, 交衝)

部　位:後頭部 百會(頂上, 兩耳를 結한 中央陷中)의 後下方1寸5分에 있
다.

取　穴:頭를 바로하여 左右兩耳를 正確하게 頂上에서 結하여그 中央의
陷中에 百會穴을 取한다.此後下方1寸分에 後頂穴을 取한다.

「筋肉」帽狀腱膜

「血管」後頭動脈, 後頭靜脈

「神經」大後頭神經

【主治症】

大體, 强間과 같은 効力이 있는 穴이다.

19. 百　　會 (別名, 嶺上. 三陽五會. 泥丸宮)

部　位：頭頂, 兩耳尖直上, 中央陷凹部에 있다.

取　穴：頭를 바로하고 左右兩耳輪의 上端을 똑바로 上部로 伸하여서 正
中線에 當하는 곳의 陷凹部에 取한다.

古典에서는 「旋毛中에 있다」라고 記하고 있으나 사람에 따라
서는 必히 旋毛가 正中에 있다고는 할수없다. 又 사람에 따라
서는 此部의 正中線이 오히려 약간 隆起되어 있는 者도 있는 故
로 旋毛라든가 陷中이란것에 拘碍됨이 없이 前記의 取穴法에
따라서 定하면 된다. 百會穴은 頭頂骨의 矢狀縫合部에 當하며
强按하거나 施灸를 하면 頭의 芯에 까지 通하는곳이다.

「筋肉」帽狀腱膜

「血管」淺側頭動脈淺, 側頭靜脈

「神經」大後頭神經

【主治症】

이 百會穴은 頭頂에 있어서 按하면 內部까지 痛症이 通하는 곳이다.
諸書籍을 보면 너무나도 많은 病名이 列記되여 있다. 그러나 大體로
이것을 槪括하여 보면 腦脊髓神經系의 病에는 무엇이든 效果가 있다고
할수밖에 없다. 實際臨床으로 말하드라도 그렇게 말할수 있는 穴이다.
그 外에 百會는 痔病에도 좋은 效果가 있고 그外에 痔痛脫肛에도 治効
가 좋고 又目이나. 鼻病에도 實際로 效果가 좋다. 又 古典에는 心臟病
의 症을 들수있으나 나의 經驗으로서는 心臟病에는 極히 小艾少壯을 施
灸하여도 效果가 있는 것을 알수 있었다.

聚英에 「百病皆治함」이라고 하나 이것은 좀 과장된 말이라 하겠으나 效能의 範圍는 足三里穴과 같이 針灸 一般的 作用으로서 가장 廣範한 穴이라고 생각한다.

20. 前　頂

部　位 : 頭部正中線 百會의 前1寸5分에 있다.

取　穴 : 百會(頭頂兩耳를 結한 正中陷凹部)의 前1寸5分의 矢狀縫合部가 되는 陷凹部에 取한다. 又 前髮際에서 3寸5分으로 하여 取하는 法 或은 顖會(前髮際에서 2寸入함)의 後 1寸5分에 取하는 法等 이 있다.

「筋肉」 帽狀腱膜
「血管」 淺側頭動脈. 淺側頭靜脈
「神經」 前頭神經의 前頭枝

【主 治 症】

風邪에 衰한 頭痛 眩暈 又는 顔面의 充血이나 腫物에 使用한다.

21. 顖　會 (別名, 顖上. 頂門. 顖門)

部　位 : 頭部正中線 前髮際를 2寸入한 곳에 있다.

取　穴 : 百會의 前3寸에 當하고 前髮際에서 2寸又 上星(前髮際에서 1寸入함)의 後方 1寸에 取한다.

大顖間部에 當하는 陷中에 取한다.

「筋肉」 帽狀腱膜
「血管」 淺側頭動脈, 淺側頭靜脈
「神經」 前頭神經의 前頭枝

【主 治 症】

腦貧血, 飮酒過多로 因한 頭痛 又 鼻塞 顔面充血, 鼻出血等의 頭部充血에 效果가 있다.

22. 上　　星 (別名, 神堂. 明堂. 鬼堂)

部　位 : 頭部正中線 前髮際를 1寸入한 陷中에 取한다.

取　穴 : 前髮際에서 1寸으로 正中線에 약간 陷한데 가있는 곳.

　　　　神庭穴(前髮際에서 5分入한곳)의 後方5分에 當한다.

「筋肉」前頭筋, 帽狀腱膜,

「血管」淺側頭動脈의 前頭枝, 前頭動脈以上의 靜脈.

「神經」前頭神經의 前頭枝,

【主治症】

　百會, 前頂, 顖會에 따라서 上星, 다시 其前方의 神庭 모두가 使用頻
度가 높은 穴이다. 그 效果도 顯著한 것은 말할것도 없다. 腦貧血性 充
血性發熱性의 諸症에서 오는 頭痛, 眩暈等에 效果以外 特히 眼疾, 鼻疾
에 效果있고, 目이나 鼻病으로 頭部에 取穴되는 穴中上星穴이 가장 높
이 評價되지 않으면 안될것같다. 又頭風이라고하는 劇痛 卽 前頭或은
前頭神經痛으로 因한痛에도 卓越한 效果가 있는 穴이다.

23. 神　　庭 (別名, 髮際)

部　位 : 頭部正中線. 前髮際에 5 分入한곳에 있다.

取　穴 : 鼻上前髮際에서 5分入한곳에 取한다.

　　　　髮際의 定하는 方法

　　　督脈의 髮際에는 前髮際와 後髮際가있다 前髮際는 左右眉間
即 眉間에서 上方 2寸5分에 後髮際는 大椎에서 上方3寸5分에
定하는 것이다. 此의 分寸은 前頭는 眉間에서 後部는 大椎까지
의 길이를 1尺8寸으로서 이것을 18等分한 것이 1寸에 當한다.
사람이 老年이되면 髮際가 上으로올라간다. 그러나 皮膚의 肌
目으로서 額部와 頭部와의 境界는 區別이되는것이다.

「筋肉」前頭筋,

「血管」前頭動脈, 前頭靜脈

「神經」前頭神經의 前頭枝

【主治症】

癲癇이나 其他의 病으로 人事不省이 되였을때에 使用된다. 又 鼻加答兒, 蓄膿症에도 效果가 있고, 喘息에 도效果가 있다는 說이 있으나아즉 試驗하지 못하였다.

24. 素　　　髎 (別名, 面王. 準頭)

部　位 : 鼻中의 上端 即 鼻尖中에 있다

取　穴 : 鼻의 가장先端의 곳으로 押하면 特히 陷하는 곳에 當한다.

「筋肉」鼻背腱膜

「血管」外頸動脈의 分枝鼻枝

「神經」上顎神經의 外鼻枝 三又顏 面神經의 分枝.

【主治症】

鼻尖에 있는 穴로 보통 그리 使用되지않는 穴이다. 鼻病으로 鼻茸, 鼻瘡, 肥厚性鼻炎 等에 針을 1分쯤刺入하거나, 又는 小指頭大의 艾으로 施灸하여 知熱로서 除去하는 方法을 行하여서 效果있을 때가 있다. 이方法으로 顏面神經痲痺에서 오는 鼻曲에 좋은것 같다

25. 水　　　溝 (別名, 人中. 鼻人中. 鬼市)

部　位 : 鼻柱의 下部 人中溝의 中央正中에 있다.

取　穴 : 鼻柱의 直下에 人中이라 稱하는 溝가있다.

　　　　此溝의 正中中央에 取한다.

「筋肉」口輪筋

「血管」上唇動脈

「神經」上顎神經의 上唇枝 顏面神經分枝

【主治症】

此穴은 知覺銳敏한 곳으로서 指端等과 같이 所謂 氣付針이 行하여지는 곳이다. 腦充血, 腦溢血, 히스테리 癲癎 精神衝擊, 溺死等에서 오는 人事不省假死에 一但 試驗 해볼穴이다. 施術의 程度는 病症에도 따르는 것이나 鍼으로서는 10番以上을 刺鍼하며.灸로서는 多壯灸를 하는것이 合法的이나 뒤에 灸痕을 생각하여서 少壯을 할것이며 百會나 指端으로 施術點을 代替할때도 많다. 水溝는 又 下의 承漿穴과 같이 顏面喎斜에도 效果가 좋고 水字의 名稱이 表示하는 것 같이 水腫에도 使用된다. 糖尿病에도 使用한다

26. 兌　　　端 (別名, 唇上端, 壯骨)

部　位：上口唇의 粘膜과 皮膚와의 際 正中線에 있다.

取　穴：人中溝의 下端으로 赤白肉의 尖部 正中에 取한다。)

「筋肉」口輪筋

「血管」上唇動脈

「神經」上顎神經의 上唇枝

【主治症】
齒齦炎, 黃疸 糖尿病에도 效果가있다고 한다。1

27. 齦　　　交

部　位：上齒齦의 前面正中上唇小帶의 防着部에 있다.

取　穴：上唇의 齒齦部即口腔前庭의 正中에 上唇의 裏面에서 뻗처있는 小帶가 있다. 그附着部의 端에 取한다.

「筋肉」上唇小帶

「血管」內顎動脈의 分枝

「神經」上顎神經(三叉)의 分枝 前上齒槽神經

【主治症】
聚英其他의 古典에는 鼻나 眼의 疾患 黃疸等의 效果가 있다고 記載되

어 있으나 現今 그렇게 取穴않되는 穴이다.

督脉總論

督脉의 流注臟器는, 生殖器→肛門→脊髓→腦髓→鼻→上齒齦으로 되여 있는 關係上 此等에 關한 病에 效果가 있는 經穴이 많다는 事實은 두말 할것 없으나. 又 消化器 呼吸器疾患에 關한 穴도 있다는 것은 다음과같 다. 이것을 下部에서부터 볼것같으면,

腰薦部

長强穴에서 懸樞까지의 5穴中 男女生殖器特히 婦人病에 長强 腰兪 命 門穴이 있다. 陽關穴도 實際上으로 效果가 있다. 痔疾도 같다.

背 部의七權下의 至腸穴以下는 又 胃腸 其他消化器疾患에 效果가 있는 穴이 많다. 至陽, 椎台, 大椎等은 呼吸器疾患에 때때로 效果를 보이는 穴들이다. 神道以上 痘門의 椎骨間과 蓋部의 諸穴은 모두 腦脊髓神經系 疾患의 特效가 있다. 神經衰弱으로부터 諸種의 精神病, 背部, 後頸部의 穴은 特히 效果가 認定 고 있다.

頭蓋部의 諸穴은 又主로 腦神經系疾患에 頻用되는 것은 近接部의 關係로서 두말한것도 없다. 特히 百會穴, 顖會, 上星等은 가장 代表的 인 穴로서 잊을수 없는 經穴이다. 又 顔面部에 있는 器官인 眼, 鼻, 面 表等에도 效가있다. 鼻尖上, 脣, 齒齦部에 있는 經穴은 그리 많이 使用 되는 穴은 아니나 옛날부터 經穴로서 存在하고 있는 以上 앞으로 硏究 해볼 必要가 있다.

13. 督脈主治症一覽表　27穴

穴　名	部　位	第1症（共通症）	第2症（特効症）
1. 長　強	尾　端	生（失精淋）痔（脱肛出）	腸出血, 腰痛
2. 腰　兪	薦　骨	生（經閉）痔	
3. 陽　關	腰　椎		腸（疝痛）中風麻痺, 坐神
4. 命　門	〃	生（精減退崩血，帶下）痔（脱肛下血）	諸出血 腰痛痛
5. 懸　樞	〃		胃腸病（消化不良，下痢）
6. 脊　中	胸　椎	痔	腸出血, 黃疸, 積聚
7. 筋　縮	〃	腦（癎痙）	痙攣性疾患
8. 至　陽	〃	呼（肺, 肋病）	消（胃寒 食欲減）四肢麻痺
9. 靈　台	〃	呼（喘, 肺氣腫）	
10. 神　道	〃	腦（神衰, 背腰急）	
11. 身　柱	〃	腦（狂, 精神病）	小兒疳一呼
12. 陶　道	〃	腦（神衰, 眩, 急性頭痛）	
13. 大　椎	頸胸椎	呼（結核勞 氣腫）	嘔, 衄, 鼻加答兒 학질,
14. 瘂　門	頸　椎	腦（項強, 頭痛 腦脊髓炎）	重舌 舌急不語 衄 言語障碍
15. 風　府	後　頭	腦（狂, 中風偏風）	頸急
16. 腦　戸	〃	腦（充血 三又痛）	面赤痛, 頭部腫物
17. 強　間	〃	腦（項急, 涎沫, 頭痛 眩高血壓, 癲狂）	
18. 後　頂	〃	腦（同上）	熱頭痛, 偏頭痛
19. 百　會	頭　頂	腦（一般, 中風）	痔, 心煩
20. 前　頂	前　頭	腦（眩, 頭痛）	面（充血, 腫）
21. 顖　會	〃	腦（眩, 頭疼, 貧血）	面赤, 鼻塞, 二日醉
22. 上　星	〃	腦（同上）	頭風, 目睛痛, 鼻塞, 鼻茸, 面赤
23. 神　庭	〃	腦（癲, 不事不省）	鼻加谷兒, 蓄膿, 心喘
24. 素　髎	鼻　尖		（鼻茸, 瘡, 喎斜）
25. 水　溝	人　中		卒中風回生 喎斜水腫糖尿
26. 兌　端	上　唇	腦（癲）	齒齦炎, 黃疸, 糖尿
27. 齦　交	齒　齦		鼻（加答兒 茸）目（內眥赤, 羞淚多, 目痛, 黃疸）

1. 生殖器疾患(主로 婦人病)
1. 痔 疾
1. 腦脊髓性疾患
1. 其他(消化器. 吸呼器, 鼻目面

14. 任　　　脈　24穴

DERIDIEN DE JENN-MO
OU VAISSEAU DE CONCEPTION

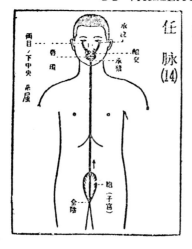

流　注: 任脈도 督脈과같은 經으로서 會
陰部에서 起始하여 前面으로
나와서 腹胸部의 正中線을 上
行하는 脈이다. 頤의 承漿穴에
서 經穴은 終하는 것이나 經脈
은 脣을 循하여 督脈의 終點인
齦交에 至하고 分離되어 兩眼
의 下인 承泣穴에서 胃經과 合
하여 終한다.

1. 會　　　陰 (別名, 下極, 屛屈)

部　位: 兩陰의間 即 男子는 肛門과 陰囊과의間 尿道球의 際에　있다.
女子는 肛門과 後陰脣連合과의 間의 會陰部에 있다.

取　穴: 解部的으로는 外肛門活約筋의 前線으로 男子는 尿道球의 後際:
女子는 生殖孔의 後方 會陰部에 있다.
外肛門活約筋의 前方이 伸하여 「腱中心」을 形成하고있는 故로,
外部에서 壓할것같으면 腱같은것이 感하게 되는곳이다.

「筋　肉」淺會陰橫筋
「血　管」痔動脈 尿道球動脈 會陰動脈
「神　經」會陰神經
主 治 症
이穴은 場所關係로 그리많이 使用되지 않는곳이다. 特히　婦人에게는
鍼灸모두 施術이 困難한　곳이다. 効能으로서는　陰部神經痛, 陰部多汗

症, 陰部搔痒, 月經痛等이 있다. 又 痔疾에도 効가있다.

또한 때에 따라서는 氣回生針으로서도 應用할때도 있다. 나는 男子의 尿道炎, 攝護腺炎의 好成績을 본일이 있다. 又 男子의 急性大腸加答兒로 裏急後重으로 因한 下腹部 直腸 肛門에서서 尿道까지 不快感이 있을 때에 小指頭大의 知熱灸를 10壯程度 施灸하면 直後부터 氣分이 좋아진다. 때때로 應用하고 있다.

2. 曲　　骨 (別名, 屈骨尿胞.)

部　位：腹部正中線, 恥骨軟骨接合의 上際部에 있다.

取　穴：下腹部正中 恥骨의 上際白線中에 取한다. 臍와 恥骨軟骨의 上際를 骨度法으로서는 6寸5分에 定하는 것이나 取穴上으로는 5寸으로하고, 此길대를 5等分하여 1寸을 定하여 下腹部의 腎經, 胃經, 脾經, 膽經等의 諸穴은 모두 이 分寸으로서 取하는 것이다.

「筋　肉」白線. 腹直筋. 三稜筋

「血　管」下腹壁動脈. 淺腹壁靜脈

「神　經」腸骨下腹神經前皮枝

主治症

臍下에서 恥骨上際까지의 諸穴은 모두 生殖器病. 特히 婦人病에 效果가 있다. 다시 恥骨上際部와 腸骨前上棘의 下線 即 下腹部의 骨際는 婦人病게 敏感하게 反應하고 顯著한 效果를 보는곳이다. 曲骨은 又 關元穴까지 膀胱. 尿道에 反應하고 膀胱炎 膀胱虛憊 尿道炎等에 效果를 볼수 있다. 又 內臟虛弱體質에도 좋은 穴이다.

3. 中　　極 (別名, 玉泉) (膀胱募)

部　位：下腹部白線中 臍下4寸에 있다.

取　穴：臍와 恥骨上際의 間을 5寸으로 定하고 臍下4寸으로 恥骨上際의 曲骨穴의 上1寸. 又 臍下3寸의 關元穴의 下1寸에 取한다.

「筋　肉」白線，腹直筋，三稜筋

「血　管」下腹壁動脈，淺腹壁動脈

「神　經」腸骨下腹神經前皮枝

【主 治 症】

曲骨과 같이 生殖器 泌尿器疾患에 效果가 있고, 淋疾, 產後의 惡露, 胎盤不下 月經不順 子宮筋腫, 子宮痙攣等의 婦人病, 又 男子淋疾 睪丸炎, 尿道炎, 陰痿, 精力減退等에 效果가 있고, 泌尿器로서는 膀胱炎, 腎臟炎等에 效果가 있다.

4. 關　　　元 (別名, 丹田, 大中極, 下肓, 肓文原) (小腸募)

部　位：下腹部白線中, 臍下3寸에 있다,

取　穴：臍와 恥骨上際의 間을 5寸으로 定한 臍下3寸에 取한다, 사람에 따라서 白線이 直線이 않인사람도 있으나 역시白線中에 取하는 것이 當然할것이다.

「筋　肉」白線，腹直筋，三稜筋

「血　管」下腹壁動脈，淺腹壁靜脈

「神　經」肋間神經前皮枝

【主 治 症】

主治症은 中極穴과 같으나 關元穴은 一般으로 頻用되는 穴로서, 婦人病, 男子生殖器, 泌尿器疾患에 卓越한 效果가 있는 穴이다. 特히 下腹部에 恒常 虛冷感이 있고, 小便이 濁하다든가 小便淋溺, 遺精이 있을 경우에 顯著한 效果가 있다, 又 痔病 精力減退에도 좋은 效果가 있는 穴이다. 關元은 又丹田이라고도 하며 此깊숙히 先天의 原氣가 藏하여있다, 即 先天的生命力이 存在한다.

이곳에 손을 대보면 動氣가 있다. 이動氣가 强하지않고 또 弱하지도 않고, 平靜한것이 좋은것이다, 關元의 灸는 이原氣를 補하는 必須灸穴의 하나이다.

5. 石 門 (別名, 精露, 命門, 丹田, 絕孕) (三焦募)

部　位：下腹部白線中 臍下2寸에 있다.

取　穴：臍와 恥骨軟骨接合의 上際를 5寸으로 定한 臍下2寸의 白線上에 取한다.」

「筋　肉」白線, 腹直筋

「血　管」下腹壁動脈, 淺腹壁靜脈

「神　經」肋間神經前皮枝

【主治症】

石門은 古來婦人에게는 禁鍼禁灸穴로 되여있으며 이것을 犯하면 終身不姙症이 된다고 하고 있으나. 이것은 그렇치도 않는것같다. 各種婦人病에 때때로 使用하여 効果가 있는 穴이다. 腸의病에 効果가있고 腸疝痛 消化不良, 腸加答兒, 下痢等에 効果가 있다.

腹膜炎 腎臟炎에서 오는 水腫症에도 効果가 있다.

6. 氣 海 (別名, 脖膜, 下肓, 丹田下, 氣海)

部　位：下腹部白線中 臍下1寸5分에 있다.

取　穴：臍와 恥骨軟骨接合에 上際를 5分으로 定하고 臍下1寸5分에 取한다.

「筋　肉」白線, 腹直筋,

「血　管」下腹壁動脈 淺腹壁靜脈

「神　經」肋間神經前皮枝

【主治症】

氣海는 氣의 바다이며, 氣란, 腦, 神經의 機能이나 呼吸의 氣를 意味하고 又 氣海穴의 氣는 그中에서 腸神經病과 關連이 있는것이다. 神經過敏, 神經衰弱, 히스테리 精神病의 躁症, 鬱症이라하는 症狀에 取穴되며 兩乳間의 膻中穴은 又上氣海라고 하는 別名이 있으나. 氣海穴과 같이 氣의 積한곳이다. 그러나 氣海의 上氣는 呼吸의氣를 많이 意味하고 있다고 解釋하는것이 옳다고 본다. 即 呼吸微弱, 呼吸促迫等에 取穴된다 그러면 臍下의 氣海는 以上의 氣病以外의 婦人病 泌尿器疾患으로서 膀胱의病 腎臟病 等에 效果가 있다.

又 消化器疾患으로서는 胃痙攣 腸疝痛 或은 急性盲腸炎의 劇痛時에 鎮痛穴로 卓効가 있는 곳이다. 數十壯의 多壯灸나, 或은 留鍼을 하지않으면안된다.

7. 陰　　交 (別名, 小關, 横戶, 丹田)

部　位：下腹部白線中 臍下1寸에 있다.
取　穴：臍와 恥骨軟接合部의 上際를 5寸으로 定한 臍下1寸에 取한다.
「筋　肉」白線　腹直筋
「血　管」下腹壁動脈 淺腹壁靜脈
「神　經」肋間神經前皮枝
【主治症】
生殖器疾患으로서 男子下腹이 寒冷히여 睾丸이 빠철리고 痛할때 女子月經下順, 帶下, 産後惡露等에 效果가 있다, 又 坐骨神經痛에도 併用한다.

8. 神　　闕 (臍中, 命帶)

部　位：臍의 中央에 있다,
「血　管」上及下腹壁動脈　淺腹動壁靜脈
「神　經」肋間神經前皮枝
【主治症】
臍中인 故로 通常施鍼 施灸는 不可能하나. 救急穴로서 使用한다.
例로. 暑氣霍亂 腦貧血 腦充血이나. 精神上의 衝擊等 人事不省이 되있을때에 直接施術하는때가 있다, 又 急性 慢性腸加答兒 內臟下垂症 胃

無力症等에, 된장, 마늘, 生姜等의 切片으로 間接灸를 每回數 10分
間, 施灸하여 顯著한 效果가 있는 것이다.

　家庭治療法으로서는 特別한 器具가 發賣되고있어 每日 2時間程度, 鹽
이나 된장의 間接灸를 하는 方法이 있다.

　이때에 前記와 같이 虛症일경우에는 좋은 結果를 볼수 있으나 十二指
腸加答兒이나 胃潰瘍일때에는 오히려 病狀이 惡化하여 出血하는 일이있으
므로 充分히 注意를 要하는 곳이다. 臍의 間接灸는 又 脫肛, 子宮脫에
도 大端히 좋은것 같다.

　夏節이나 冬節을 못견디는 사람으로서 微熱이 있고 食慾이 減退하고, 全
身에 倦怠感이 있을때에도 좋은 效果가 있다. 臍도 이렇게 似用하게 ┐
고보니 無用之物은 아닌것 같다. ┘

9. 水　　　　分 (別名, 分水 中守)

位　部：上腹部, 白線中, 臍上 1寸에 있다.
取　穴：胸骨體의 下端. 即, 第7肋軟骨의 接合部에서 臍까지의 길이를
　　　　8寸으로 定한다. 故로 此間길이의 8分의 1을 1寸으로하여 上腹部
　　　　의 諸經穴을取하는것이다. 水分穴은 臍上 1寸에 取한다.
「筋　肉」白線, 腹直筋
「血　管」上腹壁動脈, 淺腹壁靜脈
「神　經」肋間神經前皮枝

【主治症】

　水分의 名稱은 水를 分別한다는 것에서 온것이며, 옛날에는 小腸과
大腸의 境을 闌門이리고 한다. 不用의 水分은 이곳에서 腸外로 滲出하
여 膀胱에 至한다고 생각한 것이다. 그리고 이部는 臍上 1寸部에 當하고
하고 있다. 이것은 臍上 1寸의部에 灸을 하면 利尿作用이 旺盛하여진다
고하는 結果가 된다.

따라서 腎臟病이나 腹膜炎으로 溜한 腹水에 灸가 效果이다. 腎臟炎의 경우에는 數10壯 或은 百壯程度의 多壯灸가 좋은것같다. 又 利尿라는 意味로 急性大腸加答兒일때에 이곳에 施灸하면 小便이 많이 나와서 下痢가 끝인다.

10. 下　　脘

部　位：上腹部白線中, 臍上2寸에 있다.
取　穴：腹部의 諸穴은 仰臥하여 取하는것이 가장 正確한 方法이다. 上
　　　腹部正中의 길이를 8寸으로한 臍上2寸이다. 脘이란 胃이다. 即
　　　胃를 말하는것이다. 下脘은 胃의 下端이란 意味이다. 胃의 下部
　　　의 病을 治療한다는 뜻인것 같다.
「筋　肉」白線, 腹直筋
「血　管」上腹壁動脈, 淺腹壁靜脈
「神　經」肋間神經前皮枝
【主 治 症】
　脘은 胃脘으로 胃袋이다. 胃의 上口部를 上脘噴門部, 中央部를 中脘
下口部를 下脘幽門部를 意味하는 것이며 大體 이것등의 穴의 內部에
當한다. 下脘은 胃의 下部幽門部 十二指腸等에 起하는病等에 效果가 있
고따라서 胃下垂症에도 좋은 效果가 있는 穴이다.

11. 建　　里

部　位：上腹部白線中, 臍上寸에있다,
取　穴：上腹正中의 길이를 8寸으로한 臍上3寸에 取한다. 上腹部의 中
　　　央臍上4寸의 中脘穴의 下1寸에 當한다.
「筋　肉」白線, 腹直筋
「血　管」上腹壁動脈, 淺腹壁靜脈
「神　經」肋間神經前皮枝

【主治症】

胃擴張, 胃痙攣, 食欲不振等에 效果있다.

12. 中　脘 (別名, 大倉, 胃脘) (胃募穴)

部　位：上腹部白線中 臍上4寸에 있다.

取　穴：臍上方, 胸骨體下端까지의 길이를　寸으로하여 그中央4寸의
　　　　　白線에 取한다. 胃의 中央部란 意味의 名稱이다.

「筋　肉」白線, 腹直筋

「血　管」上腹壁動脈, 淺腹壁靜脈

「神　經」肋間神經前皮枝

【主治症】

胃의中央에 當하는 部位로 되여있으나 胃를 治療하는 代表穴이다. 胃
는 古曲醫學으로, 今日의 膵臟肝臟小腸等 消化吸收器管一切을 意味하는
말로 解釋하여도 좋을 程度로 廣範한 機能을 가진것으로 되여있다.

따라서 中脘穴은 消化器一切의 疾病 或은 消化吸收의 機能을 亢進
시켜야 할때에 有效한 穴로서 使用하였다. 此等의 病名一切을 이곳에
列擧할 必要는 없으므로 略하기로 한다. 消化器系疾患의 虛症 實症 모
두 效가있다.

다시 中脘은 消化器疾患이 아닌 경우라도 經絡治療로서 使用되는때가
많이 있다. 例로서 肺經虛症으로 呼吸器疾患等일때에는 肺의 母인 脾胃의
機能의 亢進과 消化吸收力을 强하게할때에는 中脘穴에 補法을 行하는것
이나. 腎虛證으로 婦人病으로 胃經을 瀉할때에 使用하는것이나 神經衰弱
不眠症等의 肝經의 虛 或은 實證의 경우에 腹部로서는 中脘穴을 使用한
다는것 等이다.

모두가 좋은 結果를 보고있는것이 實證되고있다. 蛔虫이 胃中에 있어
劇痛을 發作힐時에 中脘에 置針하여 입이로 蛔虫이 나오는것을 때때로 볼
수있다. 例를 들면 어떤 女敎員이 結婚一個月前에 胃의 劇痛이 있었다.

醫師가 10數日間注射하였으나 1時는 止痛이되나 다시 再發하고 산토닌 服藥도 吐逆하고 胃에 藥이 들어가지 않았다. 여기에서 「針灸로서」는 어떨가하여 내가 施術한 일이 있었다.

全般的으로 經絡治療의 後에 中脘穴에 1寸5分 置針하여 30分쯤 되여서 止痛이되고 그로서 約 30分쯤 있으니 꼭 5.6마리의 蛔虫이 나온다.

저녁이되면 每日 痛症이 있고 中脘의 置針으로서 止痛되고 虫이 나온다. 그리하여 7日間에 30數마리의 蛔虫이 나와 完全히 痛症이 없어졌다. 그後에 結婚式에 臨할수 있게 된 일이있다. 古典에도 있는거와같이 蛔虫에는 좋은 効가 있다.

故로 膀胱經의 魂門穴과 對照하여 治療하면 좋은 일이 많이 있다.

13. 上　　脘 (別名, 胃紀, 上管, 上紀)

部　位: 上腹部白線中 臍上5寸에 있다.

取　穴: 胸骨體下端, 即 左右肋軟接合部에서 臍까지의 길이를 8寸으로 定한 臍上5寸으로 上腹中央의 中脘穴 (臍上4寸)의 上1寸에 取한다

「筋　肉」白線 腹直筋

「血　管」上腹壁動脈, 淺腹壁靜脈

「神　經」肋間神經前皮枝

【主治症】

中脘과 같이 諸胃疾患에 使用된다. 胃實症, 即 急性胃加答兒나 胃痙攣이나 胃無力症, 胃下垂, 胃潰瘍等에 이르는 虛症에까지 効果가 있는 穴이다. 但 胃潰瘍으로 胃出血하여 얼마되지 않을때에는 腹의 胃部分인 穴에는 直接鍼나 灸는 禁하는것이 좋다.

이럴때에는 鍉針이 가장 効果가 있다. 或은 接觸針 即, 小兒鍼程度에서 끝이는 것이다. 各種胃의 劇痛, 霍亂에 治効가 있고 又 催嘔에도 좋고 反對로 嘔吐을 끝이게 할때도 針灸를 使用하여 効果가 좋은 곳이다.

14. 巨　　關 (別名, 心募) (心募穴)

部　位：上腹部白線中, 胸骨體下端의 下2寸에 있다.

取　穴：胸骨體의 下端, 卽 左右의 肋骨弓을 押上하여 가시 停止部의 肋
軟骨接合部의 下에서 2寸에取한다. 鳩尾穴(胸骨體下端의 下1寸
胸骨劍狀突起下端의 下5分)의 下1寸에 取한다.

「筋　肉」白線 腹直筋

「血　管」上腹壁動脈 淺腹壁靜脈

「神　經」肋間神經前皮枝

【主 治 症】

心의 募穴로서 動悸 各種心臟病에 効果가있다. 又 神經性心悸亢進으
로부터 神經性嘔吐, 神經性消化不良에도 効果가 있는穴이다.

15. 鳩　　尾 (別名, 𩩲骭, 臆前)

部　位：上腹部白線中 胸骨體下端의 下1寸에 있다

取　穴：胸骨體의下端, 卽 左右의肋骨弓을 押上하여 停止部의 肋軟骨接
合部로부터 下1寸에 取하는것이다. 胸骨體의 下端에 劍狀突起
가 있다. 이 突起를 古典에서는 鳩尾라고 하는데서 此穴名이의
名稱이 나온것이다 大體로此突起의 下端에 當한다. 古典에서는
外表에서 觸하여서 劍狀突起의 길이를 5分으로 보고 鳩尾骨下
5分이라고 記載되여 있는 곳도 있다.

「筋　肉」白線 腹直筋

「血　管」上腹壁動脈 淺腹壁靜脈

「神　經」肋間神經前皮枝

【主 治 症】

鳩尾穴은 頭痛, 偏頭痛, 咽喉 心臟病 神經衰弱, 癲癇, 狂等의 精神的

疾患, 上焦의 病에도 效果가 있고 又 橫膈膜痙攣에 特效穴이다. 急性胃加答兒, 或은 毒物燕下로서 胃內容物을 吐할 必要가 있을때에 催嘔針의 適穴이다. 이때에 豫告를 주고 施術하면 이것이 暗示가 되여서 催嘔를 쉽게하는 役割이 되기도한다.

但 吐할 것이 없어도 嘔吐를 계속할때에는 足의 三里 合谷에 補針을 行하면 끝이게 된다.

16. 中　　庭

部　位 : 胸骨前面의 正中, 膻中(胸骨前面의 正中, 兩乳의 間)의 下1寸6分에 있다.

取　穴 : 左右乳頭를 結한正中의 點이 膻中穴이다. 이下1寸6分 胸骨體下端에서 6分쯤上한 곳의 陷凹部에 取한다.

「筋　肉」大胸筋.

「血　管」內乳動靜脈穿通枝

「神　經」肋間神經前皮枝

【主治症】

心臟病으로 胸苦할때에 使用한다. 又 食道의 痙攣으로 食物이 내려가지 않을때에도 좋은 穴이고 嘔吐가 끝이지 않을 경우에도 使用한다.

17. 膻　　中 (別名, 上氣海)

部　位 : 胸骨前面의 正中 兩乳의 間에 있다.

取　穴 : 仰臥하면 보통 사람의 乳頭는 第5肋骨의 上線에 가까운 第4肋間에 있다.

이左右의 乳頭를 結한 胸骨의 正中으로 약간 陷한 곳, 按하여 痛하는 곳이 膻中穴이다. 兩乳를 結한直線上에 약간 上方部에 있는것이 보통이다. 玉堂穴의 下1寸6分에 當한다.

「筋　肉」大胸筋

「血　管」內乳動靜脈穿通枝

「神　經」肋間神經前皮枝

【主治症】

膻中은 兩乳의間에 있어서 臍下1寸5分의　氣海穴에 對하여　上氣海라고도 稱하는 氣와 關係가 깊은 穴이다.

膻中은 心臟의 部位로도 된다.　下氣海穴은 腦神經의 機能에　關係있는 病에 效果가 있는데　對하여　膻中은 呼吸의 氣에　關係있는 病에 效果있는 것으로 呼吸微弱 (少氣) 呼吸促迫(短氣)　咳嗽의症을　發하는 呼吸器疾患이나 心臟疾患에 效果가있다.

即 肋膜炎, 氣管支炎, 肺結核, 心臟性喘息, 心臟衰弱等이다,

但 이러한 病은 氣虛證이 많으므로 鍼灸　모두 治療에 充分한 注意를 要한다, 治療를 過하게 할때에는 오히려 惡化할때가 있으니 먼저　初心者는 鍉針이나 知熱灸로서 試驗하여 차츰 治療에 度를 定하여 가면　安全하다.

「胸苦하고 咳込 呼吸促迫 숨을 쉴수없는症」이라고 하는것으로 肋間神經痛이 있다. 肋間神經痛은 大概 此膻中에　劇甚한 壓痛이 나오는것으로 이곳에 鍼灸를 하면 卓越한 效果가 있다.

又 婦人의 乳病으로서 乳腺炎에 대단히 效果가 좋다. 乳汁不足에도 效果가 있다. 그러므로 婦人膻中이라하여 奇穴取扱을 하고있는　程度다. (奇穴部參照) 食道瘞率에도 效果가 있다.

18. 玉　　　堂 (別名, 玉英)

部　位：胸骨前面의 正中 膻中(胸骨前面의 正中兩乳의間)의 上1寸6分에 있다.

取　穴：仰臥하여 兩乳頭를 結한 正中의 陷凹部로 强壓痛이있는 點에서 上方1寸6分에 取한다.

- 273 -

左右의 第3肋間의 間에 있으며 그 上 1寸6分의 紫宮穴 (胸骨體上端의 下 1寸6分)과 膻中穴과의 中間에 當한다.

「筋　肉」大胸筋

「血　管」內乳動靜脈穿通枝

「神　經」肋間神經前皮枝

【主治症】

呼吸器疾患이나 食道의 病으로 嘔吐할때 使用한다.

19. 紫　宮

部　位 : 胸骨前面의 正中 華蓋 (胸骨柄과 胸骨體와의 連合部의 前面正中)의 下 1寸6分에 있다.

取　穴 : 먼저 華蓋穴을 取한다. 華蓋穴은 길이 約2寸程度의 胸骨柄을 定하여 下의 胸骨體와의 連合部는 약간 높게되여서 胸骨角이 形成되여 있는것을 觸할수있다.

此胸骨角의 中에 指頭로서 찾으면 橫으로 細溝가 있어서 그 正中은 强壓으로서 痛한다. 이것이 華蓋穴이다. 此 1寸6分 約一橫指經半쯤에 있는 第2肋間을 結한 陷凹部에 紫宮이 있다.

「筋　肉」大胸筋

「血　管」內乳動靜脈穿通枝

「神　經」肋間神經前皮枝

【主治症】

肋膜炎 氣管支炎等으로서 胸苦할時咳嗽가 甚할時等에 使用하여 效果가있다. 食道의 病으로 吐할때도 좋은 效果가 있는 穴이다.

20. 華　蓋

部　位 : 胸部前面의 正中 胸骨柄과 胸骨體와의 連合部의 前面正中에 있다.

取　穴：胸骨柄의上線 (頸切痕)에서 約2寸下는 胸骨體와의 連合部로 되여 약간 높이 胸骨角을 形成하고 있다. 此部를 指頭로서 찾어보면 橫으로 細溝가 있어서 그 中央을 强壓하면 胸全面에 痛을 感한다.

이곳에 華蓋穴을 取한다.

21. 璇　　璣 (別字, 旋機)

部　位：胸部前面의正中 天突(胸骨頸切痕의 直上陷中)의 下1寸에 있다.

「筋　肉」大胸筋

「血　管」內乳動靜脈穿通枝

「神　經」肋間神經前皮枝

【主 治 症】

肋膜炎, 喘息에 效果가있다. 咽腫으로 因하여 飮料까지도 通하지 않을때에 使用한다.

22. 天　　突 (玉戶, 天瞿)

部　位：胸骨頸切痕의 直上陷中에 있다.

取　穴：胸骨頸切痕의 上部는 胸鎖乳樣(突)筋과 胸骨舌骨筋으로 胸骨上窩를 形成하고있다. 天突穴은 此窩中의 陷凹部에 있다.

天突穴은 切痕의 取하는것이나 鍼施術時에는 약간 上部에서 氣管으로 沿하여 刺入할때가 있다.

「筋　肉」胸骨甲狀筋, 胸鎖乳樣筋, 濶頸筋

「血　管」下甲狀腺動脈, 頸靜脈弓의分枝

「神　經」舌下神經 頸皮神經

【主 治 症】

天突은 氣管과 咽喉의病에 效果있는穴로서 諸種의 病에서 오는 **咳嗽痰**에는 治効가 좋다. 扁桃腺이나 그周圍의 炎症에 效果가 있다.

- 275 -

23. 廉　　　　泉 （別名, 舌本, 本池）

部　位：頸前面의 上部의　正中　喉頭隆起의　上方橫紋中에　있다.

取　穴：本穴은　別名으로　舌本이라고도　하며　舌의運動　舌의　感覺等에
治療效果있다고　하는　意味를　가진　穴이다.

　　　　　따라서　此穴은　舌骨體의　上綠에　取穴한것이다. 舌骨體의　가장
尖端에서　指의　爪先으로　上으로　가면　痛한곳이　있다. 頣舌骨筋
의　附着部에　當한다.

「筋　肉」頣舌骨筋, 濶頸筋

「血　管」舌動脈舌骨枝　前頸靜脈

「神　經」舌下神經, 頸皮神經

【主治症】

舌病, 咽喉病, 氣管病에　治効가　있다. 即 舌炎, 舌知覺神經麻痺 舌의
諸運動筋麻痺에　效果가있다. 咽喉의　腫物이　있을경우　氣道에　故障이있
어서　咳嗽가　있고　痰이　나올때에도　效果가　있다.

又　唾液過多時에도　試驗하여도　좋은　穴이다. 筆者는　어면　老婦人의
腦溢血後, 唾液過多, 聲帶麻痺가　떠러지지않어　全然發聲을　할수없는　者
에게　20回의　治療로서　말을　할수있게되고 **唾液**이　적어진　治驗例가　있으
나 이때에　廉泉穴에다　施灸하였다.

24. 承　　　　漿 （別名, 天地, 懸漿）

部　位：頣唇溝의　中央에　取한다.

取　穴：下唇의　下와　頣과의　間에　溝가　있다. 此中央에　取한다.

「筋　肉」下唇方形筋

「血　管」頣動脈, 下唇靜脈

「神　經」頣神經（三又)顏面神經頰枝

【主治症】

面의 病, 齒病. 言語不能等에 效果가 있다. 面의 病으로서는 顔面浮腫 三叉神經痛, 顔面神經脈痺로 因한 口眼喎斜等에 大端히 좋은 效果가 있다. 下齒痛이나 顎을 꼭 다물고서 言語不能의 中風患者에 治効가 좋다.

任 脈 總 論

任脈의 任은 姙娠의 意味로 男女生殖器機能과 密接한 關係가 있는 脈이란것을 가리키는것이다. 特히 婦人病에 關係가 깊고 그治効穴이 大端히 頻用되고 있다.

脈의 流注는. 下腹部의 生殖器에서 督脈 衝脈과 같이 起하고, 會陰穴에서 陰側인腹面을 上行한다. 正中을 上하여 頤의 承漿穴에서 左右로 別하여 目의 下인 承泣穴에서 終한다. 主治症은 다음의 三個로 區分할수 있다.

1. 會陰에서 臍까지의 下腹部

, 이곳은 主로, 生殖器疾患, 特히 婦人病을 治療하는 곳으로 傍經의 腎經, 胃經, 脾經 膽經 모두가 같다.

이以外에 泌尿器疾患의 症으로서는 腎臟이나 膀胱尿道의 症에 使用된다

日本人의 生活은 主로 下腹部의 運動이 不足한故로 血液 循環에 障碍로 많이 鬱血하기 쉽다는 理由에서도 各種病에 氣海, 關元 中極等의 取穴을 要할때가 相當히 많이 있다.

2. 臍以上의 上腹部

主로 消化器疾患에 效果가 있고 特히 胃病에 使用된다.

上中下의 三脘은 그代表穴이다.

3. 胸骨上部

氣道 食道에 治効가 있고 心臟病에도 使用된다. 膻中穴은 그 代表穴이다. 그리고 胸骨柄下端의 華蓋에서 上部는 咽喉病에 效果가있고 天突穴은 그代表穴이라 하겠다.

以上 任脈上의 諸穴은 督脈과 같이 人體軀幹의 陰陽兩面의 正中線으로서 其 左右兩側의 諸經諸穴을 統括하고있는 形式이되여있다.

따라서 그應用도 앞으로 硏究를 하면 實로 興味있는 것이 많다.

14. 任脈, 主治症 一覧表24穴

穴 名	部 位	第 1 症 (共通症)	第 2 症 (特効症)
1. 會 陰	陰 部	生 (陰汗, 陰痒 / 陰痛月經痛)	痔, 回生穴
2. 曲 骨	下 腹	生 (帶下 / 失精) 泌 (勝十 / 二)	內臟下垂體質
3. 中 極	〃	生 (淋 惡露'經不順胎衣 / 不下 筋腫 子宮陰瘻) 泌 (腎炎 小便數)	
4. 關 元	〃	生 (同上), 泌(同上)	下腹虛冷 (失精白濁 / 淋溺) 痔
5. 石 門	〃	生 (婦人病)	腸 (疝痛, 消化不 / 良加答兒, 痢水) 下腫
6. 氣 海	〃	生 (經不順) 泌 (勝, 腎)	氣病 (腹, ○○○痛, 卒 / 性, 各種 心痛脘腸)
7. 陰 交	〃	生 (經不順 帶下 / 惡露, 寒疝)	
8. 神 闕	臍 中	(間接炙)	霍亂, 臍中冷池脫肛
9. 水 分	上 腹		水腫, 鼓腸, 泄斗 코食欲不振
10. 下 脘	〃	消 (胃下垂, 幽門部 / 十二指腸部)	
11. 建 里	〃	消 (胃擴張, 心痛吐)	
12. 中 脘	〃	消 (胃 一 般 / 消化器一般)	蛔虫
13. 上 脘	〃	消 (胃十, 一胃熱 / 黃疸, 心痛)	霍亂
14. 巨 闕	〃	消 (吃逆 / 胃病)	神經性 (嘔吐 心悸亢 / 進 消化不良)
15. 鳩 尾	〃	心	偏頭痛, 神衰, 吃逆 吐鹹
16. 中 庭	胸 部	呼 心	食道의病 (食不 / 下嘔)
17. 膻 中	〃	呼 (氣病) 心	乳腫, 乳不足
18. 玉 堂	〃	呼	吐(食道의病)
19. 紫 宮	〃	呼 (煩心, 咳)	吐
20. 華 蓋	〃	呼 喘	吃逆, 咽腫
21. 璇 璣	〃	呼	咽腫, 喉痺
22. 天 突	頸	呼 (氣管 / 咳痰)	咽腫, 吃逆

23. 廉 泉	頸		舌(腫，急縮) 咽(喉) 氣管(喉，炎) 唾液過多
24. 承 漿	頤		面(腫，喎斜) 齒(齦炎 虫齒) 言語不能

1. 生殖器疾患(特히 婦人病)

1. 呼吸器疾患 及 心臟病

1. 消化器疾患

1. 其他 泌尿器 食道 咽喉

第 3 章　寄穴（阿是穴）篇

前記經穴364穴은 滑伯仁의 十四經絡發揮에 記入되여있는 經穴로서 **그** 後一般化된 治療點을 말한다.

그러나 其以前 或은 其以後에 있어서 **優秀한** 診察點, 또는 治療點으로서의 以上 **354穴** 以外에 많은 사람들로부터 認定된 部位가 있었다.

此等의 孔穴을 前記經穴과 區別하여 阿是穴 又는 奇穴이라 불렀다.

阿是란 千金에서 처음으로 記載된 말로 病所를 按하여 마음이 가는곳을 말함이다.

古代中國에 있어서 西洋醫學의 輸入以前에 純然한 東洋醫術에 있어서 經絡說은 唯一한 解剖, 生理, 病理였다.

然而나 學門以前의 原始醫術 又는 素朴한 民間醫術은 病處 或은 病의 反應이 表하여지는 壓痛點에 依하여 施術되여 왔다.

그後 人智가 차츰 發達하여 가면서부터 醫學的인 **體系**를 이루었을**時**에 經絡說에 包含된것이나, 이가운데에서 빠진것도 있고, 그後에 發見된것도 있다.

奇穴, 阿是穴은 即 이것이다.

다음에 古來로부터 실(糸)이나, 竹等의 材料를 使用하여 特別한 取穴法이 考案되어 一般에 普及된 名穴이 많이 있었다. 그 가운데 오늘날까지 傳해지는 有名한 穴이 다음 列擧하는것 등이 었다.

又 治療點을 求하는데 있어서 經絡이나 經穴과는 何等의 關係없이 按하여 痛하는 곳을 穴所로하여 이곳에 刺鍼 또는 施灸하는 方法도 있다.

勿論 按하여 痛하는 곳이나, 反應이 있는곳은 잘 觀察하여보면 大略 經穴로 取扱되는 곳이다.

只 施術者의 觀念이 經絡經穴에 두지않는데에 差異가 있을 따름이다

따라서 그 治療點은 그곳에 限하고 經絡關係에서 遠膈部에까지 求

할 必要가 없게 된다.

　經絡說에 基因한 優秀한 오늘날의 法療法에 있어서도　標治法의 目的으로 散針이라든가 散灸等이 盛行하고, 또 많이 應用하고 있다.

　原始的인 素朴한 方法이라고 하겠으나 그 應用如何에　따라서 훌륭한 成績을 볼수있다는 事實은 疑心할바 없다.

　但 阿是穴에만 依存한다는것은 疾病全體, 나아가서는　人體全體를 생각하지않는 對應療法에 終止符를 찍는것과 같은　缺陷이 되므로 古人들은 이點 愼重히 取扱할것을 말하고 있다.

1. 前 神 聰 (出典, 類經圖翼)

部　位：百會의 前 1寸에 있다.

取　穴：百會, (頭頂, 兩耳를 連한 中央의 陷中)의 前 1寸.
　　　　即 百會의 前 1寸5分인 前頂의 後5分에 當한다.

【主 治 症】

中風, 風癎.

2. 後 神 聰 (出典 類經圖翼)

部　位：百會의 後1寸에 있다.

取　穴：督脈의 百會 後1寸에　取한다.

【主 治 症】

中風, 風癎,

3. 印　　堂 (神農鍼經)

部　位：眉間의 中央部,

取　穴：額部로 左右兩眉의間 中央部

【主 治 症】

小兒驚氣, 鼻疾患, 眩暈,

4. 金津玉液 （類經圖翼）

部　位：舌下의 紫脈에 있으며 左右로 名稱이 달리하고있다.

　　　　金津은 左의 紫脈, 玉液은 右의 紫脈

取　穴：舌을 捲하여 굵은 靜脈에 取한다.

【主 治 症】

舌炎咽頭, 咽頭의 腫痛, 扁桃腺炎等의 瀉血穴

5. 婦 人 膻 中

部　位：兩乳頭의 間陷中, 按하여 痛하는 곳에 있다.

取　穴：任脈中의 經穴은 通常胸骨의 正中으로 兩乳의 間.

　　　　仰臥하여 乳頭를 結한 中央에 取한다. 乳頭는 主로 第4肋間에

　　　　當하나 어떻게하여 婦人膻中이라고, 特別히 取扱하였나 하는

　　　　問題가된다.

　　　　　婦人의 乳房은 크다. 又 個個人에 따라서는 不同인故로 各個

　　　　個人의 部位差異가 있게된다. 그러므로 奇穴의 意義가 여기에

　　　　있는것이다.

【主 治 症】

喘息發作, 乳汁分泌不足

6. 階段의 灸穴 （內科秘錄）

取　穴：第7. 8. 9. 10. 11胸椎棘狀突起의　外方5分의 點 左右　10穴을

　　　　取한다(此外에 異說이 있으나 略함)米粒大15～20壯灸함

【主 治 症】

呼吸器疾患, 消化器疾患. 脊髓疾患

7. 中　　樞 （素問氣府論）

部　位：背部正中　第10胸椎棘狀突起의 下陷中에 있다.

取　穴：督脈에　當한다.　第11椎의　下　脊中穴이있다.　그一椎下에　取한다
【主 治 症】
食道痙攣,　背部神經痛,　小兒疳

8. 痞　　根 (類經圖翼)

部　位：第1腰椎棘狀突起下의　外方3寸分에　있다.
取　穴：背의　正中에서　3寸5分　떨어진곳으로서　然12肋骨下線에　取한다
　　　　此部는　薦棘筋의　外緣으로　陷凹된곳에　있다.　次病症　時에는
　　　　壓痛點이　잘　表現되는　곳이다.
【主 治 症】
胃痙攣,　胃腸加答兒,　腸疝痛,　腰痛,　婦人病

9. 竹杖의穴 (千金方)

部　位：直立하여　竹을　地上에서　臍中의　길이로　切斷하고,　이것을　後方
　　　　으로　돌려서　地上에서　腰의　正中에　當하는곳.　即竹의　端이　當
　　　　한곳에　取한다.
取　穴：보통　사람은　第2腰椎下의　命門穴　附近에　當한다.
　　　　直立한때　腹部의　肥痩에　依하여　臍의　位置가　多少　달라지므로
　　　　역시穴의　部位도　사람에　따라서는　約干의　差異가　있다.
【主 治 症】
腰痛,　腸疝痛,

10. 氣　海　兪 (類經圖翼)

部　位：腰部,　第3腰椎棘狀突起下의　外方2寸에있다.
取　穴：左右의　腸骨櫛의　가장　높은곳을　結한線上에　있어서　腎兪(第2腰

椎棘狀突起下의 外方 1寸5分)의 一節下에서 5分쯤 外方에 取한다.

【主治症】

腰痛, 腸疝痛

11. 關 元 兪

部　位：第5腰椎棘狀突起下의 外方2寸에 있다.

取　穴：第3腰椎棘狀突起는 左右腸骨櫛의 가장 높은곳을 結한 線上에
　　　　있어서 여기에서 下方2椎目이 第5腰椎棘狀突起에 當한다. 그
　　　　下端의 兩傍의 2寸에 關元兪를 取한다.

【主治症】

婦人病, 腰痛, 尿閉

氣海兪와 關元兪를 膀胱經의 正穴로서 보는 說이 있다. (鍼灸大成)
이럴때에는 腎兪와같이 正中에서 1寸5分 떨어져서 取한다.
佛蘭西 獨逸에서는 主로 此說에 따르고 있다.

12. 腰 眼 (類經圖翼)

部　位：直立하면 腰薦部의 左右의 眼과같이된 陷凹部다.

取　穴：直立 又는 正 伏臥하여 取한다. 通常, 腸骨後上棘附近에 생기
　　　　는것으로 大臀筋, 薦痙筋等의 緊張으로 因한 陷凹部다.

【主治症】

腰毒, 男女生殖器疾患 特히 睾丸炎 卵巢炎

13. 風 市 (千金方)

部　位：大腿外側, 膝上7寸兩筋의 間에 있다.

取　穴：膽經에 屬하고, 直立하여 手를 垂하여 中指端이 當하는곳에 取
　　　　한다. 中瀆穴, (膝上5寸)의 上2寸에 當한다.

【主治症】

脚氣, 中風. 下腿의 麻痺, 神經痛等 主로 下肢의 運動神經 知覺神經
의 異常에 使用한다.

歐州에서는 本穴을 正穴로 取扱하고 있다.

14. 膝   眼

部 位：膝蓋骨의下, 膝蓋靭帶의 兩側의 陷凹部

取 穴：膝을 伸하면 膝蓋骨의 下方에 硬한 靭帶가 나타난다. 그 兩側
　　　의 陷凹部에 取한다. 그 外側의것을 外膝眼, 內側의것을 內膝
　　　眼이라고도 한다.

【主治症】

中風, 脚氣等으로 因하여 發하는 下肢의 運動不隨意,

膝關節炎 루—마치스,

15 肘   尖 (千金翼方)

部 位：尺骨頭의 尖端에 있다.

取 穴：手를 胸部에 대고 尺骨頭의 尖端에 押痛이 있는 곳이 있다. 이
　　　곳이 肘尖穴이다.

【主治症】

瘰癧, 虫垂炎, 其他 癰等의 化膿性疾患

16 五 虎 穴 (類經圖翼)

部 位：손을 쥐고, 手의 第2指及 第4指의 第1節과 第2節의 關節部의
　　　背側中央에 있다.

取 穴：손을 쥐고, 關節의 높은곳의 陷凹되는 곳에 取한다.

【主穴症】

手指痙攣,

17. 拳 尖 穴 (明堂灸經)

取 穴 : 손을 쥐고, 中指背側第1節과 第2節과의 關節部의 中央에 있다

【主 治 症】

目病, 翳膜疼痛

18. 鬼 哭 (類經圖翼)

取 穴 : 合掌하는것과 같이 하고, 左右拇指의 撓側을 接하여 細紐로서
매고, 兩背의 爪甲根部에 灸한다

【主 治 症】

牙關緊急, 精神病, 小兒痾

19. 華 陀 穴 (明堂灸經)

取 穴 : 第1胸椎棘狀突起의 兩傍5分에서 第5腰椎棘突起의 兩傍5分마다
17穴左右合計 34穴에 모두 15壯灸를 한다.

【主 治 症】

胸腹部一切의 慢性病, 特히 肺結核에 좋은 治効가 있다.

20. 回氣의灸 (類經圖翼)

尾閭骨의 尖端에서 약간 肛門으로 간곳. 赤白肉의 際에取한다.

【主 治 症】

痔疾諸症, 外肛門括約筋痲痺 그리고 回氣라하여 卒倒, 氣絕이라 稱하
는 諸種 原因의 人事不省을 蘇生시키는 意味로, 知覺銳敏한 部位에 施
術되는때가 있다.

掌中, 足蹠, 人中, 指趾端의 諸穴(井穴)臍中, 百會等에 强한 施灸 又
는刺鍼하므로서 回氣의 法이라고도 稱한다.

21. 夾 脊 灸

取　穴：此法에는 다음의 二說이 있다

第1說, (困學奇兪) 兩手를 左右로 伸하고, 左右肘尖의 間을 測定하여 脊柱에 交叉되는 點의 外方1寸分點에 灸한다.

第2說 (類經圖翼, 千金翼方) 兩手를 下로 내리고, 몸에 密着하여 大糸로서 肘尖間을 連한 脊柱 外方1寸5分에 灸한다. (胃兪의 近處가된다)

【主 治 症】

霍亂, 腓腸筋痙攣, 筋脈攣急

22. 騎竹馬의 灸 (類經圖翼)

大糸로서 男左 女右로 手의 肘窩橫紋의 正中에서 中指端까지의 길이로 切斷한다.

다음에 患者로하여금 굵은 竹棒에 乘하게하여 助手로하여금, 前後을 올리게하고 左右로 動搖치않게하고. 側定한 大糸의 一端을 尾閭骨端에 대고, 他一端을 脊柱의 上方으로 따라올라가서 끝이는곳에 假點을 친다.

그假點의 兩傍1寸에 取穴한다.

【主 治 症】

癰疽, 背部의 腫瘍, 療癧, 乳腺炎等 外部의 腫物一切에 效果가 있다.

23. 四花患門

四花穴：伸縮하지않는 大糸를 가지고 목에 걸고, 鳩尾의 右에서 兩端을切斷한다. 다시 그 兩端을 背部로 돌려서 脊柱上에 그端애 假點을친다(7點) 다음에 口閉하여 左右의 口角間을 測定하여 脊柱 7點에 그央을 대고 ㄴ. ㄷ. 의2點計4點게 施灸한다 .

患門穴：患者를 直立시키고, 踇趾의 先爪端에 細糸를 대고, 足心, 跟骨部下腿正中을 上行하여 膝膕橫紋의 正中에서 切斷한다.

此細糸의 一端을 鼻頭에대고 鼻柱, 頭部正中으로 上行하여 項背에 下하고, 그 端이 끝이는 脊柱上에 假點을 친다.

다음에 患者의 口를 閉하게 하여 一方의 口角과, 鼻下(鼻中隔의 下端)에서 또 一方의 口角까지 길이를 側定하여, 그中央을 脊柱의 假點에 대고, 兩傍에 2點씩 施灸한다. (心兪의 약깐 外方에 當한다)

【主 治 症】

呼吸器疾患, 心臟性疾患

24. 腰部入點灸

取 穴 : 1. 左右腸骨櫛을 連한, 그兩端을 2點으로 한다(ㄱ, ㄴ)

2. ㄱ. ㄴ의 點에서 尾閭骨尖端에 斜線을 끄어서 三角形을 만든다.

3. ㄱ. ㄴ의 2點間을 3等分한 間을 ㄷㄹ2點을 取한다.

4. ㄷㄹ의 2點에서 下方으로 脊柱로 沿하여 線을 끄어 下의 斜線과 交叉되는 點에 左右로 1點씩 ㅁ, ㅂ, 을 取한다.

5. 此線(ㄷㅁㄹㅂ)의 中央에 左1右點씩 取한다.

以上 合計 8點에 足三里를 加하여 施灸하면 萬病에 効果가 있다고한다.

25. 脊背五穴 (困學奇兪)

1. 陶道(第1胸椎棘伏突起下)와 長强穴(尾閭骨先端)과의 間을 伸縮하지 않는 大糸로서 側定한다.

2. 大糸의 中央部에 1穴을 取한다.

3. 이 大糸의 半分의 길이를 가지고, 正三角形을 만든다. 其 頂角을 中央의 1穴에 대고, 下兩角에 當하는 곳에 2穴을 取한다.

陶道, 長强 中央, 中央下兩角의 2穴모두 5穴이 된다.」

灸7~15壯,

【主 治 症】

大人癲病, 小兒急癎, 搐搦

26. 五 處 穴

取 穴 : 1. 腕關節橫紋에서 中指端까지의 길이의 大糸를 만든다.

2. 此大糸를 尾閭骨의 下端에 대고, 脊柱에 沿하여 上行, 끝이
는 곳에 1點을 取한다. (ㄱ)

3. 大糸의 中心點을 上記의 1點에 대고, 左右의 端의 1點씩 取
하고(ㄴ, ㄷ)

4. 다시 大糸를 中央에 半切하여 兩端을 ㄱㄴ, ㄱㄷ에 대고 此
上方에 正三角을 만든다. 그頂點에 2點씩을 取한다. 計. ㄱ.
ㄴㄷ의 上2點의 5穴에 7壯乃至 10壯灸한다.

【主治症】

腰脚의 神經痛及 루―마치스

27. 小兒斜差의 灸穴

取 穴 : 男兒는 左肝兪(9椎下兩傍)과 右脾兪(11椎下兩傍)의 2點.
女兒는 右肝兪와 左脾兪의 2點, 小兒의 年令壯數를 灸한다.

【主治症】

小兒疳, 其他, 小兒諸病

28. 中風七穴灸

取 穴 : 다음의 二說이 있다.

1. 百會, 曲鬢, 肩井, 風市 足三里, 絕骨, 曲池

2. 百會, 風池, 大椎, 肩井, 間便, 曲池 足三里

【主治症】

中風, 半身不隨, 言語障碍

29. 脚氣八處의 灸穴

風市, 伏兔, 犢鼻, 外膝眼,, 足三里, 上巨虛, 下巨虛, 懸鍾에   灸20 乃至 30壯,

30. 急 脉

部 位：陰毛中 前陰의 上際의 旁. 中行任脈을 2寸半 隔한곳 陰股根에 있다.

【注 治 症】

睾丸炎. 陰莖痛, 陰瘻

第4章 奇經八脈

奇經이란 . 手足三陰 (太陰, ˙, 小陰, 厥陰)三陽 (陽明, 太陽, 小陽)
의 所謂 12經脈의 外에 있는 8個의 脈으로, 其中 任脈, 督脈의 二脈은
直屬의 經穴이 있다.

故로 12經에 繼續하여 記載하였으나 他6脈에는 直屬의 經穴이없고 다
음 記述하는것과 같이 14經의 間을 連絡하여 가는것이다.

奇經의 活動, 古典醫學으로서는 經脈에는 常經과 奇經의 二種이 있어
서 常經은 氣血의 循環通路이며 非生理的 狀態로되여 氣血이 經脈에 滿
溢한때에 奇經으로 注入 其 厄急을 救하기 爲하여 되여있는 脈이라고
하였다.

1. 督 脈 27 穴

流 注：督脈은 會陰部에서 起하여, 長强穴에서 脊의 裏面을 上行하
고, 大椎를 歷, 風府에서 腦에 入하고, 腦戶, 百會等의 諸穴을
歷하고 額을 循하여 鼻柱에서 齦交에 終함.

病 症：痛症이 小腹에서 上하여 心에 衝함 大小便閉 女子는 不姙症, 痔
利尿筋痺, 口喝

2. 任 脈 27

流 注：任脈은, 會陰에서 起始하여 腹을 上行하여 咽喉를經하고,
頤에 上하여 承漿에서 脣을 循環하고; 上하여 齦交에 至하여
分離하여 目의下承泣에 終한다.

病 症：男子는 腹內結積, 七疝, 女子는 帶下, 癥瘕, 積聚

3. 陽 蹻 脈 (20穴)

【流　注】陽蹻脈은 跟骨의 中에서 起始하여 外
　　　　　踝를 循하고 上行하여 風池에 入함.

【病　症】內踝以上弛緩하며 外踝以上攣急함

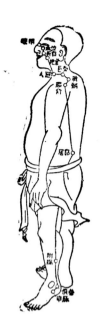

4. 陰 蹻 脈 (8穴)

【流注】陰蹻脈은 跟骨의 中에서 起하여
　　　　內踝를 上行하여 咽喉에 至하
　　　　고, 衝脈에서 交하여 貫通한다

【病症】外踝以上弛緩하고
　　　　內踝以上攣急한다

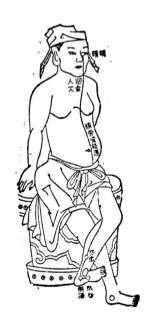

5. 衝　脈 (22穴)

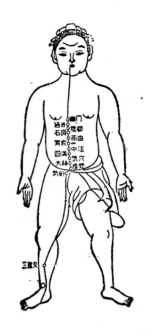

【流注】衝脈은 任脈督脈과 같이 子宮에
　　　　서 起하여 腹을 循하여 上行 咽喉
　　　　와 合하여 다시 別하여 唇口를 終
　　　　함. 衝은　通이다. 即　十二經과
　　　　通한다는　意味이다.

【病　症】逆氣, 胸內急痛

6. 陽維脈

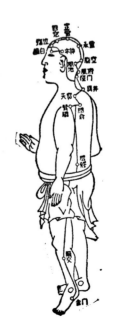

【流注】諸陽의　會에서　起하여　諸陽의　脈
　　　　을　維絡한다. 維는 이을絡의　意로
　　　　서　周身에서　發하여　諸陰諸陽의　脈
　　　　을 이을　絡의　脈이다.

【病症】一身溶溶하여　弛緩하며 힘없고　自
　　　　身 몸을　維持하기　어렵다.

7. 陰 維 脉 〔12穴〕

【流注】 諸陰의 會에서 起하여 諸陰의 脈
을 維絡한다.

【病症】 驚恐하여 人事不省이 된다.

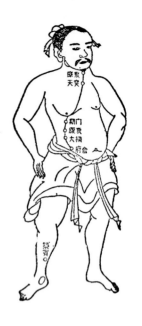

8. 帶 脉 〔左右4穴〕

【流注】 季脇帶脉穴에서 起하여 腰를 一
周한다.

【病症】 腰, 小腹弛緩하여 腫滿한다.

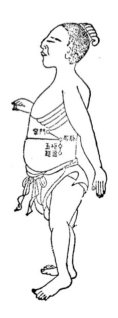

第 5 章　主治症考察

各經마다, 一覽表로서 列記한것을 基本으로하여 다음과 같이 考察해
보기로 한다.

1. 經絡의 縱系列에서 各經絡의 主治症을 抽象하여 此等과 關係있
는 主治穴을 記한다.

2. 經穴의 主治症을 橫의 系列에서 體軀를 橫에서보아 隣接의 經穴을
列擧하고 其主治症을 考察한다.

3. 區域的으로 考察한다. 上腹部, 下腹部, 前膊의 陽側(後側)의 區域
에 分하여서 考察한다.

4. 關節 指趾端等의 部位別로 考察한다.

1. 經絡의 縱系列

前記表에서 上段에 屬하며 主가 되는 主治症의 經穴을 列記하면 다음
과 같다.

다시 이 主要한 主治症을 人體圖에 記入하면 다음에 있는 主治症과
區域과의 關係圖가 作成된다.

1. 手太陰肺經

ㄱ. 呼吸器疾患=(咽喉, 鼻, 氣管, 肋膜肺)

中府, 雲門, 天府, 俠白, 尺澤, 孔最, 列欠, 經渠, 太淵, ˇ

ㄴ. 心臟疾患=中府, 雲門, 俠白, 大淵, 魚際, 少商

ㄷ. 腦霍亂=魚際, 少商

2. 手陽明大腸經

ㄱ. 身熱=商陽, 二間, 三間, 合谷 溫溜

ㄴ. 上 焦 熱

咽=商陽, 二間, 三間, 合谷, 陽谿

齒＝商陽，三間

頰＝禾髎，迎香，二間 .三間 .偏歷

耳鳴＝商陽，合谷

鼻＝禾髎，迎香，

3. 足陽明胃經

ㄱ. 消化器

胃＝不容，承滿，梁門，太乙，滑肉門

腸＝滑肉門，外陵，大巨，水道

消化器一般＝天樞，伏兎，陰市，　梁丘，三里，巨虛上廉，下廉，豊隆
　解谿，衝陽，陷谷，內庭，屬兌

ㄴ. 頭　面

目＝承泣，四白，巨髎，頭維，解谿，

齒＝巨髎，地倉，大迎，頰車，下關，內庭

舌＝地倉，大迎，滑肉門，

咽喉＝大迎 .水突，氣舍，欠盆

ㄷ. 生殖器病＝天樞，外陵，大巨，水道，歸來，氣衝，

ㄹ. 呼吸器＝氣戶，庫房，屋翳，膺窓，

ㅁ. 腦，脊髓＝解谿 .衝陽，內庭，屬兌，太乙，豊隆，

ㅂ. 腰脚，脚氣＝三里，條口，太乙，天樞

4. 足太陰脾經

ㄱ. 消化器

胃腸一般＝隱白，大都，太白，公孫，商丘，三陰交，漏谷，地機，衝
　門，府舍，腹結，大橫，腹哀

ㄴ. 生殖器＝二陰交，地機，陰陵泉，血海，箕門，衝門，隱白

ㄷ. 呼吸器＝食竇→大包

ㄹ. 腦, 脊髓＝隱白, 公孫, 商丘, 漏谷, 大橫

5. 手少陰心經

ㄱ. 心臟＝極泉. 靈道, 通里, 陰郄, 神門, 少府, 少衝,
ㄴ. 腦神經＝極泉, 少海, 通里, 神門
ㄷ. 胃＝少府

6. 手太陽小腸經

ㄱ. 頭　面
　　耳＝後谿, 前谷, 腕骨, 陽谷, 肩貞, 天窓, 天容, 聽宮
　　目＝少澤, 前谷, 後谿, 養老, 肩中兪
　　咽＝少澤, 支正, 小海, 聽宮
ㄴ. 身　熱＝前谷, 後谿, 腕骨. 腸谷, 支正, 小海, 肩井, 臑兪, 肩外兪
　　　　天窓

7. 足太陽膀胱經

ㄱ. 消化器＝膈兪, 肝兪, 膽兪. 脾兪. 胃兪. 三焦兪, 腎兪 大腸兪, 小腸
　　　　兪, 膈關, 魂門, 陽綱, 意舍, 胃倉, 肓門,
ㄴ. 生殖器＝腎兪, 小腸兪, 八髎, 承扶
ㄷ. 腦. 脊髓＝飛陽, 僕參, 申脈, 金門, 玉枕, 天柱, 心兪, 京骨, 通谷
ㄹ. 泌尿器＝浮郄, 委陽, 志室, 胞肓, 胱膀兪, 腎兪, 脾兪
ㅁ. 呼吸器＝魄戶, 膏肓, 譩譆, 中膠, 下髎, 脾兪, 大杼, 風門, 肺兪,
　　　　厥陰兪,
ㅂ. 頭　面＝
　　目＝睛明, 攢竹, 五處, 承光, 絡却, 玉枕, 肝兪, 膽兪
　　鼻＝曲差, 承光, 通天, 玉枕, 天柱
　　頭痛＝攢竹, 曲差, 承光, 絡却, 天柱, 膽兪

ㅅ. 腰脚痛＝脊腰仙脚의 諸穴

8. 足少陰腎經

ㄱ. **生殖器**＝湧天, 然谷, 照海, 水泉, 交信, 陰谷, 橫骨, 大赫, 氣穴, 四滿, 石關

ㄴ. **泌尿器**＝然谷, 水泉, 復溜, 橫骨

ㄷ. **呼吸器**＝胸部諸穴(步廊…)復溜

ㄹ. **消化器**＝太谿, 肓兪, 商曲, 石關, 陰郄, 幽門

ㅁ. **心　臟**＝湧泉, 然谷, 太谿, 太鍾, 照海

ㅂ. **咽　喉**＝湧泉, 然谷, 太谿, 太鍾, 照海

9. 手厥陰心包經

ㄱ. **心　臟**＝天池以下全穴

ㄴ. **消化器**＝間使ˇ太陵,

ㄷ. **身　熱**＝, 天池. 天泉, 郄門. 勞宮, 太陵, 中衝

10. 手少陽三焦經

ㄱ. 頭　面
　　耳＝外關, 液門, 會宗, 三陽洛, 四瀆, 天牖, 翳風, 顱息, 角孫, 耳門, 和髎,
　　目＝關衝, 天牖, 翳風, 角孫, 絲竹空
　　咽喉＝關衝, 臑會
　　齒＝液門, 三陽絡, 四瀆, 天井

ㄴ, 上焦熱＝關衝, 液門, 中渚, 陽池, 瘈脈, 顱息, 和髎

I1. 足少陽膽經

ㄷ. 頭　面

目＝瞳子髎，客主人，頷厭，懸釐，竅陰，浮白，完骨，臨泣
目窓，丘墟

耳＝聽會，客主人，頷厭，懸釐，完骨，

齒＝聽會，客主人，曲鬢，天衝，完骨，正營

偏頭痛＝客主人，頷厭，懸釐，目窓．

ㄴ. 呼吸器＝淵腋．輒筋，陽交，外巨，地五會，俠谿，竅陰，環跳

ㄷ. 胸脊髓＝本神，承靈，腦空，風池，肩井，日月

ㄹ. 生殖器＝京門，五樞，居髎，帶脈，環跳

ㅁ. 腰　脚＝環跳，京門，中瀆，陽關，陽陵泉，陽輔，懸鍾，丘墟

12. 足厥陰肝經

ㄱ. 生殖器＝太敦，行間，太衝，中封，蠡溝，中都，曲泉，陰包，陰廉，
章門，期門

ㄴ. 泌尿器＝太敦，行間，太衝，中封，陰包，五里

ㄷ. 消化器＝(腸，肝，膽)＝行間，太衝，中都，曲泉，章門，期門

ㄹ. 疝　氣＝太敦，行間，太衝，蠡溝，

13. 督　　脉

ㄱ. 上 ⎰ 鼻＝齦交，素髎，神庭，顖會
面＝齦交，上星，
腦＝小溝，上星，前頂，百會，強間，風府，瘂門

ㄴ. 中 ⎰ 腦＝陶道，身柱，神道
消化器＝至陽，脊中，懸樞

ㄷ. 下 ⎰ 生殖器＝長強，腰兪，命門
泌尿器＝腰兪
腰　脚＝長強，腰兪，命門，懸樞，痔＝長強，腰兪，命門，脊中

14. 任　脉

ㄱ. 上
- 咽　喉＝華蓋, 璇璣, 天突, 廉泉
- 呼吸器＝胸骨上諸穴, 廉泉
- 心　臟＝中庭, 膻中, 紫宮, 華蓋

ㄴ中　消化器＝下脘, 建里, 中脘, 上脘, 巨闕, 鳩尾

ㄷ. 下
- 生殖器＝會陰에서　陰交까지의　7穴
- 泌尿器＝曲骨, 中樞, 關元, 氣海

以上의　關係를　概略圖를　그리면　다음과　같다. ｜

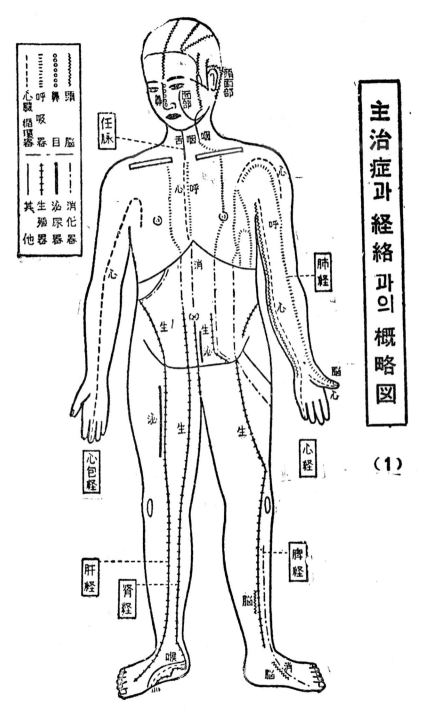

主治症과 経絡과의 概略図

（1）

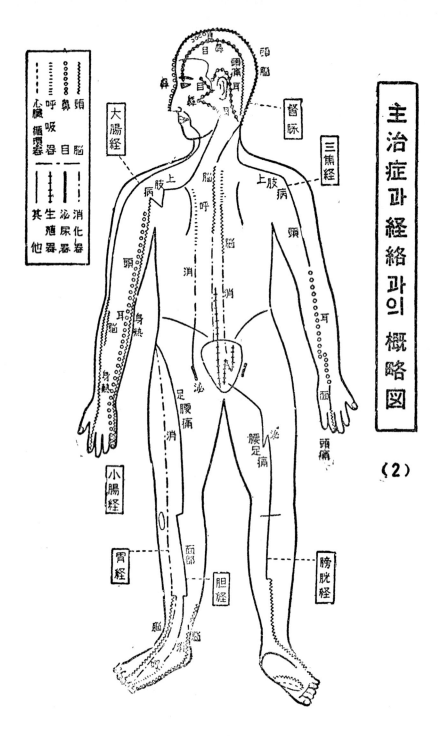

主治症과 経絡과의 概略図

〈2〉

2. 橫에서의 考察

各穴을 傍經의 穴에서 考察하는것으로 例로서 背部의 正中督脈의 穴과 膀胱의 第1行과 第2行上의 穴을 主治症上에서 考察한다.

又 腹部의 任脈과 腎經, 脾經, 膽經上의 隣接諸穴을 考察한다.

1. 背腰薦部

(1) 身柱. (腦脊髓) 肺兪(呼吸器系皮膚)

   魄白. (呼吸器系)

(2) 神道(腦脊髓) 心兪(腦, 脊髓神經消化器) 神堂(腰背痛)

(3) 至陽(呼吸器 消化器) 膈兪(呼吸器, 消化器) 膈關(消化器)

(4) 筋縮(腦, 筋痙攣) 肝兪(消化器, 目, 腦…筋痙攣 魂門(消化器)

(5) 懸樞(消化器, 腰背) 三焦兪(消化器, 泌尿器) 肓門(消化器)

(6) 命門(生殖器, 出血, 痔) 腎兪(消化, 泌尿, 生殖, 呼吸)

   志室(生殖, 泌尿)   腎兪$\left(\begin{matrix}消化 & 泌尿\\生殖 & 吸呼\end{matrix}\right)$ 志室 (生殖 泌尿)

(7) 次髎(生殖器, 消化器) 膀胱兪(生殖器, 泌尿器) 胞肓(泌尿器, 腰背)

(8) 中髎(生殖器, 消化器) 中膂內兪(生殖器, 消化器) 秩邊(泌尿器, 痔)

2. 胸   部

(1) 璇璣(呼吸器, 咽喉) 兪府(呼吸器, 食道) 氣戶(呼吸器)

   雲門(呼吸器, 心臟, 咽)

(2) 紫宮(呼吸器, 食道) 神臟(呼吸器) 屋翳(呼吸器) 周榮(器吸器)

(3) 膻中(呼吸器, 心臟, 乳) 神封(呼吸器, 乳) 乳中(無) 天池(心臟, 氣管支) 天谿(呼吸器, 乳) 輒筋(呼吸器, 神經痛) 淵腋(呼吸器, 神經痛, 瘰癧)

3. 腹　　部

(1) 巨闕(消化器, 神經性胃症)　幽門(胃, 目, 健忘)　不容(胃, 咳)

(2) 中脘(胃一般)　陰都(胃, 目)　梁門(胃, 脫肛)

(3) 神闕(回生, 消化器, 痔)　盲兪(消化器)　天樞(胃腸, 生殖器)　**大橫**
　　(腸, 腦)

(4) 陰交(生殖器)　中注(婦人科)　外陵(腸, 生殖器)　腹結(腸)

(5) 中極(生殖器, 泌尿器)　大赫(生殖器)　水道(腸, 生殖器, 泌尿**器**)
　　衝門(胃腸, 生殖器)

(6) 曲骨(生殖器, 泌尿器)　橫骨(生殖器, 泌尿器)　歸來(生殖器)　氣衝
　　(生殖器)

　以上의 列記를 보고 胸部와 腹部 橫의　連絡은　많은것 같이 보인다.
然而나, 適應症이 胸部에서는 呼吸器疾患, 心臟病,　肋間神經痛, 或은
乳病等에 限定되여 있다. 橫縱이라 할것없이 胸部全體로하여　論하여야
된다.　腹部도. 橫縱이라기보다. 上腹部는 胃肝膽에 置重하고,　下腹部는
腸, 生殖器, 泌尿器等 下腹部 臟器의 疾患에 主로 한다.

　但, 恥骨上綠의 穴은 時히 婦人科疾患에 顯著한 效果가　있는것과 같
이 臨床的인 面에서도 그러하다, 歸來, 氣衝穴과 같은 것은,　發熱實症
性일때에 瀉血로서 卓効를 볼때가 많이 있다, 背部,　腰薦部에서는, 橫
線 縱線 即 經絡에서 關連性이 强하게 되여있는것은 明確한것이다.

　骨, 神經, 血管等의 現代解剖學的인 見地에서도 充分히 納得이 된다.

　頭部나 四肢에 있어서도 橫으로 열지어있는 經穴을 論할수 있으나 다
음 項에서 論하기로 한다.

3. 部位에서의 考察

　身體를 頭部, 胸部, 手部, 足部等으로 區分하여 其主治症을 考察할것
같으면 다음과 같다. 그의 其特質이 又 發見되는 것이다.

　(1) 頭部 (腦脊髓, 神經, 耳, 目, 鼻, 口腔)

【前頭部】

　　上星　（眩，面腫，目，鼻）　　臨泣　（目，鼻，眩）

　　目窓　（面，目，頭痛）　　　前頂　（眩，頭痛，面）

【後頭部】

　　絡却　（狂，目，耳）　玉枕（目，鼻，眩）強間（狂，癇，高血壓症）

【側頭部】

　　頭維　（目，頭痛，偏頭痛）　　天衝　（癲，頭痛，齒齦痛）

　　角孫　（耳，目，齒）

　頭部는 一般的으로 眩暈，耳鳴，頭痛，不眠，　人事不省이라고하는 所謂 腦症狀에 恒常 取穴된다는것은 勿論이다. 狂이나 癲癇과 같은 意識障碍에도 直接治效가 있다. 又 顔面의 器官인 目이나 鼻，口腔耳等의 器質的 機能的，疾患에도 治效를 갖이고 있다. 그러나 前頭，側頭，後頭部를 比較하여도 큰 特質은 認定되지 않는다. 然而나 目，鼻에서는 前頭部，耳，口腔에서는 側頭部에 取穴 한다는 것은 自然的이라고 생각한다.

2. 胸部 （呼，循，肋間筋，肋門神經，食道，乳）

膻中（呼，心，乳，肋神）　玉堂(呼，食道)　神臟(呼，食道)　雲門(呼心)

　胸腔中에는 肺臟과心臟，大動脈이있고 橫膈膜을隔하여 腹部와 境界하고있다. 여기에 存在하는 諸穴은 呼吸器 循環器 肋間神經，肋間筋에 起하는 諸疾患에 治效를 갖인것은 말할 必要가 없다. 又 乳房의 病에도 效果가 많다. 다시 任脈의 諸穴은 食道病에 效果가 있다.

3. 肩背部 （呼，腦）

大椎（呼，衄，학질）　肩井（呼，腦，肩痛）　天膠 （心，肩痛）

肩外兪（肩胛痛）　秉風（肩，手痛）

　日本人에게 많이 있는 肩胛痛은 이部에 나타나는것으로 上記穴에 取穴이 되는것은 勿論이다.

此部는 腦神經系의 病에 或은 目, 鼻, 耳, 齒齦 齒의 病에도 많은 治効가 있는 곳이다.

肩背部는 頭部의 血液循環이나 機能이 肩凝症으로서 나타나는 때가 많이 있고 此部에 針灸를 施術하는 일이 있다.

옛부터 肩背部에 輕한 瀉血法이나, 燒灼法, 電氣療法, 按摩法等의 여러가지 形式으로 行하여 졌었다.

4. 背 部 (腦, 呼, 消)

背部는 腰薦部와 같이 督脈과 膀胱經이 循하는 곳으로서 各臟腑의 兪穴이 存在하는 곳으로서 그 治効도 各面에 亘하여 複雜하다. 其一部를 列擧하면 다음과 같다.

身柱(腦, 小兒疳)　　風門(呼, 風熱)　　膏肓(呼, 虛弱, 肩凝症)

心兪(腦, 消)　　至陽(呼, 消)　　膈兪(呼, 消)

陽兪(消, 目, 腦)　　膽兪(消, 目眩)　　脾兪(消, 脚氣, 腦)

陽綱(消)

以上과 같이 上部는 主로 氣管, 肺肋膜等의 呼呼器疾患에 效果가 있고, 其以下는 消化器疾患에 治効하나. 特히 胃病에는 效果顯著한 곳이다. 消化器中, 肝臟이나 膽囊의 病은 背部의 下部에서 腰部에 까지 壓痛이 나타나며 또한 治穴도 많다.

다음은 腦症狀으로 神經衰弱이나 各種 精神病은 東洋醫學으로서는 脾胃의 病으로 볼때가 많이 있다. 腹部의 脾胃의 治穴과 같이 脊部의 脾胃나 肝膽의 兪穴과 같이 取穴될때도 大端히 많다.

나의 經驗에 의해서 實로 效果가 좋은곳이다.

5. 腰 薦 部 (消, 生, 泌)

胃 兪 (消)　　腎 兪 (生, 泌, 消)　　大腸兪 (消)

膀胱兪 (生, 泌)　　中 髎 (消, 生)　　胞 肓 (泌, 腰)

腰薦部는 局部的으로는 肩凝症과 같은 腰痛, 臀痛이 大端히 많고 特히 韓國人은 溫突房에서 生活하는 故로 腰部의 運動이 激甚한것은 坐職이 많은 것에서 腰腹部의 査血하기 쉽고, 神經障碍가 많다.

이때에 局所的으로 取穴될때가 自然히 많아지게 된다. 그 外에 腸이나 生殖器 泌尿器等 骨盤內臟器의 疾患에 治効가 많이 있다. 又 足의 神經痛이나 運動筋痲痺에도 꼭 取穴된다.

6. 腹　　部

上腹部 (胃, 腸)　下腹部 (腸, 生, 泌)　側腹部 (生, 腸)

腹部는 臍上을 上腹部, 臍下를 下腹部 左右의 側腹部와 區分하여 其特質을 檢討하여 보면

【上腹】

上脘(胃, 霍亂)　承滿(胃, 腸, 胸痛)　建里(胃, 腸)　滑肉門(胃腸)

【下腹】

陰交(生)　　大巨(生, 腸)　　關元(生, 泌, 元氣)

中極(生, 泌)　水道(生, 腸, 泌)

【側腹】

大横(腸, 腦)　五樞(男, 女, 生)　帶脈(婦)　　章門(生, 消)

上腹部는 消化器中 特히 胃의 疾患에 効力이 많이 있다.

又 腸 其他의 消化器 疾患에도 密接한 關係가 있는 故로 많이 取穴된다. 下腹部는 小腸大腸의 疾患에 治効가 있는 以外에 胃 其他의 消化器 疾患에도 取穴된다.

其外下腹部에는 泌尿器, 生殖器가 있으므로 그病에 많이 取穴된다. 側腹部는 消化器의 外에 男女生殖器疾患 特히 婦人病에 治穴이 많은 것이 그 特徵이다.

7. 上　　肢

陽側
- 上膊（手痛，腦，頭痛）
- 前膊（齒，鼻，咽喉，身熱）
- 手背（目，耳，咽喉，身熱）

陰側
- 上膊（目，耳，咽喉，身熱）
- 前膊（呼，心，身熱）
- 掌　（心，熱）

陽側의上膊

消樂（腦，頭痛，頸項强直）　　　　清冷淵（頭痛）

天井（腦，心，耳，齒）　　　　　　肘　髎（手痛）

陽側의前膊

三里（齒，痲痺）　　　　　　　　　偏　歷（齒，衄）

支溝（面，目，咽喉，心，熱病）
手背部

陽谿（喉，齒）　　　　　　　　　　二間（身熱，衄，偏風）

中渚（目，耳，咽，身熱）　　　　　後谿（目，耳，身熱，頭痛）

以上 上肢의 腸側은 手三陽의經, 即 陽明, 小陽, 太陽이　通하는곳으로 모두 頭에 終하고 있는關係로 目, 耳, 咽, 鼻等의 感官에 主治症이 많다. 그리고 熱性病에도 좋은效가 있고, 大腸經側은　裏熱로서 耳, 目, 咽喉에올때에는 小指側인 小腸經側은 裏熱로 耳. 目. 咽喉의 症이 나타날때에 效果가 顯著하다. 中間의三焦經은 相火로서 小腸經과 大略 같다.

上膊部는 主로 手의 痛病에 效果가있으나 又腦病에 效果가 있다.

前膊部와 手背部는 目, 齒, 耳 咽發熱時에 效果있다. 特히 手背部 指部에 올수록 其效도 敏速하며 速效를 願때에는 瀉血을 行하는 것이 좋다.

上膊의 陽側

天府（呼，衄）　　　天泉（心，手）　　　靑靈（頭痛，肩背痛）
前膊의 陰側

孔最 (呼, 熱病)   陰門 (心, 熱)   靈道 (心, 聲帶)

掌部

魚際 (心, 腦, 熱) 勞宮 (心, 中風, 黃疸) 小府(心, 遺尿, 胃癌, 脫腸)

手의 陰側은 大體로 心臟과 呼吸器疾患이 主가 된다. 上膊部는, 陽側同樣으로 手의 痛症이나 痲痺에도 效果가 있다. 前膊部, 掌部는 呼吸器 心臟病, 及, 陽側同樣, 呼吸器, 其他에서 온 發熱에도 效果가 있는 곳이다. 掌部는 反應이 敏感한 곳이다.

8. 下　　肢

陽側 {
　上腿 (脚氣, 神經痛, 中風痲痺, 胃)
　下腿 (消; 腦, 呼, 足病)
　足背 (消, 腦, 生, 耳, 目, 齒)
}

陰側 {
　上　腿 (生, 泌, 足病)
　下　腿 (生, 泌, 足病)
　足內側 (生, 泌, 消, 呼, 心, 咽)
}

上腿陽側

環跳 (下肢의痛, 痲痺, 中風)

伏兎 (胃, 脚氣, 中風)   中瀆(足痛, 脚氣)

承扶 (生, 坐骨神經痛)   殷門(腰背病)

下腿陽側

三里 (消, 脚氣, 腦)   陽交(呼, 腦, 面, 咽)

陽輔 (咽. 足痛 瘰癧)   承筋 (痙攣, 痔)

承山 (痙攣, 痔)

足　背

衝陽 (胃腸, 齒, 腦)   臨泣 (生, 胃, 乳)

束骨 (腦充血症, 耳, 日)

上腿陰側

五里（泌，生，神經痛）　　　　箕門（生）

陰包（生，泌，腹痛）

下腿陰側

陰陵泉（生，消，足膝病）　　　　中都（生，消）

築　賓（腦）

足陰側

行間（生，疝，消，呼）　　　　然谷（生，咽喉，心，泌）

水泉（生，泌）

　足은 又 三陰三陽의 經脈이 循하는 곳으로서 五感器나 內臟과도 直接 間接으로 連繫되여 있다. 足의 局所的疾患, 主로 神經痛이나 運動筋麻痺의 外에 內科的疾患에는 顯著한 效果를 본다는것은 針灸術의 發生當時부터 오늘날에 이르기까지 認定되어 온 部位이다.

　然而나 옛날이나 지금이나 같이 病處에서 遠隔部에 施術한다는 것은 相當히 어려운것이라하여 病處에만 治療를 하는者가 많이있다. 即 말하자면 阿是穴에만 依存하고 있다는것이다.

　이래서는 針灸術의 眞正한 妙味를 모른다고 할수밖에 없다. 下肢는 上肢와 그性質이 다른 治効를 가지고 있다는것도 또 알수 있다. 上肢는 主로 呼吸器 心臟이나 頭面部諸感官에 治効가 있는데 反하여 下肢는 消化器 泌尿器 生殖器에 對하여 主治가 있다.

　耳, 目, 腦等에 表現되는 症狀도 以上의 疾患과 密接한 關係에 놓여 있는 것이다. 下肢도 部位에서 말하여 다음의 特質이 考察된다.

　上腿의 陽側

　環跳로부터 主로 足全體의 病에 効果있는 것으로 脚氣 神經痛, 又 特히 中風, 半身不隨에 對하여는 陽側의 麻痺가 主인故로, 此部의 經穴은 또두가 重要한 것으로 된다.

陽側中에서 上腿의 後側을 따로 생각할것같으면, 承扶, 殷門穴에서 볼수있는 坐骨神經痛의 痛症이 나오는 곳이다. 又 腰나 脊痛 生殖器의 病에도 效果있게 되어있다.

下腿의 陽側

三里, 陽陵泉以下 모두 治効가 顯著한 穴뿐인 部位로 重要한 곳이다. 消化器, 呼吸器, 腦病에 效果있고 足의 病으로서도 脚氣, 中風, 半身不隨일때도 잘 使用된다.

後側의 腓腹(腸)節部는 又脚氣에도 좋은 效果가있으며 又 痔에도 使用된다. 때에 따라서는 便秘에도 效果가 있다고한다.

足 背 部

下腿外側과 같이 消化器病 生殖器病, 腦病, 其他, 耳, 目, 齒 頭痛等에 效果가 있는 곳이다.

上腿의 陰側

此部는 主로 生殖器에 主治症을 가진곳으로 特히 婦人科痛患에 顯著한 效果가 있는 穴뿐이다. 其他 泌尿器에도 效果있게 되어 있다.

此部는 經穴의 數로서는 極히 적으나 그만큼 經穴하나 하나의 領域이 넓다고 하는것이된다, 又 足病에도 使用된다.

下腿陰側

下腿部는 陰側陽側 共히 經穴도 많고 其治効도 顯著한것이 많다. 生殖器, 消化器, 及 此等에 基因한 病이 大略 陰症일때에 많은 效果가 있다. 나의 實驗으로 陰陵泉에서 膝關穴에 까지의 脛骨內緣의 上部는 婦人의 通經을 順調롭게 하고, 月經不順에서 更年期의 血壓亢進, 下腹部의 積肩凝, 頭痛等을 數回의 施灸로서 治癒한 經驗을 많이 가지고 있다.

足 內 側

內踝의 下의 面으로 此部의 諸穴은 모두가 많은 主治症을 가지고 그 効果도 顯著한것이다. 生殖器, 泌尿器, 消化器의外 呼吸器, 心臟이

身体의区分과主治症

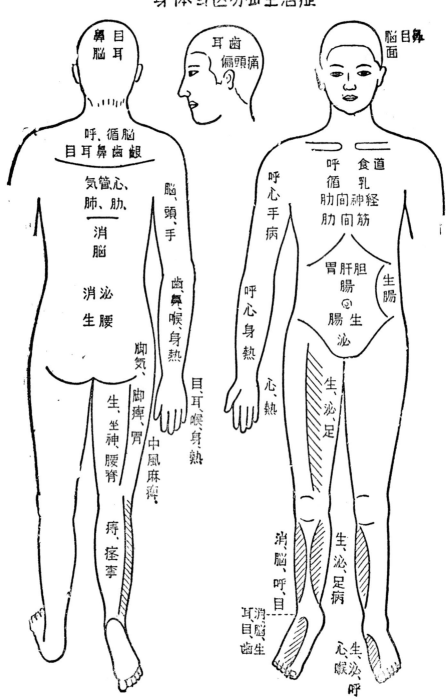

喉等에 까지 効力이 미친다.

9. 其　　他

經穴을 部位的으로 볼것같으면 關節部나 手指端, 足趾端, 目, 耳, 口
鼻等의 周圍에 重要한 經穴이 많이 있으므로 此等의 方面에서 觀察하여
보면 다음과 같이다.

1. 肩胛關節

肩　髃 (手病, 齒, 半側麻痺, 傷寒)

肩　髎 (手病, 肋膜炎)

肩　貞 (熱病, 耳, 手)

臑　兪 (手病)

主로 手部의痛 麻痺에 効果있고, 肋膜炎이나 熱病에　効果가있다. 後
側穴도 같다.

2. 肘　關　節

陰　側

尺　澤 (肺熱, 心, 遺溺)

曲　澤 (身熱, 胃, 心悸)

少　海 (寒熱, 頭痛, 齒, 瘰癧)

陽　側

曲　池 (中風半身麻痺, 咽, 傷寒　月經不順, 療癧)

天　井 (寒熱, 耳, 齒, 腦, 心)

小　海 (齒, 熱病, 腸痛, 痼)

肘關節의 陰側 即 前面은 모두 發熱隨伴하는 病에 効果가 있고 陽側即
後面도 熱性病에 効果가 있다. 但 陰側은 陰性의熱 陽側은 陽性의 發熱
로 區別할 뿐이다.

- 313 -

經絡治療로서는 經氣의 虛實에 對하여 補瀉를 行할때에는 合水穴（陰側）合土穴（陽側）로서 重要한 穴이다.

3. 腕 關 節

陰 側

太 淵 (呼，心)

太 陵 (心，咽，皮膚，病)

神 門 (心悸，腸，胃)

陽 側

陽 谿 (咽，齒，熱)

陽 池 (消喝，熱病)

陽 谷 (耳病，熱病)

腕關節部의 經穴은 個別的으로는 大端히 效果가 있는 要穴뿐이다.

全體를 上記와 같이 羅列하여보면 그곳에는 判然한 共通的으로 特徵있는症은 보이지 않는다. 陰側의 心臟病, 陽側의 熱病程度이다. 經絡의 虛實에 補瀉할때에는 陰側은 兪土穴이되고 陽側은 陽谿 陽谷은 兪木穴 陽池는 原穴로서 重要한 穴이다.

4. 掌指關節

三 間 (身熱，喉，齒，腸)

液 門 (耳，目，齒，頭痛，眩)

前 谷 (耳，鼻，喉，頭痛，熱病 腦)

掌指關節部는 足의 蹠趾關節部와 같이 熱病의 發汗作用과 關係있는 곳으로 發熱할때에 5厘程度의 刺針으로도 發汗한다.

左右數個所 鍉針으로 按壓만하여도 꼭 發汗이되는것이다. 勿論 病에 따라서는 發汗下熱시켜서 좋을때와 나쁠때가 있으므로 注意를 要한다는 것은 두말할 必要가 없다.

發汗法의 適應症은 表熱에 限할깃이미 裏熱에는 絶對로 行히어서는 안된다. 掌指關節의 經穴은 主로 頭部의 諸器官에 効가 다있.

5. 指 端

少 商 (心 腦)

少 澤 (寒熱, 心煩, 喉, 目, 頭痛, 頸)

少 衝 (心痛, 掌熱)

商 陽 (身熱, 喉 齒)

關 衝 (目, 喉, 舌, 風熱)

中 衝 (心, 腦, 熱)

指端의 諸穴을 井穴이라하고, 反應이 銳敏한 곳인故로 그 施術 또한 愼重을 期할곳이다. 心臟病이나 熱性諸疾에 應用되는 곳이며 熱性病으로 急을 要할때에는 瀉血하기도 한다.

前記病의 外에 血壓을 降下할때에도 取하여진다. 但 反動作用이 있으므로 井穴의 瀉血은 救急以外의 應用에는 充分히 注意하지않으면 안된다

6ˑ 膝 關 節

陰 側

陰 谷 (婦人病, 男子生殖器病)

曲 泉 (生, 肝虛)

膝 關 (喉 膝)

陽 側

犢 鼻 (膝)

陽 關 (膝)

委 中 (風熱, 中風)

膝關節의 陰側은 婦人病이나 男子生殖疾患에 効果있으나 陽側의 犢鼻 나 陽關은 大體 膝의 病 程度다. 後方의 委中은 風邪로 因한 高熱이나

高血厭의 救急法으로서 瀉血을 잘하는 곳이다.

7. 足 關 節

陰 側

商　丘 (胃腸, 腦, 熱)

中　封 (生, 泌)

照　海 (婦, 喉, 腸)

陽 側

解　谿 (胃腸, 面, 目, 腦)

丘　墟 (呼 .目, 消, 足)

申　脈 (腦, 脊髓癆)

此部의 諸穴은 個別的으로는 모두가 卓効가 있는것뿐이다. 經絡的으로 關連된 主治症을 가지고 있으나. 橫으로 보아서는 別로 큰 共通點은 보이지 않는다.

8. 蹠趾關節

太　都 (胃腸, 熱)

行　間 (呼, 消, 生, 泌, 疝)

內　庭 (胃腸, 腦)

俠　谿 (呼, 煥)

通　谷 (上衝 眩)

蹠趾關節은 手의 掌指關節과 같이 熱性病에 많이 應用되는 곳이다. 發汗作用과 깊은 關係가 있다. 手는 頭部病에 對하여 效果가 있으나 足은 消化器나 上衝性等에 좋다.

9. 趾　　端

隱　白 (胃腸, 黃疸, 小兒急癎)

太　敦 (生，泌，頓死)

兌　厲 (胃腸，面，腦，熱)

竅　陰 (呼，心，目，椎)

至　陰 (上衝，感胃，失精)

趾端은 急性症일시에 應用된다. 때에 따라서는 隱白，太敦，至陰等에
瀉血을 行할때가 있다.

10. 目의 周圍

睛　明 (目，小兒搐溺)

承　泣 (目十一，頭痛)

瞳子髎 (目，喉，頭痛)

11. 耳 周 圍

耳　門 (耳，齒，目)

聽　宮 (耳，顏面麻痺)

聽　會 (耳，齒)

和　筋 (耳，鼻，目)

翳　風 (耳，口眼喎斜，齒痛)

盧　脈 (耳，頭痛 腦充血)

角孫 (耳，齒，目，頂强)

12. 鼻 周 圍

禾髎(鼻)　　　迎香 (鼻，口眼喎斜)　　　印堂 (鼻，小兒急癎)

13. 口 周 圍

兌端 (腦，齦，黃疸)

地倉 (齒，舌，顏面痛及麻痺)

承漿 (言語不能, 顔面痛及麻痺)

以上 目, 鼻, 口等의 周圍에 있는 諸穴은 主로 其部의 病에 効果가
있고 又 耳의 周圍와 같이 耳外에 目, 頭部까지의 効果가있을때가 있다

14. 後 頸 部

瘂門 (腦, 舍, 言語障碍)　　　天柱 (目, 耳 . 鼻, 腦)

風池 (目, 耳, 鼻, 腦)　　　完骨 (目, 耳, 鼻, 頭痛)

後頭部의 諸穴은 모두 頭部疾患에 重要한것이다.

15. 乳樣突起部

完骨 (目, 耳, 鼻, 頭痛)　　　天髎 (耳, 目, 面睡)

天容 (耳, 寒, 熱喘咳)　　　翳風 (耳, 目, 口眼喎斜)

後頸部 同樣, 目, 耳, 鼻의 病에 効가 있고, 又 此等의 頭部의 充血
을 除去하는 顯著한 効果가 있다.

16. 鎖骨上緣

氣舍 (咽喉, 吃逆)　　　缺盆 (伃, 咽喉)

巨骨 (齒, 吐血, 癎)　　　天突 (氣管, 咽喉, 吃逆)

胸骨橫上緣의 天突을 包含하여 鎖骨上緣의 諸穴은 主로 氣管이나 咽
喉答兒에 使用된다. 缺盆은 風邪에 좋은 効果가 있다.

17. 肛門周圍

長强 (淋病, 失精, 痔出血, 脫肛, 裏急後重, ‥

會陰 (生殖器病, 尿道炎, 痔, 回生)

會陽 (下痢, 痔出血)

肛門의 周圍는 陰部로도 通하는 곳에서 長强, 會陰二穴은 生殖器疾患
대 効果가 있는곳이며, 小骨盤內의 血液循環을 調整하고, 諸種器官의 機

能을 調整하게 된다.

會陽을 合한 三穴은 痔, 大腸, 尿道의 病에 持効가 있고, 長强, 會陰
은 男子失精肛門括約筋의 弛緩에도 實로 좋은 効가 있다. 會陽도 이二
穴에 다음가는 것이나 痔에는 自環兪와 같이 잇을수 없는 穴이다.

要컨데 肛門周圍의 三穴은 直喝, 肛門, 生殖器에 卓効가 있는 穴이다

18. 臍의 周圍

神闕 (冷泄, 霍亂, 脫肛)　　　盲兪(胃腸痛, **便秘**)
水分 (水腫, 鼓腸, 下痢)　　　陰交(月經不順, 帶下, **惡露**, 寒疝)
臍를 中心으로하여 經穴을 보면 主로冷으로 因한 病에 좋다.

또한 溫하게하여 治療가되는 病에 좋다는 結論이 된다. 臍中 即, 神
闕은 間接灸를 하여 冷腹下痢 霍亂 脫肛에서부터 胃無力症, 胃下垂, 胃
擴張等에 効果가 있다.

그리고 其上 1寸의 水分은 水를 分別하는 곳으로서 그 機能이 衰退한
腎臟炎에 効果가있고 下痢에도 좋은 곳이다.

또 臍下 1寸의 陰交도 月經不順 帶下 冷腹痛 冷으로因한 婦人病 또는
男子의 疝氣等에 効果있다. 盲兪는 又 溫하게 하여서 治兪가 될 程度의
胃腸障碍에 効果가 있다.

다시盲兪는 腰部의 腎兪와 같이 腎臟의 連絡處로되어있어 原氣를 줄
수있는 重要한 經血이기도 하다. 即 精力減退, 倦怠感이 있을때 空腹이
면서도 食慾이 全혀 없을때等을 말한다. 腎虛症에 盲兪를 取하여 大端한
効果가 있는 곳이기도 하다.

神闕로 말하면 母胎內에 있을때에는 臍帶를 通하여서 榮養分을 섭취
한곳이 即 生命의 門戶이었다.

但. 腎에서의 原氣는 先天的인것이며. 臍에서의 榮養은 後天的인것이
다. 모두가 生命의 門戶이란 點으로 一致하고 있다.

結　　論

　우리들이 古典을 보고, 經穴의 主治症을 考察할때에 實로 復雜하면서도 單純한 輯錄과 같이 보이나, 이것에 對하여 同類化를 期圖할때에 하나 하나에 組織體系가 存在하고 있다는것을 發見하게 된다,

　其組織體系란 무엇인가 하는것은 以上과같이

1. 縱의 關係에 있어서의 經絡
2. 橫의 關係에 있어서 體軀의 橫線을 考察하며
3. 身體區分上에 있어서 各部의 主治症

　其他 關節部 指趾端等을 各各 比較對照해서 考察하는것도 主로 經絡的 即 縱線에서의 組織化되고 또 陰陽說, 五臟說 經經說等, 東洋古典醫學的 體系와 相通한點을 發見할수 있다.

　經穴의 發生이란 點에서 考察할것 같으면, 筋肉, 關節, 臟器感覺器管等에서 起한 疼痛. 麻痺 其他 違和感에 對하여 其部에 直接 指頭로서 壓迫하다든가 或은 舌를 대본다는等의 原始的處置가 經穴 發生의 最初라하겠다.

　이때에는 恒常 違和點에 가장 가까운 部分에 處置되였으리라 생각한다. 此方法은 本能的인것으로 人間以外의 猫, 犬, 猿等 高級動物에서도 볼수가 있었다. 指頭나 舌로서 만저보면서부터 石, 金屬 다시 進步하여 火로서 處置되기까지는 他動物에서는 볼수없는 進步된 方法으로 되였다 『人間이란 道具를 使用하는 動物이다』 라고 定義를 할수있을 程度의 人間獨自의 技術이다.

　그러나 때때로 齒痛時에 頰에 處置하였으나 鎭痛이 되지않는다.

　그러나 手部의 曲池, 三里, 合谷에 이로는線에 痛하는 줄기가 뻐쳐있는것을 發見하였다. 이곳을 壓迫하여보면 氣分좋아지고, 刺鍼하면 더욱 좋다. 그리고 直時 鎭痛이되였다. 하는것은 종종 經驗되였음에 비추어

疼痛, 其他의 違和感이 있을때에는

『其部 以外 他部에서도 治療되는것이다』하는 判斷을 내릴수 있다.

여기에서 智慧있는 者는 患部以外의 나타나는 壓痛, 硬結, 陷下, 知覺過敏 知覺鈍麻等이 異狀點과 治療點에 一定의 法側이 있다는 것을 發見하여 經絡의 發生을 보게된 것이다.

以上과 같은 發達의 긴 歲月속에서 並行하여 發達된 그때의 哲學인 陰陽說과, 五行說을 結合시켜, 即 經驗은 觀念의 世界로 溶解되여버렸다. 그리하여 經驗과 推論의 兩輪으로 依하여 進步에 進步를 거듭한것이 今日의 所謂 腸腑說과 經絡說이 되였다.

오늘날 發達된 針灸界에서는 病處에만 直接 施術하는 方法을 阿是天應의 法이라 稱하여 原始素朴的인 方法이라고 하기에 이로렀다.

이것이 素間靈樞發生時代에 있어서 完成된 것인故로 相當한 옛날이다

그러면 以上과 같은 高等한 醫學體系가 되여있음에도 不拘하고 此經絡說을 너무 어렵다고 嘆息하게된다.

近世 我國尾張의 醫官 田中尚房은『鍼灸卒病』中에서 말하기를 阿是天應穴에만 依存하지말고, 經穴의 優秀性을 再强調한바 있다.

그러면 前述한 主治症을 여러角度에서 考察하는데 縱의 經絡說에 있어서 가장 組織이 잘되여있다는 것을 알수있다. 即

1. 主治症은 經絡的으로 볼것같으면 陰陽, 五行說, 臟腑說 經絡說 理論과 잘 合致된다.

2. 體軀를 橫線에서의 各經穴의 主治症을 볼것같으면 背腰薦部에 있어서는 縱의線보다 橫으로의 連繫가 强하다. 胸, 腹部는 橫의 連繫가 있기는 하나 胸或은 腹全體 區域에서의 特質의 一部에 包含된다.

3. 體의 區分上에 있어서는, 頭部 (前頭, 後頭, 側頭)胸部, 肩背部脊部, 腰薦部, 腹部, (上, 下, 側腹)上肢(陽側, 陰側)下肢(陽側, 陰側)等으로 區分하여 考察할때 各部에있어서의 여러가지 特質이 있다.

特히 四肢에 있어서는 內臟이나 頭部 諸器官에서 떠러져있으나 其効

果는 顯著히 反應하며 治療理論으로서도 發達上 最終段階에 到達한 遠隔治療部에 屬하는 것이다.

4. 關節이나 指趾端에 있어서는 個別的으로 보아서는 效果顯著하니 橫으로 系列的인 面에서는 判然한 共通의 特質은 보이지 않는다.

5. 目, 鼻, 耳, 口等의 周圍의 穴은 主로 此等器官의 主治症을 갖이고 있고, 다시 이 結論으로서는 胃, 腸, 肝臟 膽囊, 肺, 腎臟, 膀胱, 子官 卵巢等은 此 近接의 皮膚面에 있는 經穴의 主治症이 있는것으로 되여있다.

◆ 편저 박 종 갑 ◆

▌ 전(前) 대한역학풍수연구학회 회장
▌ 저서 : 지리대전(공저)
　　　　 대운전산만세력
　　　　 마의상법
　　　　 기학의총감
　　　　 택일명감
　　　　 사주명리학 외 다수

가장 정확하고 전통적인 정경침의

도해 침구실용경혈학	定價 28,000원

2016年 6月 10日 인쇄
2016年 6月 15日 발행
　편 저 : 박 종 갑
　발행인 : 김 현 호
　발행처 : 법문 북스
　공급처 : 법률미디어

1 5 2 - 0 5 0
서울 구로구 경인로 54길4(구로동 636-62)
TEL : 2636-2911~3, FAX : 2636~3012
등록 : 1979년 8월 27일 제5-22호
Home : www.lawb.co.kr

▌ ISBN 978-89-7535-351-2 93510
▌ 이 도서의 국립중앙도서관 출판예정도서목록(CIP)은 서지정보유통지원
시스템 홈페이지(http://seoji.nl.go.kr)와 국가자료공동목록시스템
(http://www.nl.go.kr/kolisnet)에서 이용하실 수 있습니다.(CIP제어
번호: CIP2016011416)
▌ 파본은 교환해 드립니다.

대한민국 법률서적 최고의 인터넷 서점으로
법률서적과 그 외 서적도 제공하는

각종법률서적 신간서적도 보시고
정보도 얻으시고
**홈페이지 이벤트를 통해서
상품도 받아갈 수 있는**

핵심 법률서적 종합 사이트
www.lawb.co.kr

(모든 법률서적 특별공급)

대표전화 (02) 2636 - 2911